U0233380

Off-Pump Coronary Artery Bypass
非体外循环冠状动脉旁路移植术

Off-Pump Coronary Artery Bypass

非体外循环冠状动脉旁路移植术

原　著　Tohru Asai
　　　　Masami Ochi
　　　　Hitoshi Yokoyama

主　译　周新民　彭　昊
副主译　符显明　廖晓波

北京大学医学出版社

FEI TIWAI XUNHUAN GUANZHUANGDONGMAI PANGLU YIZHISHU

图书在版编目（CIP）数据

非体外循环冠状动脉旁路移植术/（日）浅井徹，
（日）落雅美，（日）横山齐原著；周新民，
彭昊主译. —北京：北京大学医学出版社，2017.10
　ISBN 978-7-5659-1669-4

　Ⅰ.①非… Ⅱ.①浅… ②落… ③横… ④周… ⑤彭…
Ⅲ.①冠状血管－动脉疾病－心脏外科手术－移植术（医学）
Ⅳ.①R654.2

中国版本图书馆 CIP 数据核字（2017）第 220208 号

北京市版权局著作权合同登记号：图字：01-2016-9687

非体外循环冠状动脉旁路移植术

主　　译：周新民　彭　昊
出版发行：北京大学医学出版社
地　　址：(100191) 北京市海淀区学院路 38 号　北京大学医学部院内
电　　话：发行部 010-82802230；图书邮购 010-82802495
网　　址：http://www.pumpress.com.cn
E - mail：booksale@bjmu.edu.cn
印　　刷：北京强华印刷厂
经　　销：新华书店
策划编辑：高　瑾
责任编辑：畅晓燕　　责任校对：金彤文　　责任印制：李　啸
开　　本：889mm×1194mm　1/16　印张：14.75　字数：464 千字
版　　次：2017 年 10 月第 1 版　2017 年 10 月第 1 次印刷
书　　号：ISBN 978-7-5659-1669-4
定　　价：165.00 元
版权所有，违者必究
（凡属质量问题请与本社发行部联系退换）

译者名单

主　译　周新民　彭　昊

副主译　符显明　廖晓波

译　者　（按姓名汉语拼音排序）

陈　楷	中南大学湘雅二医院	孙志强	中国医学科学院阜外医院
陈和明	中南大学湘雅二医院	谭昌明	中南大学湘雅二医院
丁雅刚	中南大学湘雅二医院	王　敏	中南大学湘雅二医院
樊纪丹	扬州大学苏北人民医院	吴　垠	中南大学湘雅二医院
冯　翔	中国医学科学院阜外医院	伍　源	厦门大学附属心血管病医院
符显明	中南大学湘雅二医院	解衍博	中国医学科学院阜外医院
黄　磊	北京大学深圳医院	熊　巍	中南大学湘雅二医院
姜志斌	中南大学湘雅三医院	薛志鹏	中南大学湘雅二医院
蒋龙潭	中南大学湘雅二医院	杨　林	中南大学湘雅二医院
蒋泽楠	中南大学湘雅二医院	易江枫	中南大学湘雅二医院
焦　嘉	重庆医科大学附属第一医院	袁昭顺	中南大学湘雅二医院
井　然	中南大学湘雅医院	岳子淇	中国医学科学院阜外医院
孔德淼	中南大学湘雅二医院	张剑峰	中南大学湘雅二医院
匡　锋	厦门大学附属第一医院	张智炜	中南大学湘雅二医院
雷正文	中南大学湘雅二医院	张致远	中南大学湘雅二医院
李建明	中南大学湘雅二医院	赵　元	中南大学湘雅二医院
廖晓波	中南大学湘雅二医院	周　栋	中南大学湘雅二医院
罗佳文	中南大学湘雅二医院	周　康	中南大学湘雅二医院
彭　昊	上海德达医院	周新民	中南大学湘雅二医院
齐晓科	中南大学湘雅二医院	周心琦	中南大学湘雅二医院
申康均	中南大学湘雅二医院	周杨钊	中南大学湘雅二医院
隋润铃	山东省立医院		

译者前言

冠状动脉粥样硬化性心脏病（冠心病）严重威胁患者健康，如未经恰当治疗，将对患者生命安全和生活质量产生严重的负面影响。随着国民经济不断提升、人均寿命显著延长，由高血压、脂质代谢紊乱及老年退行性疾病引起的冠状动脉病变日益普遍，高龄的冠心病患者不断增加。此外，吸烟、肥胖等不良生活方式导致年轻人群该病发病率亦逐年提升。这给心血管医师提出了严峻挑战。

冠状动脉旁路移植术（coronary artery bypass grafting，CABG）是治疗冠心病的重要手段，其有效性和安全性均获广泛证实。非体外循环冠状动脉旁路移植术（off-pump coronary artery bypass grafting，OPCAB）属于CABG重要术式之一，最初主要用于无法耐受体外循环的患者。随着技术进步和器械革新，该技术日渐发展成熟，并显现出独特优势。虽然OPCAB在欧美的推广率仍然较低，大约占CABG总例数的20%，但在日本、印度的实施率却较高，这一点与我国现状具有相似之处。

我国的OPCAB技术起步相对较晚，目前在各省级大型心脏中心已得到较普遍的开展，并成为常规手术，为改善缺血性心脏病的转归、提高冠心病患者的生存率发挥了重要作用。但仍然存在以下问题：①能顺利开展OPCAB的单位较为局限，影响了该技术的推广和对患者的救治；②缺乏对OPCAB术后恢复情况的密切随访，尚无法拿出全面、翔实、反映真实疗效的客观数据；③开展全动脉化旁路移植的比例仍较低，总的远期通畅率有待进一步提高；④尚未对OPCAB技术进行系统分析，未做到全环节质量控制，影响了该术式的标准化和迭代改进。

由日本著名心血管外科专家Tohru Asai，Masami Ochi和Hitoshi Yokoyama领衔合著的《非体外循环冠状动脉旁路移植术》（*Off-Pump Coronary Artery Bypass*），是一部专精于OPCAB领域的医学著作。它从多角度全面阐述OPCAB的实施细节，内容包括：OPCAB的历史及现状、术前准备、麻醉与术中管理、靶血管显露与固定、桥血管的选择与计划、吻合与评估、术中及术后难点、困难情况的处置与其他心脏手术乃至杂交（hybrid）手术的协同开展、未来发展方向等。该书立体呈现OPCAB应掌握的外科技巧和特殊要点，详细介绍了超声刀骨骼化获取动脉桥血管、全动脉化冠状动脉血运重建、杂交复合旁路移植术等该领域最新技术；并以翔实数据充分反映出OPCAB的优势及良好预后，提供切实可行的OPCAB学习路线图；最后还结合作者们精深的专业素养和科学的数据分析，对OPCAB前沿进展和未来发展趋势进行描述和展望，是系统学习OPCAB技术不可多得的一部教科书。

我们相信，集中本领域最优秀专家的这本专著，能为读者学习OPCAB技术提供细致全面的理论指导，能为该技术的进一步完善和发展提供宝贵动力。愿本译著能为我国OPCAB技术的发展做出一定贡献。本书的翻译忠实于原著，并力求符合中文的阅读习惯，但因翻译水平有限和理解的差异，译文难免存在不当之处，恳请读者斧正。

周新民

2017 年 9 月

原著序

非体外循环冠状动脉旁路移植术

　　本书是 Tohru Asai，Masami Ochi 和 Hitoshi Yokoyama 三位教授所著的有关 "非体外循环冠状动脉旁路移植术" 专题的里程碑式著作。通过与多位冠状动脉外科领域内的杰出专家合作，他们极为精准地专注于最出色的技术细节，以期将冠状动脉外科手术的最高水准呈现出来。本书涵盖内容广泛：从审慎评估有关 "支持" 或 "反对" 非体外循环冠状动脉旁路移植术的证据，到描述接受冠状动脉旁路移植术患者的术前、术中管理，以及深入描述该手术各方面的先进技术。此前从未有著作对非体外循环冠状动脉旁路移植术进行如此深入和全面的阐述。

　　作者向感兴趣的读者详细描述了如何显露心脏的各个区域，如何稳定每一根冠状动脉靶血管，如何精确、稳定地完成远端吻合口，以及多种当前最先进的近端吻合口处理方案。书中详细讨论了许多动脉桥以及复合桥可供选择的技术，为读者在这一重要却争议纷纭的领域提供了一份路线图。书中强调了不损伤且精确获取冠状动脉桥血管的重要性，以及术中对桥血管进行评估以确保通畅和非体外循环血运重建方案的最优化。此外，该书也对如何降低脑卒中风险和恰当的围术期抗凝方案进行了细致讨论。

　　再次非体外循环冠状动脉旁路移植术仍是颇有争议的术式，本书也详细探讨了该方法的适应证和相关技术。重要的是，这一优秀著作的作者和编辑们从不避讳疑难病例、中转体外循环的适应证，以及将非体外循环冠状动脉旁路移植术教给我们后辈同仁时所面临的挑战。书中还讨论了处理冠状动脉多支病变的杂交技术以及日益发展的机器人冠状动脉旁路移植技术，这也是整合再生医学技术的机会。同时，再生医学也在和我们的非体外循环技术一起快速发展。

　　很少有参考书会就单独一种手术进行如此深入的描述和分析。很少有这样一群真正杰出的专家聚在一起来完成一本如此权威的著作。很少有教科书如本书一样，在使用一种具有挑战性的外科技术来改善患者预后时，适时关注准确性和安全性的重要地位。祝贺《非体外循环冠状动脉旁路移植术》的作者和编辑们为外科领域做出了杰出贡献。我很确信这将是一部珍贵的著作，它将会经常被全世界的心血管外科医生拿来借鉴，也将为我们的专业领域做出重要贡献，为患者们带来重要帮助。

John D. Puskas

Department of Cardiovascular Surgery

Mount Sinai Beth Israel

New York，NY，USA

原著前言

从金标准到全球标准

希波克拉底誓言中的"第一，不要伤害"原则，作为医疗实践中医疗工作者最重要的指导方针之一，至今仍被医疗工作者奉为圭臬。20 世纪早期，在跳动的心脏上做冠状动脉切开和桥血管缝合的实验技术颇具挑战，并且有很大的风险会出现冠状动脉撕裂、无法控制的出血、致死性心律失常、心源性休克和死亡。在 20 世纪中期，体外循环的发展使得冠状动脉旁路移植术（CABG）变得更加安全，随后体外循环下的旁路移植术在全世界范围内得到采用。然而，在 20 世纪下半叶，随着人们对体外循环对人体器官不良作用认识的加深，引发了对 CABG 危险性的重新思考。现在，即 21 世纪早期，非体外循环冠状动脉旁路移植术（OPCAB）这样一种新兴、富有前景但仍不成熟的技术正在蓬勃发展，以践行现代的"不伤害"原则。

在这一新技术的发展过程中，很多问题和争议不断涌现（图 1）。许多的随机对照试验、大型数据库注册分析以及其他临床研究都涉及其中。无论是支持者还是反对者，甚至是诋毁者，他们都有不同的观点和主张。迄今为止，OPCAB 在美国和欧洲的推广率仍然很低，大概占所有 CABG 的 20%。然而另一方面，OP-CAB 在日本的推广率却明显很高（图 2）。是何种原因导致了如此大的差异？

这本书的所有作者都是 OPCAB 的专家，并且都是这种新技术的支持者。他们中的许多人都向日本的外科医生介绍过 OPCAB，并且发现心内科医生转诊了越来越多曾被认为是 CABG 禁忌的老年患者。他们致力于完善 OPCAB 日常实践的点点滴滴，并从中获得了很多经验教训。感谢"Kaizen Mind"（一种被称为"丰田

争议
非体外循环 *vs.* 体外循环

- 主动脉阻断
- 技术难度
  - 学习曲线
  - 训练
  - 质量偏差：不同外科医师之间
- 移植血管通畅度
- 中转体外循环手术
- 不完全血运重建
- 高凝状态
- 远期效果

图 1　非体外循环与体外循环冠状动脉旁路手术的争议

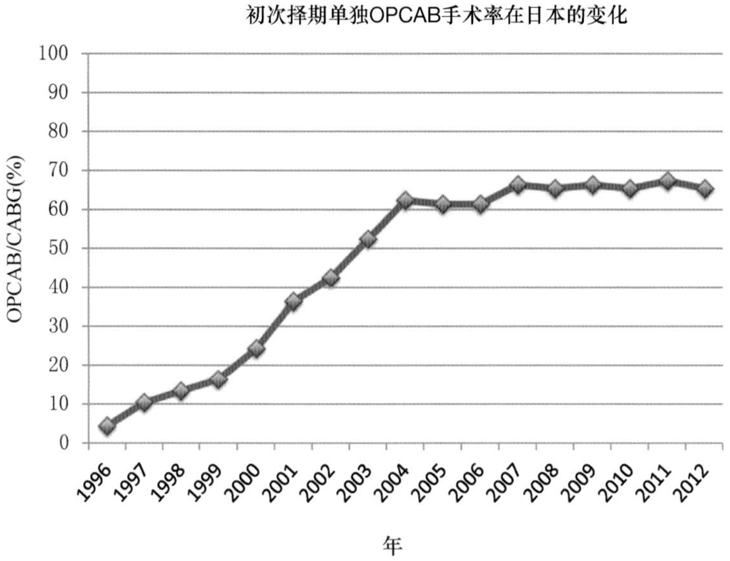

初次择期单独OPCAB手术率在日本的变化

图 2   日本非体外循环/体外循环冠状动脉旁路手术比率的趋势（见第 2 章：日本 OPCAB 的统计数据）

模式"的持续、无休止改进的精神），我们最终拥有了高水平的"日本制造的 OP-CAB"。这项技术是目前日本实施 CABG 的金标准。2012 年发布的一篇新闻报道中，为皇室服务的医生们决定使用双侧胸廓内动脉为日本天皇（一位 78 岁活跃绅士伴左主干严重病变）进行双血管 OPCAB。这位天皇现在是一位八旬老人，他在 OPCAB 术后恢复良好，拥有良好的生活质量，还访问过许多国家。

这位八旬老人的故事使我们开始思考未来全球的健康趋势。接下来几十年将会发生什么？我们可以预料到，越来越多的冠状动脉病变患者同时罹患多器官动脉粥样硬化。我们也可以预见，高龄、高风险伴有多种合并症的患者会越来越多。在未来十年内，无论是发达国家还是发展中国家，这些趋势都会成为国家医疗预算的严重威胁。作为医学专业人士的我们，有责任开发出对动脉粥样硬化疾病具有较高性价比的治疗方案，为患者提供良好的生活质量，并消除再次治疗的需要（因为这将会带来额外的医疗花费）。解决人口老龄化引发的问题和应对老龄化社会是全球性课题。

我们希望这本新书能涵盖日本 OPCAB 最佳临床实践中的所有方面，邀请了具有杰出学术成就的最优秀非体外循环外科医师与麻醉师来共同完成这一挑战。大多数章节是按照日常诊疗顺序组织的，如适应证、麻醉、外科技术和术后护理。疑难病例和特殊情形的相关问题则另立章节进行讨论。本书还包括有关日本 OPCAB 的统计数据、最近临床研究的评论、教学和培训、未来展望等其他章节，以帮助读者理解。我们要求每一章作者不仅要详细描述其日常非体外循环冠状动脉手术的技巧和"秘密"，而且还要畅言他们从经验教训中学习到的个人心得。

本书旨在将 OPCAB 的缺点降至最低，阐明 OPCAB 的优越性，并指出一条将 OPCAB 引入日常临床实践的安全之路。我们希望通过向全世界的外科医师和麻醉医师传授 OPCAB 的决策、技术和治疗经验，来为冠状动脉疾病患者的健康和福祉做出贡献（图 3）。尽管这项手术的技巧和技术仍未臻完美，但我们会一直以"Kaizen Mind"的精神来改进这项简捷有效的术式，并希望能在不久的将来实现 OPCAB 的"零"愿景（图 4）。我们希望在本书的帮助下，将该术式从日本的金标准发展成为当前乃至未来全世界冠状动脉疾病患者的全球标准。

我们的使命

尽管 OPCAB 是一种新兴、尚未完善的外科技术，但它在理论上与"首先，不伤害"以及"无体外循环或无全心缺血"的原则相一致。

我们的使命是将 OPCAB 的缺点降至最低，阐明 OPCAB 的优越性，以一种安全的方式将 OPCAB 引入到日常操作中，
为全世界患者的健康和幸福做出贡献

图 3 我们的使命宣言

OPCAB 的"零"愿景

- 紧急中转体外循环手术 0
- 不完全血运重建 0
- 吻合失败 0
- 脑卒中 0
- 心房颤动 0
- 10 年心因性死亡率 0

图 4 OPCAB 的"零"愿景

我们十分感谢施普林格日本分部（Springer Japan）编辑部的 Yukihiko Takayama 先生和 Makie Kambara 女士给予的巨大帮助。

Hitoshi Yokoyama
日本福岛

目　录

第一部分
OPCAB 的现状概述

OPCAB 在日本的应用：源自日本的非体外循环冠状动脉旁路移植术证据

Hitoshi Yaku，Kiyoshi Doi

（周杨钊 周康 译 周新民 校）

摘　要

对于日本需要接受冠状动脉旁路移植术（CABG）的患者来说，非体外循环冠状动脉旁路移植术（OPCAB）是一种标准术式，占所有 CABG 手术病例的比例超过 60%。OPCAB 在日本之所以能得到广泛应用，是有大量以日本人群为研究主体的临床研究结果为支持的。本章介绍了那些显著影响 OPCAB 相关实践的研究，涉及的四个主要内容总结了相关技术、患者管理、术中桥血管流量评估以及 OPCAB 相关的手术效果。虽然这些研究中的大部分是在单一医疗机构中进行，但都经过精心设计，具有关联性和创新性。为了能制订出应用于日本临床环境中的指南，应该开展更大规模的多中心、随机前瞻性研究，以及全国范围数据库来源的观察性研究。

关键词

非体外循环冠状动脉旁路移植术·胸廓内动脉·桥血管·冠状动脉疾病·药物洗脱支架

1.1　引言

20 世纪 80 年代中期，非体外循环冠状动脉旁路移植术（OPCAB）出现[1]，随后逐渐流行于世界各地[2-3]。在日本，1996 年报道了首例 OPCAB[4]，如今 OPCAB 已成为日本外科冠状动脉血运重建的标准策略。OPCAB 的病例数量占所有冠状动脉旁路移植术（CABG）总量中的比例逐年上升。2000 年以后，OPCAB 的比例已经超过了 65%[5]。世界各地的许多研究报道了 OPCAB 的手术效果及其缺点，并将其与传统 CABG 术式进行比较。为评估 OPCAB 在日本人群中的效果并制订合适的手术策略，参考专门在日本进行的临床研究结果可能较为理想。事实上，已经有许多来自日本的研究报道，尽管大部分属于回顾性、单中心的研究。本章中，我们将介绍以英文形式发表的相关临床研究（在日本实施）。除非另有说明，所有的数值都表示为均数±标准差形式。

1.2　OPCAB 的技术方面

1.2.1　移植血管的获取

为了获得高通畅率和良好的远期结果，移植血管的质量无论是对 OPCAB 还是传统 CABG 都至关重要。Higami 等[6]报道了一种独特方法，采用超声刀获取胸廓内动脉（internal thoracic artery，ITA）。凭借其"快速接触法（quick touch method）"，可以安全有效地去除 ITA 周围的脂肪组织，实现骨骼化。同时，超声刀可通过蛋白凝固的方法离断 ITA 侧支。骨骼化技术较传统的带蒂游离技术可以获得更长的 ITA。这组研究结果显示出移植血管优异的早期（<30 天）通畅率（左侧 ITA 为 99.7%，右侧 ITA 为 100%）[7]。Higami 医生所参与的实验研究还揭示：该技术可以增加移植血管血流量，并可能与一氧化氮的释放有关[8]。

Asai 等[9]描述获取胃网膜右动脉（right gastro-epiploic artery，RGEA）的方法中也采用超声刀。他们认为，超声刀技术安全简便，不但有利于更快获取动脉，而且还能让动脉桥管径增大且避免痉挛。Suma 等[10]作为世界上首先采用 RGEA 桥血管实施 CABG 手术的医师，报道了 RGEA 远期通畅率在传统 CABG 和 OPCAB 中均很出色。

1.2.2　利于 OPCAB 的特殊装置

目前已研发出一些有用的设备，能够为 OPCAB 提供稳定的手术视野，同时又不会造成心肌缺血。Aria 等[11]开发出一种名叫 TENTACLES™ 的新型心脏固定器，由三根硅胶管和一个杯状吸引器构成。该吸引器可以吸附在心脏表面的任意位置，随后，旋转心脏而不会对血压造成明显的不良影响。

Kamiya 等[12]则开发出一种确保动脉血流的同步系统，使得 OPCAB 术中在吻合冠状动脉时可以避免心肌缺血。该装置通过一个与舒张期同步的泵控制器将股动脉血以搏动血流的形式泵入冠状动脉。524 名连续应用这一泵血装置的患者中，没有一例术中发生致命性心律失常、室性心律失常、短暂性室性心动过速或者吻合时血流动力学恶化[13]。

1.2.3　近端吻合装置

为避免发生主动脉操作相关的并发症，已开发出一些特殊装置进行无钳夹下血管吻合术。不过，仅有少数研究报道了应用这些装置构建桥血管的远期通畅率情况。Shimokawa 等[14]研究 OPCAB 过程中使用吻合装置吻合隐静脉桥血管（saphenous vein graft，SVG）的早期和一年期通畅率。他们随访了 232 例使用 SVG 的 OPCAB 患者，定期复查冠状动脉造影结果。在近端吻合方式中，有 73 例患者使用了无钳夹装置（HEARTSTRING 54 例，Enclose Ⅱ 19 例），剩余 159 例使用传统的部分钳夹技术。术后造影发现，总体早期和一年期 SVG 通畅率分别是 95.7% 和 83.0%。其中，无钳夹组与部分钳夹组的通畅率接近（早期 97.3% *vs.* 98.1%，$P=0.729$；术后 1 年 87.0% *vs.* 81.3%，$P=0.316$）。而且，两组靶血管的再血管化率在随访复查中也没有显著区别（6.8% *vs.* 10.1%，$P=0.623$）。

Fujii 等[15]评估了 28 例 OPCAB 患者，共采用 PAS-Port 近端吻合系统构建了 39 条移植血管。术后早期造影表明，所有移植血管中未发现打折或狭窄情况，通畅率为 100%。Kai 等[16]研究了使用 PAS-Port 吻合系统构建 SVG 的中期通畅率状况。在 66 例构建了 SVG 的患者中，46 例患者在术后至少生存满 1 年，其中 38 例患者同意接受 3 维 CT 成像技术对移植血管进行远期随访观察。结果发现，39 条移植血管中有 2 条闭塞，1 年通畅率为 94.9%（FitzGibbon A 级），没有发现 SVG 明显狭窄现象。24 例患者接受术后 2 年移植血管评估，2 年累积通畅率为 91.7%。

1.2.4　清醒状态下 OPCAB

Watanabe 等[17]报道了 3 例合并严重肺功能不全的患者在清醒状况下经剑突下行 CABG 术。术前 1 天置入高胸段硬膜外麻醉导管，给予适量的硬膜外麻醉。胃网膜右动脉通过剑突下小切口获取，再与冠状动脉左前降支（left anterior descending，LAD）相吻合。他们随后又报道了 72 例清醒状态下的 OPCAB 患者，并与条件匹配的全麻 OPCAB 患者进行比较[18]。15% 的清醒状态下手术患者可以坐轮椅离开手术室。清醒状态组患者恢复饮水、行走的时间以及住院时间均较全麻组显著缩短，没有术中或术后并发症或死亡发生。

1.2.5 弥漫性冠状动脉病变的再血管化技术

Fukui 等[19]等发明了一种使用左 ITA 实施长覆盖补片（long-onlay patch）的方法处理 LAD 的弥漫性病变。应当根据冠状动脉粥样硬化狭窄的严重程度决定是否行内膜剥脱术。在他们的研究中，术前冠状动脉造影显示 LAD 存在弥漫性病变，术后早期结果显示，移植血管虽然通畅，但重建的 LAD 管腔却会发生扩张，并且管壁不规则。有趣的是，1 年后，重建的 LAD 发生了重构，移植血管和自体冠状动脉之间的界限已然很难靠肉眼分辨。接受该术式的患者术后 3 年仍生存，且无心血管事件发生[20]。

1.3 OPCAB 过程中的患者管理

1.3.1 术中管理

有时，因为在非体外循环下搬动心脏造成的血流动力学不稳定或心律失常，OPCAB 必须中转为体外循环下 CABG 手术。根据日本冠状动脉手术协会的年度报告[21]，术中被迫从 OPCAB 转为体外循环下 CABG 手术后，患者的手术死亡率和卒中率都高于严格按照计划顺利进行 OPCAB 或体外循环下 CABG 手术的患者。Shiga 等[22]使用决策-分析模型和 Monte Carlo 模拟法研究了术中转换手术方式对患者住院费用以及术后生活质量的影响。他们发现，OPCAB 术中转换成体外循环下 CABG 的发生率低于 8.5% 的话，前者的优越性将得到显著体现（更少的花费和更有效的效果）。但如果中转率高于 15%，则 OPCAB 的费用将呈指数级增加。

OPCAB 术中合并二尖瓣反流（mitral regurgitation，MR）是一个非常重要的问题，它往往导致术中发生血流动力学恶化，进而被迫转换为体外循环下 CABG 手术。在一项实验研究中，Koga 等[23]发现，如果冠状动脉灌注得以有效维持，仅仅搬动心脏并不会引起 MR，并且 LAD 闭塞也很少引起 MR。然而，左回旋支动脉（left circumflex artery，LCx）的闭塞却可以引起后内侧交界部位的 MR。在一项临床研究中，Akazawa 等[24]研究了 OPCAB 术

中左心室功能和 MR 严重程度之间的关系。他们发现，吻合 LCx 时 MR 最为严重，39% 的患者会出现中到重度的 MR。并且，吻合 LCx 时出现中到重度 MR 的患者，与没有或仅有轻度 MR 患者相比较，其术前血清脑钠尿肽（brain natriuretic peptide，BNP）水平、Tei 指数值以及二尖瓣血流传播速度等指标都存在显著差别。

在一项实验研究中，Wakamatsu 等[25]采用 3 维数字运动捕捉和重建技术，报告了兰地洛尔（一种超短效选择性 β_1 受体阻滞剂）对 LAD 运动的影响。兰地洛尔 $[0.12\ \mu g/(kg \cdot min)]$ 可以显著减慢心率、心脏的 3 维移动距离、加速度和减速度，却不会显著改变收缩压、心排血量或者肺动脉楔压。这一研究结果证明兰地洛尔有望作为一种 OPCAB 术中的化学稳定剂。

1.3.2 OPCAB 术中的病理生理学改变

Moriyama 等[26]试图寻找证据证明自己的假设，即术中输注氨基酸可以刺激代谢性激素的释放，将增加能量消耗，导致产热作用。他将 24 位患者随机分为两组，OPCAB 术中分别持续输注超过 2 h 的氨基酸 $[4\ kJ/(kg \cdot h)]$ 或生理盐水。氨基酸组显著升高患者的核心体温和 OPCAB 术中的氧耗。氨基酸输注后反应性释放胰岛素和瘦素，它们所激活的激素信号通路可能影响到 OPCAB 术中的热量产生。

Mitaka 等[27]研究了 116 名接受体外循环（n=66 例）和非体外循环（n=50 例）下的择期 CABG 患者的一氧化氮（nitric oxide，NO）产生情况。尿液排泄物中亚硝酸盐/硝酸盐的比值（NOx）已被用来作为术后 2 天内源性 NO 产生的测量指数。术后第 1 天，尿液排泄物中平均 NOx 与肌酐（creatinine，Cr）的比值在两组之间没有显著差别，但在第一天到第二天后，体外循环下 CABG 组的该比值显著下降（$P<0.01$），而在 OPCAB 组中却没有明显变化。尿液排泄物中平均 NOx/Cr 比值在 OPCAB 组中显著（$P<0.01$）高于体外循环下 CABG 组（$0.51\pm0.26\ vs.\ 0.38\pm0.20$，$P<0.01$）。同时，术后第二天的平均血清 C 反应蛋白（C-reactive protein，CRP）浓度在 OPCAB 组也显著高于体外循环下 CABG 组（$P<0.01$）。两组患者术后的平均心脏指数和平均体循环血管阻力指数均没有表现出显著区别。最后作者总结：接受了 CABG 术的患者术后

内源性 NO 产生与手术炎性反应有关，体外循环不会触发 NO 的生成。

Miura 等[28] 验证了如下假说：OPCAB 术中搬动心脏可引起血流动力学欠佳，这与颈静脉球去饱和化（jugular bulb desaturation）可能有关。颈静脉球去饱和化与特定的血流动力学和生理学改变有关。颈静脉球去饱和化（≤50%）常发生在术中搬动心脏时。多元回归分析表明，混合静脉血氧饱和度（mixed venous oxygen saturation，S_VO_2）≤70%、动脉二氧化碳分压（arterial partial pressure of carbon dioxide，$PaCO_2$）≤40 mmHg，以及中心静脉压（central venous pressure，CVP）≥8 mmHg，均可能是颈静脉球氧合不足发生的相关预测指标。作者由此建议，OPCAB 过程中，应当通过维持正常范围内的 S_VO_2、$PaCO_2$ 和 CVP 值来预防大脑的氧合不足。

1.4 术中桥血管的评价

1.4.1 桥血管的成像技术

Suma 等[29] 展示了一种冠状动脉术中热成像技术，通过新一代红外摄像头对 12 例接受 OPCAB 患者的桥血管质量进行评估。所有桥血管都清晰显像，而且吻合口和血流状态也可以通过向正常温度的心脏表面吹 CO_2，实现局部心表降温的方法进行观察。在所有被评价的 17 条桥血管中，一条 ITA 桥血管被发现吻合失败后重新吻合成功。术后冠状动脉造影证实了所有桥血管均保持通畅。

Takahashi 等[30] 的研究表明了使用 SPY 系统（基于吲哚花青绿色染料的荧光成像技术）对术中桥血管进行评价的重要性。他们获得了 72 例 OPCAB 患者所有 290 条桥血管的高质量影像，并对 SPY 系统所发现的 4 根吻合失败的桥血管进行了成功修复。

1.4.2 桥血管的功能评价

20 世纪 90 年代末期，时差法流量测定（transit-time flow measurement）开始被用于术中桥血管的评价，目前已经成为标准方法。Takami 等[31] 将术中时差法流量计测定的参数与术后冠状动脉造影的定量参数进行了比较。通畅与不通畅桥血管的术中流量各项指标均有显著差异。区别桥血管通畅与否的临界值是以快速傅里叶变换比为 1.0 作为标准。吻合口跟部的狭窄程度与术中平均流量值显著相关。

Tokuda 等[32] 提出，以平均流量低于 15 ml/min、搏动指数低于 5.1，以及反向流量高于 4.1% 作为预测左冠系统桥血管早期失功的最佳临界标准。对于右冠系统，上述临界值分别为 20 ml/min、4.7 和 4.6%。他们还将瞬时流量计测定的术中指标与桥血管术后 1～4 年中期通畅情况进行了比较[33]。在 104 条桥血管中，21 条被发现有新发的中期阻塞或更严重的狭窄情况。他们由此推论，术中平均流量偏低、特别是反向血流比值高的桥血管，应该接受术后严密监测，尽管它们在初始阶段是通畅的。

Harada 等[34] 进行了一项前瞻性研究，对比了瞬时流量计波形的快速傅里叶变换分析和术中荧光成像系统检测桥血管失功的诊断准确率情况。无论是术中荧光成像技术还是桥血管的平均流量/搏动指数比值都不能发现 SVG 的 75% 狭窄（术后冠状动脉造影确诊）。然而与通畅的 SVG 相比，时差法流量计对狭窄 SVG 显示的谐波还是存在明显不同的失真现象。

1.5 OPCAB 的手术结果

1.5.1 OPCAB 与体外循环下 CABG 的手术结果比较

Ishida 等[35] 最先比较 OPCAB 和传统 CABG 的手术结果。他们的这项回顾性研究表明，在手术时间、监护室停留时间、机械通气时间方面，OPCAB 组都显著短于传统手术组。手术后 12 h OPCAB 组的引流量和输血量，连同血清尿素氮和肌酐浓度的峰值均显著减少。值得注意的是，OPCAB 组未发生围术期卒中，而传统手术组中有 6.4% 的患者发生了卒中。两组的桥血管通畅率之间并没有显著的差别（95.6% vs. 94.9%）

Kobayashi 等[36] 报道了一项比较 OPCAB 和体外循环下 CABG 手术结果的前瞻性随机对照研究。在他们的研究中，167 例连续手术患者被随机分为多支动脉 OPCAB 组和体外循环下 CABG 组。两组间每例患者的桥血管总数和动脉桥血管数都是相似的。两组的完全再血管化率均为 98%。两组间术中和术后并发症发生率相当。OPCAB 组拥有较大数量的未输血患者。术后 S-100 蛋白水平和神经元特异性烯醇化酶在 OPCAB 组中均较低。OPCAB 组术后 CKMB 的最高值也较低。两组桥血管的总通畅率均为 98%，同时，OPCAB 组的无狭窄通畅率为 93%，而体外循环组为 96%，两组之间没有显著差别。作者最后总结认为：多支动脉桥血管的 OPCAB 与传统 CABG 相比，具有相同的安全性、相似的完全再血管化程度和早期桥血管通畅率。

1.5.2　糖尿病患者的影响

Tsuruta 等[37]报道了糖尿病（diabetes mellitus，DM）患者术前 HbA1c 水平对 OPCAB 术后长期结果的影响。他们把 893 例接受单独 OPCAB 的患者按照术前 HbA1c 水平分为 3 组（HbA1c<6.5%，6.5%≤HbA1c<7.5%，及 HbA1c≥7.5%）。所有患者中没有手术或住院死亡发生。术后平均（3.6±1.7）年的随访中，全因死亡率和心源性死亡率分别为 6.2%（19 例患者）和 1.3%（4 例患者）。Kaplan-Meier 生存曲线显示全因死亡率或心源性死亡率没有显著差异（log-rank 检验，分别为 $P=0.26$ 和 $P=0.17$）。

Kai 等[38]回顾性检验了使用双侧骨骼化 ITA 进行 OPCAB 对胰岛素依赖型 DM 患者的效果，并与使用带蒂双侧 ITA 的体外循环下 CABG 患者比较了手术结果。两组中都没有 30 天内死亡病例。OPCAB 组中的胸骨深处感染发生率显著低于体外循环下 CABG 组（0.6% vs. 13.0%；$P=0.01$）。术后早期造影结果在两组中也没有区别。术后 3.4 年随访期内（0.1～9.9 年范围），两组在生存率、非心源性死亡率和非心脏相关事件发生率方面没有差别。透析、周围血管疾病、射血分数低于 40% 和年龄都是长期死亡率的独立危险因素。

Fujii 等[39]报道了围术期血糖控制对 OPCAB 患者的有效性。DM 患者积极使用胰岛素强化治疗，使得术前空腹血糖水平为 140 mg/dl 以及术后血糖水平 200 mg/dl。比较 DM 患者和非 DM 患者，他们发现，DM 患者术中胰岛素使用量更大，重症监护治疗病房（intensive care unit，ICU）停留时间更长，术后并发症发生率更高。当比较在 ICU 内平均血糖水平<200 mg/dl 和≥200 mg/dl 的患者时，平

均血糖水平≥200 mg/dl 患者组中 DM 患者的比例更高，ICU 停留时间更长，所有术后并发症的发生率也更高。

1.5.3　围术期卒中

Nishiyama 等[40]对体外循环下 CABG 和 OPCAB 术后的短暂型卒中进行了研究。他们分析了连续 2516 例接受首次择期单独 CABG 手术的患者，并以卒中作为主要的终点事件。这种意识障碍的短暂性发作被分为"早期卒中"或"迟发性卒中"两类。早期卒中定义为麻醉后即出现的卒中，而迟发性卒中则是术后苏醒后出现的卒中，但不伴有神经功能障碍。在研究人群中，63% 的患者属于迟发性卒中。OPCAB 患者中，早期卒中发生率显著较低（0.1% vs. 1.1%，$P=0.0009$），而迟发性卒中的发生率在接受 OPCAB 和体外循环下 CABG 的两组患者中没有显著区别（0.9% vs. 1.4%，$P=0.3484$）。多因素分析结果表明接受 OPCAB 是对所有卒中（相对危险度 0.29，95% 可信区间 0.14～0.56，$P=0.0005$）和早期卒中（相对危险度 0.05，95% 可信区间 0.003～0.24，$P<0.0001$）的独立保护因素。然而，OPCAB 并不是迟发性卒中的独立保护因素（相对危险度 0.54，95% 可信区间 0.24～1.17，$P=0.1210$）。

另一项研究揭示了术前颅内和颈部血管评估对患者卒中相关预后的重要性[41]。该研究中，根据 MRI 和颈部多普勒成像的结果将患者分为低危组和高危组。两组均未发生术中卒中。高危组发生迟发性卒中的概率更高，甚至术后 1 个月仍会发生卒中。单变量分析结果表明，划归为高危组是迟发性卒中的唯一预测因素。而且，高危组的长期卒中免除率显著降低。

Miyazaki 等[42]回顾分析了 685 例患者的病历，研究了 OPCAB 术后卒中/短暂性脑缺血发作（transient ischemic attack，TIA）和谵妄的危险因素。OPCAB 术后卒中/TIA 和谵妄的发生率分别为 2.6%（n=18）和 16.4%（n=112）。颈动脉狭窄>50% 是卒中或 TIA（$P=0.02$）以及谵妄（$P=0.04$）的显著危险因子。有心房颤动（$P=0.037$）和 DM（$P=0.041$）病史是术后卒中/TIA 的危险因子。与之相对应的是，年龄>75 岁（$P=0.006$）、血清肌酐>1.3 mg/dl（$P=0.011$）、高血压病史

（$P=0.001$）、心房颤动病史（$P=0.024$）以及吸烟（$P=0.048$）都是术后谵妄的显著危险因子。

Manabe 等[43]报道了与上述研究相反的结果，他们认为，对接受 OPCAB 的患者，颈动脉狭窄对围术期卒中发生率的影响很低。他们对 461 例筛查了颈动脉狭窄情况后行择期 OPCAB 患者的资料进行了回顾性研究。筛查发现 49 例严重颈动脉狭窄的患者。结果发现，颈动脉狭窄患者并未发生卒中或院内死亡，然而在无颈动脉狭窄患者中有 2 例卒中（0.49%）和 3 例院内死亡（0.73%）发生。

Osawa 等[44]研究了升主动脉外科操作相关性卒中的发生率。451 例使用主动脉无钳夹技术进行 OPCAB 的患者中，有 2 例（0.47%）发生了迟发性卒中。同时，使用主动脉部分钳夹技术（侧壁钳）在 OPCAB 过程中进行近端吻合操作的 9 例患者中，有 1 例患者发生了早期卒中。作者最后总结认为，主动脉无钳夹技术可以减少卒中的发生率。Kobayashi 等[45]也报道了同时使用主动脉无接触技术、原位桥血管移植以及复合桥和序贯桥术式的无手术死亡率或卒中发生率。

1.5.4　围术期神经心理学障碍

Baba 等[46]对 218 例择期 OPCAB（$n=89$）和体外循环下 CABG（$n=129$）患者进行了一项前瞻性研究。分别在术前和术后 1 周进行 4 项认知能力测试。神经心理学障碍被定义为在两项以上测试中个体的得分相对于术前基础状态至少下降 20%。结果发现，神经心理学障碍发生率在 OPCAB 组为 11.2%，体外循环组为 22.5%（$P=0.02$）。多元方差分析表明，神经心理学障碍与心肺转流和多发性脑梗死有关。

1.5.5　术前肾功能不全的影响

为了研究肾功能不全与 OPCAB 的关系，Ogawa 等将患者根据术前血清 Cr 水平分为 3 组：正常组、中度不全组和重度不全组[47]。重度不全组术后 Cr 水平＞术前 Cr 水平 1.6 倍的患者数量更多。术后肾功能损伤的预测因素为：术前 $Cr>2.5$ mg/dl、射血分数＜40%、输血总量以及＞4 条桥血管。

Kinoshita 等[48]根据术前肾小球滤过率（glomerular filtration rate，GFR）值将 OPCAB 患者分为 3 组，包括：＜30 ml/(min · 1.73 m²)，30～

60 ml/(min · 1.73 m²) 和＞60 ml/(min · 1.73 m²)。他们发现远期生存率、心源性死亡免除率依赖于 GFR 值表示的术前肾功能状态，但非心源性死亡与术前肾功能状态无关。Hayashida 等[49]比较了 52 例 OPCAB 患者和与之匹配的 53 例传统 CABG 患者的术后肾功能状态。结果表明，OPCAB 组术后 Cr 水平的增加量显著低于传统 CABG 组 [(0.16±0.05) mg/dl *vs.* (0.45±0.06) mg/dl]。

1.5.6　血液透析患者的影响

Oyamada 等[50]调查了慢性肾透析患者行 OPCAB 手术的术前危险因素，回顾性研究了 41 例行 OPCAB 的慢性肾透析患者的资料。其中，一组 29 例患者合并有糖尿病肾病（diabetic nephropathy，DN），另外一组 12 例患者无 DN（not DN，NDN）。两组患者术前透析时间存在显著区别 [DN 组（4.2±5.5）年 *vs.* NDN 组（9.1±7.5）年，$P=0.028$]。心排血量降低（LV 射血分数＜30%）仅在 DN 组中分布（7/29，$P=0.048$）。DN 组的早期死亡率为 6.9%（2/29），NDN 组则为 16.7%（2/12）（$P=0.349$）。DN 组的实际生存率为：1 年 85%，3 年 45%，5 年 30%；而 NDN 组则分别为 71%、49% 和 49%（$P=0.789$）。对于慢性肾透析患者，动脉粥样硬化和年龄（＞65 岁）是 OPCAB 的预测危险因素，但是对于糖尿病肾病患者则不是危险因素。

Sunagawa 等[51]比较了因慢性肾衰竭持续透析的患者分别接受 CABG 和使用药物洗脱支架（drug-eluting stents，DES）行经皮冠状动脉介入治疗（percutaneous coronary intervention，PCI）的中期临床结果。CABG 组（包括 OPCAB，占所有例数的 83%）的 30 天死亡率为 3.3%，而 PCI 组为 4.0%。2 年生存率在 CABG 组为 84.0%，PCI 组为 67.7%（$P=0.0271$）。术后 2 年时，无心源性死亡曲线在 CABG 组为 100%，PCI 组为 84.1%（$P=0.0122$）。术后 2 年主要心源性不良事件免除率在 CABG 组为 75.8%，PCI 组为 31.5%（$P<0.0001$）。术后随访期间，CABG 组中发生了 6 例迟发性死亡，而在 PCI 组中出现了 27 例迟发性死亡，其中包括 6 例猝死。

1.5.7　左主干病变的患者

左主干狭窄一直被认为是患者接受 CABG 手术过程中的危险因素。为研究左主干显著狭窄患者接受

OPCAB 后的效果，Suzuki 等[52] 将 665 例行 OPCAB 的患者中合并显著左主干病变（left main disease, LMD）的 268 例患者与 237 例倾向评分匹配的无 LMD 患者进行比较。LMD 组手术死亡率为 0.8%，而非 LMD 组为 1.7%。6 年内全因死亡免除率在 LMD 组 87.3%，非 LMD 组为 60.7%（P=0.17）。6 年内心源性事件免除率在 LMD 组为 80.4%，非 LMD 组为 70.4%（P=0.98）。作者因此得出结论认为，LMD 对 OPCAB 的短期和长期结果均没有显著影响。

Fukui 等[53] 回顾性研究了 768 例使用双侧 ITA 行 OPCAB 的患者。在这群患者中，268 例有 LMD，剩余 500 例没有。两组中手术死亡率和并发症发生率没有显著差别。在没有合并 LMD 组患者中，左侧和右侧 ITA 与 LAD 搭桥的比例分别为 87.4% 和 12.2%。在合并有 LMD 的患者中，左侧和右侧 ITA 与 LAD 搭桥的比例分别为 70.5% 和 29.1%。在没有合并 LMD 的患者中，左侧和右侧 ITA 术后 1 年通畅率分别为 97.6% 和 91.6%。在合并 LMD 的患者中，上述通畅率分别为 97.0% 和 93.2%。在合并和不合并 LMD 的患者中，左侧和右侧 ITA 的通畅率没有显著区别（左侧 ITA，P=0.9803；右侧 ITA，P=0.7205）。

1.5.8　前期行经皮冠状动脉介入治疗的患者

有报道表明，前期接受经皮冠状动脉介入治疗（PCI）对 CABG 手术结果有不良影响[54]。同时，一些日本本土课题也对这种影响进行了研究。Fukui 等[55] 回顾性分析了 545 例首次单独行 OPCAB 的患者。在这些患者中，有 154 例有前期 PCI 的历史，其中 99 例患者有冠状动脉支架植入史。每位患者再血管化的数量在 PCI 组患者中要低于无 PCI 组患者（3.8 vs. 4.2；P=0.0066）。但是，无论是手术死亡率（0% vs. 1.8%；P=0.1995）还是主要事件发病率在两组患者中均没有区别。在比较冠状动脉支架植入与冠状动脉支架未植入患者时，也得到类似结果。PCI 患者和无 PCI 患者之间，桥血管通畅率没有显著区别（97.1% vs. 97.9%；P=0.4976）。

Kinoshita 等[56] 比较了先前有 PCI 与无 PCI 患者 OPCAB 术后的情况。前期 PCI 患者发生心肌梗死、肾功能不全和血液透析的比例增高。手术死亡率在前期 PCI 患者中增高（7.6% vs. 1.0%，P=0.008）。

多元回归分析表明，既往 PCI 史是手术死亡率的强烈预测因子（比值比，6.9；95% 可信区间，1.2~4.2；P=0.035）。在倾向评分匹配和回归校正后，先前行 PCI 对手术死亡率的影响仍然具有显著性（匹配比值比 6.5，95% 可信区间 0.8~55.0，P=0.088；回归校正比值比 6.3，95% 可信区间 1.2~33.6，P=0.031）。

1.5.9　术后心房颤动

心房颤动（atrial fibrillation, AF）是 CABG 术后最常见的并发症，而且与卒中危险增加和术后住院时间延长相关。正如下文所述，许多研究都探讨了 OPCAB 术后 AF 的预测因素。

Hosokawa 等[57] 回顾性研究了 296 例连续接受 OPCAB 的患者，其中 AF 的发生率为 32%。AF 使住院天数延长 3 天（P<0.01）。逐步多元分析发现：高龄（每增加 10 年的比值比为 1.44；可信区间 1.06~1.95）、术中核心体温（比值比 1.64；95% 可信区间 1.05~2.56）、ICU 平均心脏指数（比值比 0.37；95% 可信区间 0.19~0.71），以及术中液体平衡（每增加 100 ml 的比值比 0.96；95% 可信区间 0.93~0.99）是 AF 发生的独立预测因素。

Ishida 等[58] 验证了促炎性细胞因子与 AF 之间的关系，前者在炎性级联反应的上游调控过程中发挥着重要作用。39 例连续接受 OPCAB 的患者中，11 例（28%）术后发生了 AF。这些发生术后 AF 的患者中，血管吻合后 3 h 和 6 h 白细胞介素-6 水平（与年龄一起是术后 AF 的显著预测因素）更高，而肿瘤坏死因子-α 的表达水平并未变化。白细胞介素-8 和 CRP 水平术后也显著增加，但两组间无显著性差异。

Akazawa 等[59] 研究了术前 BNP 水平与 OPCAB 术后 AF 之间的关系。他们分析了 150 例无 AF 病史的择期 OPCAB 患者，其中 26 例（17.3%）术后发生 AF。单因素方差分析显示：年龄（比值比 1.060；95% 可信区间 1.008~1.114；P=0.023）、心肌梗死史（比值比 2.628；95% 可信区间 1.031~6.697；P=0.043）以及 BNP 水平（比值比 7.336；95% 可信区间 2.401~22.409/log BNP 水平；P<0.001）是术后 AF 的精确预测因素。逐步多元回归分析证明：年龄（比值比 1.059；95% 可信区间 1.002~1.120；P=0.043）和 BNP 水平（比值比 6.272；95% 可信区间 1.980~19.861/log BNP 水平；P=0.002）是术后 AF 特有的独立预测因素。

一些研究聚焦于如何预防 CABG 术后发生 AF。Fujii 等[60]进行了一项随机前瞻性试验，OPCAB 术后早期静脉给予兰地洛尔、随后再给予卡维地洛，检验是否可以预防 AF。该研究纳入了 70 例连续患者。治疗组术后返回 ICU 后立即予以静脉输入兰地洛尔 [5 μg/(kg·min)] 直到可以口服卡维地洛。所有患者在拔除气管插管后给予卡维地洛口服（2.5～5 mg/d），出院后继续维持。兰地洛尔组的 36 例患者中有 4 例（11.1%）术后发生 AF，而 34 例对照组患者中有 11 例（32.3%）发生 AF。结果表明，术后采用兰地洛尔治疗可以显著降低术后 AF 的发生（$P=0.042$）。

Kinoshita 等[61]评估了术前给予他汀类药物对择期单独行 OPCAB 术后发生 AF 的预防效果。584 例患者中，364 例患者术前至少接受 5 天的他汀类药物治疗，其余 220 例患者术前未接受他汀类药物。作者找出 195 对倾向评分匹配的患者。在他汀组患者中，AF 发生率为 14%，而非他汀组 AF 发生率为 24.6%（$P=0.01$）。多元回归分析结果（包括潜在单因素预测因子）已确定的他汀治疗（比值比 0.49；95% 可信区间 0.22～0.81；$P=0.01$）、年龄（每 10 年增长的比值比 1.33；95% 可信区间 1.04～1.69；$P=0.02$），以及输血量（比值比 2.21；95% 可信区间 1.38～3.55；$P=0.01$）是术后 AF 的独立预测因素。

Ito 等[62]评价了术后早期给予抗心律失常药盐酸普罗帕酮预防术后 AF 发生的有效性。78 例单独接受 OPCAB 手术的患者被分成两组：盐酸普罗帕酮组（P 组）和对照组（C 组）。P 组患者从手术当天开始给予盐酸普罗帕酮（150～450 mg/d，口服），连续 10 天。结果显示，C 组 AF 的发生率为 35%，而 P 组为 12%（$P=0.0337$）。多元 logistic 回归分析表明，盐酸普罗帕酮是预防 OPCAB 术后 AF 的唯一有效因素（比值比 0.207；95% 可信区间 0.053～0.804；$P=0.0229$）。

Kinoshita 等[63]研究了术前心率变异性和 OPCAB 术后 AF 发生率之间的关系。文章中计算了下列心率变异性的时域因素：所有正常-正常 QRS 标准差（standard deviation of all normal-to-normal QRS, SDNN）和相邻正常-正常 QRS 之间平均方差和的平方根（square root of mean of sum of squares of differences, RMSSD）。390 例接受择期 OPCAB 手术的患者中有 98 例（25%）发生了 AF。没有发生 AF 的患者心率变异性显著低于发生 AF 的患者。其中，

两组 SDNN 的中位数为 91 ms vs. 121 ms，RMSSD 的中位数为 19 ms vs. 25 ms。降低心率变异性与减少术后 AF 的风险显著相关（SDNN≤99 ms，比值比 0.29，可信区间 0.17～0.49，$P<0.01$；RMSSD≤20 ms，比值比 0.47，95% 可信区间 0.30～0.74，$P<0.01$）。

1.5.10 桥血管的质量

Nakjima 等[64]研究了动脉桥血管采用复合桥和序贯桥的细节特征，并揭示引起桥血管阻塞的风险因素。当桥血管与轻度狭窄病变的冠状动脉或 LAD 的主干吻合后存在竞争或反向血流时，桥血管的中期通畅率往往很低。侧-侧吻合比端-侧吻合有更高的桥血管通畅率。而且，复合桥的各种构成方式（Y、I 或 K 形桥）并不影响桥血管的通畅率。多因素和单因素分析表明，冠状动脉轻度狭窄和桥血管的竞争或反向血流是 OPCAB 桥血管中期阻塞的重要危险因素。

Manabe 等[65]评估了 OPCAB 患者复合桥的冠状动脉造影结果。他们回顾性分析了 256 例 OPCAB 患者术后 1 年的随访冠状动脉造影结果。分析 830 处远端吻合发现：其中 410 处吻合口采用了复合桥，420 处吻合口采用单支桥。对于轻度狭窄的靶血管，复合 ITA 的桥血管阻塞或线样征发生率要显著高于单支 ITA（复合桥 20.3% vs. 单支桥 7.3%，$P=0.018$）；在复合桡动脉桥与单支桡动脉桥的比较中，呈现出更高的不良趋势（复合桡动脉桥 59.3% vs. 单支桡动脉桥 36.4%，$P=0.09$）。相反，对于严重狭窄的靶血管，复合 ITA 和单支 ITA（5.7% vs. 3.3，$P=0.278$）以及复合桡动脉和单支桡动脉（11.5% vs. 9.6%，$P=0.297$）的桥血管阻塞发生率却相差不大。

Sugimura 等[66]评估了 53 例使用 Y 型复合动脉桥的初次单独 OPCAB（择期）患者的桥血管通畅率和长期临床结果。在 18～97 个月的随访期内无死亡病例。桥血管失功率为 22.6%，心绞痛再发率为 13.2%。证据表明，当复合桥的一端与 75% 狭窄的冠状动脉吻合，而另一端与狭窄程度高于 90% 的冠状动脉吻合时，桥血管失功率会显著增加。

Matsuura 等[67]采用术后早期冠状动脉造影，评估了 OPCAB 细小冠状动脉靶血管的术后桥血管通畅率和吻合质量。根据术中测量，冠状动脉的分支

被分为大分支组（＞1.5 mm，L 组）或小分支组（＜1.5 mm，S 组）。总的通畅率和无狭窄率（FitzGibbon A 型）分别为 97.2％和 96.2％。S 组与 L 组的桥血管通畅率和无狭窄率接近：桥血管通畅率 96.7％（S 组）*vs.* 97.5％（L 组）；无狭窄率 93.3％（S 组）*vs.* 97.1％（L 组）。

1.5.11　使用双侧 ITA 或单侧 ITA 的影响

许多报告证明，使用双侧 ITA 可以比使用单侧 ITA 有更高的生存获益。不过，双侧 ITA 对高龄患者是否亦有好处目前尚不清楚。Kinoshita 等[68] 比较了倾向评分匹配的 70 岁或以上年龄患者使用双侧 ITA 或单侧 ITA 接受单一 OPCAB 的结果。总共 217 名患者，对 9 个术前因素进行计算获得的倾向评分进行匹配。两组患者的术后并发症发生率相近。双侧组的 5 年总死亡免除率为 86.4％±3.2％，而单侧组为 73.5％±3.9％（P＝0.01）。双侧组的 5 年心源性事件免除率为 93.2％±2.7％，相应的单侧组为 87.5％±3.0％（P＝0.01）。在多元 Cox 模型中，即使高龄患者中，使用双侧 ITA 也与较低的总死亡风险（比值比 0.56，95％可信区间 0.31～0.99，P＝0.04）和较低的心源性事件发生率（比值比 0.36，95％可信区间 0.15～0.88，P＝0.03）显著相关。

Saito 等[69] 以日本成人心血管外科数据中接受单独 CABG 的患者为研究对象，对使用双侧 ITA 和单侧 ITA 的早期结果进行了比较。在 8136 例单侧 ITA 和 4093 例双侧 ITA 患者中，他们以估计倾向评分为基础进行 1 对 1 的配对分析，以期平衡每组患者的基线临床特征。两组中，患者行 OPCAB 的比例相近（75％），单侧 ITA 组的平均吻合口数量是 3.1，双侧 ITA 组为 3.4（P＜0.0001）。两组术后 30 天死亡率均为 1.2％，尽管双侧 ITA 组深部胸骨感染的情况更多见（单侧 ITA 组为 1.3％，双侧 ITA 组为 2.3％；P＝0.0001），但两组术后并发症的总发生率仍然相似。

1.5.12　OPCAB 与 PCI 的临床结果比较

已经有许多研究对 PCI 和 CABG 的效果进行了比较。但是，OPCAB 对临床结果的影响却没有被很好地阐明。Marui 等[70] 对一个名为 KREDO-Kyoto 的最大规模注册研究中行 CABG 和使用包括金属裸支架在内的 PCI 患者资料进行了分析。在该项注册研究中，6327 例多支病变和（或）LMD 患者被纳入研究。其中，3877 例患者接受了 PCI 治疗，1388 例患者接受体外循环下 CABG，剩余 1069 例患者接受了 OPCAB。随访时间中位数为 3.5 年。PCI 术后的倾向评分校正的全因死亡率高于体外循环下 CABG 或 OPCAB 组（比值比 1.37，95％可信区间 1.15～1.63，P＜0.01）。但 PCI 术后卒中发生率低于体外循环下 CABG 或 OPCAB 组（比值比 0.75，95％可信区间 0.59～0.96，P＝0.02）。PCI 组的倾向评分校正的全因死亡率高于 OPCAB 组（比值比 1.50，95％可信区间 1.20～0.86，P＜0.01）。OPCAB 组和体外循环下 CABG 组的校正后死亡率相近（比值比 1.18，95％可信区间 0.93～1.51，P＝0.33）。OPCAB 组术后卒中发生率与 PCI 术后相近（比值比 0.98，95％可信区间 0.71～1.34，P＞0.99）。但体外循环下 CABG 组术后卒中发生率要高于 OPCAB 组（比值比 1.59，95％可信区间 1.16～2.18，P＜0.01）。与许多随机研究显示的 PCI 与 CABG 术后生存率相仿的结果不同，该项日本现实环境中的注册研究却显示：对于多支病变和（或）LMD 患者，包括 OPCAB 在内的 CABG 组的生存优势要明显优于使用金属裸支架的 PCI 组。

目前，少量研究将药物洗脱支架 PCI 和 OPCAB 进行了比较。Yamagat 等[71] 对 208 例多支病变和 DM 进行了研究，其中 92 例使用了西罗莫司洗脱支架（sirolimus-eluting stents，SES），116 例接受 OPCAB。在平均（42±8）个月的随访时间内，SES 组的再次血运重建发生率显著高于 OPCAB 组（21％ *vs.* 6.9％，P＝0.003）。相反，OPCAB 组的脑血管事件发生率高于 SES 组。心源性和脑血管事件的主要不良事件（定义为全因死亡、非致命性心肌梗死、脑血管事件、再次血运重建）的累积风险在两组中相近（27％ *vs.* 23％，P＝0.492）。

Dohi 等[72] 比较了多支病变和（或）LMD 的糖尿病患者行 OPCAB 或使用 SES 行 PCI 术后的长期结果。350 例接受 OPCAB 的患者和 143 例接受 SES 植入治疗的患者被纳入研究。在平均随访时间（2.6±1.6）年里，两组的全因死亡率和心源性死亡率无显著区别。然而，OPCAB 组的急性冠状动脉综合征、靶血管再血管化以及主要心源性和脑血管不良事件发生率显著低于接受 SES 的患者。

Shimizu 等[73] 对无保护的 LMD 患者接受 CABG（包括 OPCAB，占所有 CABG 患者数的 92％）和使用 DES 行 PCI 患者的中期结果进行了比较。两组之间总生存率无区别（术后 2 年，CABG 93.4%，DES 91.9%；ns）。CABG 组的主要心源性和脑血管事件免除生存率优于 PCI 组（术后 2 年，CABG 82.2%，DES 62.6%；$P = 0.033$），而且总的住院花费在 CABG 组更低（CABG，中位数 322.5 万日元；DES，中位数 419.2 万日元；$P = 0.013$）。

1.5.13　再次 OPCAB

Dohi 等[74]根据日本心血管外科数据库（Japan Cardiovascular Surgical Database，JCVSD）将先前接受过 CABG 的再次非体外循环和体外循环下 CABG 患者的早期手术结果进行了一项倾向分析。非体外循环下再次 CABG 的手术死亡率更低，而且死亡或主要并发症的复合终点也比体外循环下再次 CABG 在统计学上显著降低。

1.6　总结

在日本，已经对 OPCAB 的相关因素进行了许多优秀和有趣的研究。OPCAB 在 CABG 手术中所占的高比例（超过 60%）也得到了这些临床研究结果的支持。但是，这些大多是单中心的观察性研究。为针对日本临床环境制订指南提供可靠、合适的证据，需要进行使用全国范围内数据的大规模多中心、随机前瞻性和观察性研究。

参考文献

1. Benetti FJ (1985) Direct coronary surgery with saphenous vein bypass without cardiopulmonary bypass or cardiac arrest. J Cardiovasc Surg 26:217–222
2. Calafiore AM, Di Giammarco GD, Teodori G, Bosco G, D'Annunzio E, Barsotti A, Maddestra N, Paloscia L, Vitolla G, Sciarra A, Fino C, Contini M (1996) Left anterior descending coronary artery grafting via left anterior small thoracotomy without cardiopulmonary bypass. Ann Thorac Surg 61:1658–1663
3. Buffalo E, Summo H, Aguiar LF, Teles CA, Branco JNR (1997) Myocardial revascularization in patients 70 years of age and older without the use of extracorporeal circulation. Am J Geriatr Cardiol 6:6–9
4. Sezai Y, Tsukamoto S (1998) Coronary artery surgery results 1996. Ann Thorac Cardiovasc Surg 4:103–106
5. Sakata R, Fujii Y, Kuwano H, Committee for Scientific Affairs (2011) Thoracic and cardiovascular surgery in Japan during 2009.

Annual report by the Japanese Association for Thoracic Surgery. Gen Thorac Cardiovasc Surg 59:636–667
6. Higami T, Kozawa S, Asada T, Shida T, Ogawa K (2000) Skeletonization and harvest of the internal thoracic artery with an ultrasonic scalpel. Ann Thorac Surg 70:307–308
7. Higami T, Yamashita T, Nohara H, Iwahashi K, Shida T, Ogawa K (2001) Early results of coronary grafting using ultrasonically skeletonized internal thoracic arteries. Ann Thorac Surg 71:1224–1228
8. Maruo A, Hamner CE, Rodrigues AJ, Higami T, Greenleaf JF, Schaff HV (2004) Nitric oxide and prostacyclin in ultrasonic vasodilatation of the canine internal mammary artery. Ann Thorac Surg 77:126–132
9. Asai T, Tabata S (2002) Skeletonization of the right gastroepiploic artery using an ultrasonic scalpel. Ann Thorac Surg 74:1715–1717
10. Suma H, Tanabe H, Takahashi A, Horii T, Isomura T, Hirose H, Amano A (2007) Twenty years experience with the gastroepiploic artery graft for CABG. Circulation 116(11 Suppl):I188–I191
11. Arai H, Mizuno T, Yoshizaki T, Itoh F, Oi K, Someya T, Tanaka H, Sunamori M (2006) A new multisuction cardiac positioner for multivessel off-pump coronary artery bypass grafting. Innovations 1:126–130
12. Kamiya H, Watanabe G, Doi T, Saito T, Takahashi M, Tomita S, Tsukioka T, Kanamori T (2002) Coronary active perfusion system can maintain myocardial blood flow and tissue oxygenation. Eur J Cardiothorac Surg 22:410–414
13. Watanabe G, Kamiya H, Nagamine H, Tomita S, Koshida Y, Nishida S, Ohtake H, Arai S, Yasuda T (2005) Off-pump CABG with synchronized arterial flow ensuring system. Ann Thorac Surg 80:1893–1897
14. Shimokawa T, Manabe S, Sawada T, Matsuyama S, Fukui T, Takanashi S (2009) Intermediate-term patency of saphenous vein graft with a clampless hand-sewn proximal anastomosis device after off-pump coronary bypass grafting. Ann Thorac Surg 87:1416–1420
15. Fujii T, Watanabe Y, Shiono N, Ozawa T, Hamada S, Masuhara H, Teramoto C, Hara M, Koyama N (2009) Study of coronary artery bypass using the PAS-Port device: assessment by multidetector computed tomography. Gen Thorac Cardiovasc Surg 57:79–86
16. Kai M, Hanyu M, Soga Y, Nomoto T, Nakano J, Matsuo T, Kawato M, Okabayashi H (2009) Mid-term patency rate after saphenous vein grafting with a PAS-Port device. J Thorac Cardiovasc Surg 137:503–504
17. Watanabe G, Yamaguchi S, Tomiya S, Ohtake H (2008) Awake subxiphoid minimally invasive direct coronary artery bypass grafting yielded minimum invasive cardiac surgery for high risk patients. Interact Cardiovasc Thorac Surg 7:910–912
18. Watanabe G, Tomita S, Yamaguchi S, Yashiki N (2011) Awake coronary artery bypass grafting under thoracic epidural anesthesia: great impact on off-pump coronary revascularization and fast-track recovery. Eur J Cardiothorac Surg 40:788–793
19. Fukui T, Tabata M, Taguri M, Manabe S, Morita S, Takanashi S (2011) Extensive reconstruction of the left anterior descending coronary artery with an internal thoracic artery graft. Ann Thorac Surg 91:445–451
20. Shimokawa T, Manabe S, Fukui T, Takanashi S (2009) Remodeling of reconstructed left anterior descending coronary arteries with internal thoracic artery graft. Ann Thorac Surg 88:54–57
21. Sezai Y, Orime Y, Tsukamoto S (2007) Coronary artery surgery results in Japan 2005. Ann Thorac Cardiovasc Surg 13:220–223
22. Shiga T, Apfel CC, Wajima Z, Ohe Y (2007) Influence of intraoperative conversion from off-pump to on-pump coronary artery bypass grafting on costs and quality of life: a cost-effectiveness analysis. J Cardiothorac Vasc Anesth 21:793–799
23. Koga M, Okazaki Y, Kataoka H, Ikeda K, Furukawa K, Ohtsubo S, Itoh T (2007) Configurations of the mitral valve during off-pump coronary artery bypass grafting: endoscopic and three-dimensional analysis. J Heart Valve Dis 16:602–607

24. Akazawa T, Iizuka H, Aizawa M, Warabi K, Ohshima M, Amano A, Inada E (2008) The degree of newly emerging mitral regurgitation during off-pump coronary artery bypass is predicted by preoperative left ventricular function. J Anesth 22:13–20

25. Wakamatsu H, Watanabe T, Sato Y, Takase S, Omata S, Yokoyama H (2012) Landiolol reduces coronary artery motion in an open-chest porcine model: implications for off-pump coronary artery bypass surgery. Surg Today 42:205–208

26. Moriyama T, Tsuneyoshi I, Omae T, Takeyama M, Kanmura Y (2008) The effect of amino-acid infusion during off-pump coronary arterial bypass surgery on thermogenic and hormonal regulation. J Anesth 22:354–360

27. Mitaka C, Yokoyama K, Imai T (2007) Nitric oxide production is more prominent in off-pump than in on-pump coronary artery bypass surgery. Anaesth Intensive Care 35:505–509

28. Miura N, Yoshitani K, Kawaguchi M, Shinzawa M, Irie T, Uchida O, Ohnishi Y, Mackensen GB (2009) Jugular bulb desaturation during off-pump coronary artery bypass surgery. J Anesth 23:477–482

29. Suma H, Isomura T, Horii T, Sato T (2000) Intraoperative coronary artery imaging with infrared camera in off-pump CABG. Ann Thorac Surg 70:1741–1742

30. Takahashi M, Ishikawa T, Higashidani K, Katoh H (2004) SPY™: an innovative intra-operative imaging system to evaluate graft patency during off-pump coronary artery bypass grafting. Interact Cardiovasc Thorac Surg 3:479–483

31. Takami Y, Ina H (2001) Relation of intraoperative flow measurement with postoperative quantitative angiographic assessment of coronary artery bypass grafting. Ann Thorac Surg 72:1270–1274

32. Tokuda Y, Song M-H, Ueda Y, Usui A, Akita T (2007) Predicting early coronary artery bypass graft failure by intraoperative transit time flow measurement. Ann Thorac Surg 84:1928–1934

33. Tokuda Y, Song M-H, Oshima H, Usui A, Ueda Y (2008) Predicting mid-term coronary artery bypass graft failure by intraoperative transit time flow measurement. Ann Thorac Surg 86:532

34. Hatada A, Okamura Y, Kaneko M, Hisaoka T, Yamamoto S, Hiramatsu T, Nishimura Y (2011) Comparison of the waveforms of transit-time flowmetry and intraoperative fluorescence imaging for assessing coronary artery bypass patency. Gen Thorac Cardiovasc Surg 59:14–18

35. Ishida M, Kobayashi J, Tagusari O, Bando K, Niwaya K, Nakajima H, Kitamura S (2002) Perioperative advantages of off-pump coronary artery bypass grafting. Circ J 66:795–799

36. Kobayashi J, Tashiro T, Ochi M, Yaku H, Watanabe G, Satoh T, Tagusari O, Nakajima H, Kitamura S, Japanese Off-Pump Coronary Revascularization Investigation (JOCRI) Study Group (2005) Early outcome of a randomized comparison of off-pump and on-pump multiple arterial coronary revascularization. Circulation 112(9 Suppl):I338–I343

37. Tsuruta R, Miyauchi K, Yamamoto T, Dohi S, Tambara K, Dohi T, Inaba H, Kuwaki K, Daida H, Amano A (2011) Effect of preoperative hemoglobin A1c levels on long-term outcomes for diabetic patients after off-pump coronary artery bypass grafting. J Cardiol 57:181–186

38. Kai M, Hanyu M, Soga Y, Nomoto T, Nakano J, Matsuo T, Umehara E, Kawato M, Okabayashi H (2007) Off-pump coronary artery bypass grafting with skeletonized bilateral internal thoracic arteries in insulin-dependent diabetes. Ann Thorac Surg 84:32–36

39. Fujii T, Watanabe Y, Shiono N, Kawasaki M, Yokomuro H, Ozawa T, Hamada S, Masuhara H, Koyama N (2007) Usefulness of perioperative blood glucose control in patients undergoing off-pump coronary artery bypass grafting. Gen Thorac Cardiovasc Surg 55:409–415

40. Nishiyama K, Horiguchi M, Shizuta S, Doi T, Ehara N, Tanuguchi R, Haruna Y, Nakagawa Y, Furukawa Y, Fukushima M, Kita T, Kimura T (2009) Temporal pattern of strokes after on-pump and off-pump coronary artery bypass graft surgery. Ann Thorac Surg 87:1839–1844

41. Doi K, Yaku H (2010) Importance of cerebral artery risk evaluation before off-pump coronary artery bypass grafting to avoid perioperative stroke. Eur J Cardiothorac Surg 38:568–572

42. Miyazaki S, Yoshitani K, Miura N, Irie T, Inatomi Y, Ohnishi Y, Kobayashi J (2011) Risk factors of stroke and delirium after off-pump coronary artery bypass surgery. Interact Cardiovasc Thorac Surg 12:379–383

43. Manabe S, Shimokawa T, Fukui T, Fumimoto KU, Ozawa N, Seki H, Ikenaga S, Takanashi S (2008) Influence of carotid artery stenosis on stroke in patients undergoing off-pump coronary artery bypass grafting. Eur J Cardiothorac Surg 34:1005–1008

44. Osawa H, Inaba H, Kinoshita O, Akashi O, Minegishi S (2011) Off-pump coronary artery bypass grafting with an aortic nonclamping technique may reduce the incidence of cerebral complications. Gen Thorac Cardiovasc Surg 59:681–685

45. Kobayashi J, Sasako Y, Bando K, Niwaya K, Tagusari O, Nakajima H, Nakamura Y, Ishida M, Kitamura S (2002) Multiple off-pump coronary revascularization with "aorta no-touch" technique using composite and sequential methods. Heart Surg Forum 5:114–118

46. Baba T, Goto T, Maekawa K, Ito A, Yoshitake A, Koshiji T (2007) Early neuropsychological dysfunction in elderly high-risk patients after on-pump and off-pump coronary bypass surgery. J Anesth 21:452–458

47. Ogawa M, Doi K, Yamada Y, Okawa K, Kan'bara T, Koushi K, Yaku H (2007) Renal outcome in off-pump coronary artery bypass grafting: predictors for renal impairment with multivariate analysis. Innovations 2:192–197

48. Kinoshita T, Asai T, Murakami Y, Suzuki T, Kambara A, Matsubayashi K (2010) Preoperative renal dysfunction and mortality after off-pump coronary bypass grafting in Japanese. Circ J 74:1866–1872

49. Hayashida N, Teshima H, Chihara S, Tomoeda H, Takaseya T, Hiratsuka R, Shoujima T, Takagi K, Kawara T, Aoyagi S (2002) Does off-pump coronary artery bypass grafting really preserve renal function? Circ J 66:921–925

50. Oyamada S, Kobayashi J, Tagusari O, Nakajima H, Nakamura S, Yagihara T, Kitamura S (2009) Is diabetic nephropathy a predicted risk factor? – Kaplan-Meier and multivariate analysis of confounding risk factors in off-pump coronary artery bypass grafting for chronic dialysis patients. Circ J 73:2056–2060

51. Sunagawa G, Komiya T, Tamura N, Sakaguchi G, Kobayashi T, Murashita T (2010) Coronary artery bypass surgery is superior to percutaneous coronary intervention with drug-eluting stents for patients with chronic renal failure on hemodialysis. Ann Thorac Surg 89:1896–1900

52. Suzuki T, Asai T, Matsubayashi K, Kambara A, Hiramatsu N, Kinoshita T, Nishimura O (2010) Left main coronary artery disease does not affect the outcome of off-pump coronary artery bypass grafting. Ann Thorac Surg 90:1501–1506

53. Fukui T, Tabata M, Manabe S, Shimokawa T, Shimizu J, Morita S, Takanashi S (2010) Off-pump bilateral internal thoracic artery grafting in patients with left main disease. J Thorac Cardiovasc Surg 140:1040–1045

54. Thielmann M, Leyh R, Massoudy P, Neuhäuser M, Aleksic I, Kamler M, Herold U, Piotrowski J, Jakob H (2006) Prognostic significance of multiple previous percutaneous coronary interventions in patients undergoing elective coronary artery bypass surgery. Circulation 114(1 Suppl):I441–I447

55. Fukui T, Manabe S, Shimokawa T, Takanashi S (2010) The influence of previous percutaneous coronary intervention in patients undergoing off-pump coronary artery bypass grafting. Ann Thorac Cardiovasc Surg 16:99–104

56. Kinoshita T, Asai T, Murakami Y, Takashima N, Hosoba S, Nishimura O, Ikegami H, Hiramatsu N, Suzuki T, Kambara A, Matsubayashi K (2009) Impact of previous PCI on hospital mortality after off-pump coronary artery bypass grafting in diabetic patients with multivessel disease. Innovations 4:334–339

57. Hosokawa K, Nakajima Y, Umenai T, Ueno H, Taniguchi S, Matsukawa T, Mizobe T (2007) Predictors of atrial fibrillation after off-pump coronary artery bypass graft surgery. Br J Anaesth 98:575–580

58. Ishida K, Kimura F, Imamaki M, Ishida A, Shimura H, Kohno H, Sakurai M, Miyazaki M (2006) Relation of inflammatory cytokines to atrial fibrillation after off-pump coronary artery bypass grafting. Eur J Cardiothorac Surg 29:501–505

59. Akazawa T, Nishihara H, Iwata H, Warabi K, Ohshima M, Inada E (2008) Preoperative plasma brain natriuretic peptide level is an independent predictor of postoperative atrial fibrillation following off-pump coronary artery bypass surgery. J Anesth 22:347–353

60. Fujii M, Bessho R, Ochi M, Shimizu K, Terajima K, Takeda S (2012) Effect of postoperative landiolol administration for atrial fibrillation after off pump coronary artery bypass surgery. J Cardiovasc Surg (Trino) 53:369–374

61. Kinoshita T, Asai T, Nishimura O, Hiramatsu N, Suzuki T, Kambara A, Matsubayashi K (2010) Statin for prevention of atrial fibrillation after off-pump coronary artery bypass grafting in Japanese patients. Circ J 74:1846–1851

62. Ito N, Tashiro T, Morishige N, Nishimi M, Hayashida Y, Takeuchi K, Minematsu N, Kuwahara G, Sukehiro Y (2010) Efficacy of propafenone hydrochloride in preventing postoperative atrial fibrillation after coronary artery bypass grafting. Heart Surg Forum 13:E223–E227

63. Kinoshita T, Asai T, Ishigaki T, Suzuki T, Kambara A, Matsubayashi K (2011) Preoperative heart rate variability predicts atrial fibrillation after coronary artery bypass grafting. Ann Thorac Surg 91:1176–1181

64. Nakajima H, Kobayashi J, Funatsu T, Shimahara Y, Kawamura M, Kawamura A, Yagihara T, Kitamura S (2007) Predictive factors for the intermediate-term patency of arterial grafts in aorta no-touch off-pump coronary revascularization. Eur J Cardiothorac Surg 32:711–717

65. Manabe S, Fukui T, Shimokawa T, Tabata M, Katayama Y, Morita S, Takanashi S (2010) Increased graft occlusion or string sign in composite arterial grafting for mildly stenosed target vessels. Ann Thorac Surg 89:683–687

66. Sugimura Y, Toyama M, Katoh M, Kotani M, Kato Y, Hisamoto K (2011) Outcome of composite arterial Y-grafts in off-pump coronary artery bypass. Asian Cardiovasc Thorac Ann 19:119–122

67. Matsuura K, Kobayashi J, Tagusari O, Bando K, Niwaya K, Nakajima H, Yagihara T, Kitamura S (2004) Rationale for off-pump coronary revascularization to small branches: angiographic study of 1,283 anastomoses in 408 patients. Ann Thorac Surg 77: 1530–1534

68. Kinoshita T, Asai T, Nishimura O, Suzuki T, Kambara A, Matsubayashi K (2010) Off-pump bilateral versus single skeletonized internal thoracic artery grafting in patients with diabetes. Ann Thorac Surg 90:1173–1179

69. Saito A, Miyata H, Motomura N, Ono M, Takamoto S, Japan Cardiovascular Surgery Database Organization (2013) Propensity-matched analysis of bilateral internal mammary artery vs single internal mammary artery in 7702 cases of isolated coronary artery bypass grafting. Eur J Cardiothorac Surg 44:711–717

70. Marui A, Kimura T, Tanaka S, Furukawa Y, Kita T, Sakata R, CREDO-Kyoto Investigators (2012) Significance of off-pump coronary artery bypass grafting compared with percutaneous intervention: a propensity score analysis. Eur J Cardiothorac Surg 41:94–101

71. Yamagata K, Kataoka Y, Kokubu N, Kasahara Y, Abe M, Nakajima H, Kobayashi J, Otsuka Y (2010) A 3-year clinical outcome after percutaneous coronary intervention using sirolimus-eluting stent and off-pump coronary artery bypass grafting for the treatment of diabetic patients with multivessel disease. Circ J 74:671–678

72. Dohi S, Kajimoto K, Miyauchi K, Yamamoto T, Tambara K, Inaba H, Kuwaki K, Tamura H, Kojima T, Yokoyama K, Kurata T, Daida H, Amano A (2012) Comparing outcomes after off-pump coronary artery bypass versus drug-eluting stent in diabetic patients. J Cardiol 59:195–201

73. Shimizu T, Ohno T, Ando J, Fujita H, Nagai R, Motomura N, Ono M, Kyo S, Takamoto S (2010) Mid-term results and costs of coronary artery bypass vs drug-eluting stents for unprotected left main coronary artery disease. Circ J 74:449–455

74. Dohi M, Miyata H, Doi K, Okawa K, Motomura N, Takamoto S, Yaku H (2015) The off-pump technique in redo coronary artery bypass grafting reduces mortality and major morbidities: propensity score analysis of data from the Japan Cardiovascular Surgery Database. Eur J Cardiothorac Surg 47(2):299–307

日本 OPCAB 的统计数据

2

Yukihiko Orime

（蒋泽楠　彭昊　译　廖晓波　校）

摘　要

本章着眼于研究日本 2012 全年实施的冠状动脉手术的状况与结果。总共 14 999 位患者接受了冠状动脉旁路移植术（CABG），其中 10 658 例（占 71%）为单独 CABG。该年度中，单独 CABG 患者的手术死亡率为 1.49%，初次择期行 CABG 者手术死亡率为 0.72%。该项调查自 1996 建立以来，这一年度结果最佳。非体外循环冠状动脉旁路移植术（OPCAB）的年度例数显著增加。2012 年，5865 例患者接受的是更为微创的 OPCAB，占初次择期 CABG 病例（8983 例）的 65%。完全 OPCAB 患者的手术死亡率为 0.45%，几乎是前一年（2011 年）的 1/5，提示质量有所改进。超过一半（58.9%）的 OPCAB 患者完成了 4 根或更多的桥血管，该比例比 2011 年的 56.9% 更高。42% 的病例采用静脉桥，过去 8 年中该比例逐渐上升。完全 OPCAB 的脑血管卒中并发症发生率显著低于体外循环下心脏不停跳 CABG 和由 OPCAB 中转为体外循环下的 CABG。这一较为微创的 OPCAB 减少了脑血管不良事件。

关键词

冠状动脉旁路移植术（CABG）·非体外循环冠状动脉旁路移植术（OPCAB）·调查·日本·2012

2.1　引言

自 1970 年起，日本冠状动脉外科协会（Japanese Association for Coronary Artery Surgery，JACAS）就一直在调查冠状动脉手术的状况[1-11]。最近一次调查是从 2012 年 1 月 1 日至 2012 年 12 月 31 日。设置心脏外科的 495 家医院中，有 326 家（占 71.1%）完成并返还了问卷调查。本报告总结了冠状动脉外科的进步，特别是关注非体外循环冠状动脉旁路移植术（OPCAB）在日本开展的现状。本报告回顾并考量了以往年份冠状动脉外科的状况及其调查结果。

"手术死亡率"定义为术后 30 天内发生的任何死亡。对手术死亡相关的患者特征采用 χ^2 进行统计学检验。

2.2　冠状动脉手术的总量和 OPCAB 的比例

2012 年，共计 14 999 位患者接受了冠状动脉旁路移植术，其中 10 658 位（占 71%）仅仅接受了 CABG。剩下的 4341 例患者因心肌梗死或其他并发症还同期接受了其他手术。只接受 CABG 的患者中，8983 位患者为初次择期手术，其中 5865 例患者（占 65%）接受了 OPCAB。非初次/择期手术患者 [急诊手术和（或）再次手术：1675 例] 中，880 位患者（占 53%）实施的是 OPCAB（表 2.1）。

表 2.1　冠状动脉手术总量和 OPCAB 的比例

总数	14 999	
单独行 CABG	10 658（71%）	
合并行 CABG	4341（29%）	
单独行 CABG		
初次择期手术：8983	非初次/择期手术：1675	
非体外循环：5865	非体外循环：880	
体外循环：3118	体外循环：795	
（非体外循环比例：65%）	（非体外循环比例：53%）	

2.3　初次择期单独 CABG 术中 OPCAB 比例的变化

图 2.1 展现了自 1996 年至 2012 年这 17 年间 OPCAB 比例的变化。从 1996 年开始，OPCAB 病例数逐年显著增加，2004 年就达到了 62%。虽然 2005 年轻微减少，但 2012 年，初次择期单独 CABG 的患者中 OPCAB 占了 65%，该结果提示 OPCAB

比例持续位于高位。

2.4　初次择期单独 CABG 的手术方法

在所有初次择期单独 CABG 患者中，共计 2038 例（占 22.7%）接受的是体外循环下心脏停跳的 CABG，1080 例（占 12%）接受的是体外循环下心脏不停跳 CABG，其余的 5865 例患者（占 65.3%）则是 OPCAB。OPCAB 病例中，5718 例（97.5%）术中全程均为 OPCAB，余下的 147 例患者需要从 OPCAB 中转为体外循环下 CABG。该中转比例为 2.5%，比 2011 年的 3.8% 要低（表 2.2）。

2.5　不同术式的结果

单独 CABG 术后死亡率为 1.49%，这比 2011 年的死亡率要低很多。初次/择期的单独 CABG 死亡率则是 0.72%，这是开展该项调查以来的最好结果。完全 OPCAB 的死亡率为 0.45%，也是这一微创术式实施以来的最低值。此外，从 OPCAB 中转为体外循环手术的死亡率是 2.72%，也比前些年要低（表 2.3）。

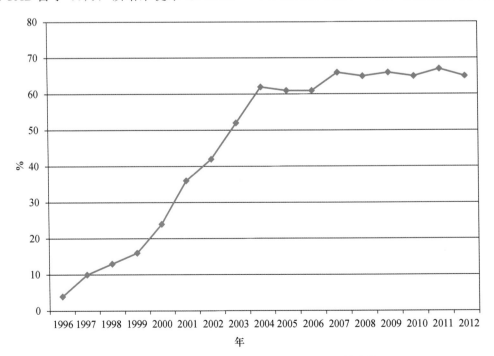

图 2.1　初次择期单独 CABG 中 OPCAB 比例的变化

表 2.2 初次择期单独 CABG 的手术情况

初次择期手术总数	8983（100%）
体外循环下（心脏停跳）	2038（22.7%）
体外循环下（心脏不停跳）	1080（12.0%）
非体外循环（总数）	5865（65.3%）
非体外循环下（全程）	5718
体外循环下（中转）	147
非体外循环下（完成率）	97.5%
非体外循环转体外循环（中转率）	2.5%（前一年：3.8%）

表 2.3 按术式分类统计的结果

单独 CABG 的死亡率	1.49%（前一年：2.72%）
初次择期 CABG 死亡率	0.72%（前一年：2.12%）
体外循环下（心脏停跳）	0.83%
体外循环下（心脏不停跳）	1.67%
非体外循环下（总死亡率）	0.51%
完全非体外循环	0.45%（前一年：2.11%）
非体外循环中转体外循环	2.72%（前一年：3.16%）

2.6 CABG 死亡率的变化

1996 年以来的死亡率变化如图 2.2 所示。临床结果每年均有显著改进；单独 CABG 的手术死亡率降至 1.49%，而初次择期 CABG 的死亡率在 2012 年降至 0.72%，这是调查进行 30 年来所取得的最好结果。

2.7 不同术式的死亡率变化：初次择期单独 CABG

图 2.3 展现了自 2004 年以来不同术式死亡率的变化。一般而言，由 OPCAB 中转为体外循环 CABG 的死亡率较高。与之相反，体外循环心脏停跳下 CABG 和完全 OPCAB 的死亡率较低，而完全 OPCAB 的死亡率在 2012 年达到最低的 0.45%。

2.8 不同术式的桥血管数量

图 2.4 显示了不同术式的桥血管数量。初次择期 CABG 的平均桥血管数量为 2.97/例，这与 2011 年的数据（2.96/例）基本一致。体外循环下心脏停跳 CABG 的平均桥血管数量为 3.22/例，而体外循环下不停跳 CABG 的平均桥血管数量则是 3.01/例，由 OPCAB 中转为体外循环下 CABG 的平均桥血管数量为 3.17/例，完全 OPCAB 患者使用的桥血管数量为 2.87/例。

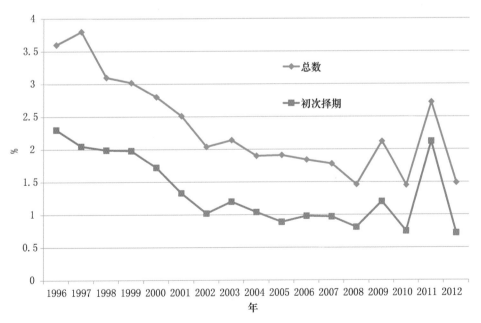

图 2.2 CABG 死亡率的变化

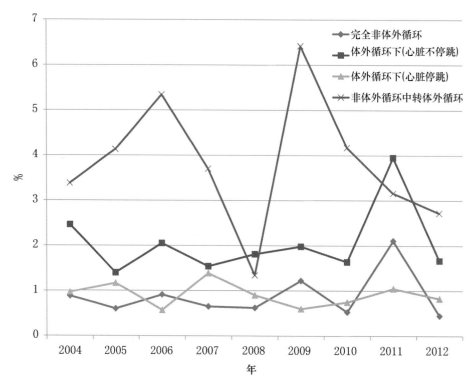

图 2.3　不同手术死亡率的变化：初次择期单独 CABG 手术

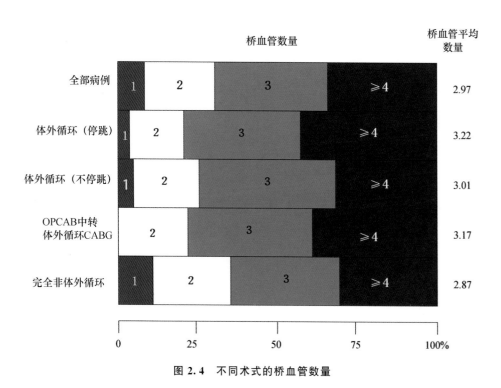

图 2.4　不同术式的桥血管数量

2.9 以桥血管数量分组比较不同手术方式的情况

图 2.5 展现了不同桥血管数量所对应的不同术式。87% 的单根桥血管患者接受的是 OPCAB。随着桥血管数量的增加，选用体外循环下心脏停跳 CABG 的比例也相应提高。采用 4 根或 4 根以上桥血管的手术患者中，超过一半患者（58.9%）选用 OPCAB，高于 2011 年的 56.9%。

2.10 根据冠状动脉吻合口部位比较体外循环下心脏停跳 CABG 和 OPCAB：初次择期手术

右冠状动脉和左前降支的吻合率在体外循环停跳 CABG 和 OPCAB 之间几乎没有区别。然而，就左回旋支而言，体外循环下停跳 CABG 的吻合率较 OPCAB 为高（图 2.6）。

2.11 桥血管选择：单独 CABG 病例

单独 CABG 病例的桥血管总数为 28 489 根。其中左胸廓内动脉最为常用，占总数的 35.9%，紧随其后的是大隐静脉。单独 CABG 手术的动脉桥使用率为 58%（图 2.7）。

2.12 不同术式的脑血管卒中并发症发生率：单独 CABG 病例

脑血管卒中的定义为：中枢神经系统损害持续超过 72 h，并伴有生理残障。在所有单独 CABG 病例（10 658）中，112 例患者确定为脑血管卒中，该并发症的发病率为 1.05%。而完全 OPCAB 中该并发症发生率为 0.81%，显著低于体外循环手术（心脏不停跳）和 OPCAB 中转为 CABG 者（图 2.8）。这一结果表明，更为微创的完全 OPCAB 可以更为有效地预防脑血管事件。

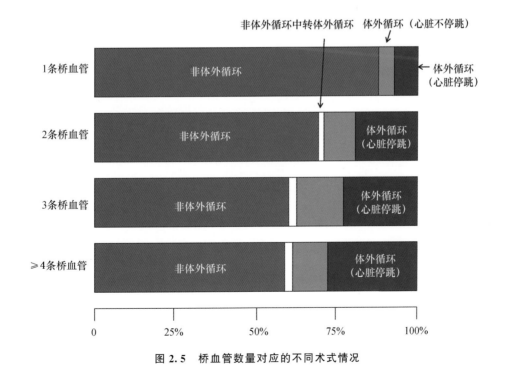

图 2.5　桥血管数量对应的不同术式情况

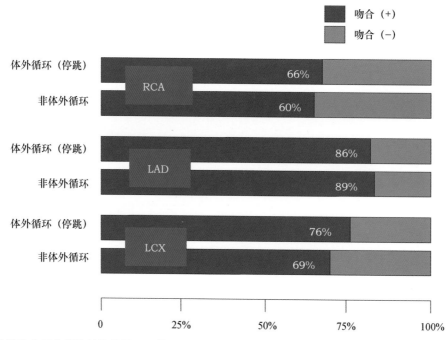

图 2.6　按冠状动脉吻合口位置比较体外循环下停跳 CABG 和 OPCAB：初次择期手术。RCA：右冠状动脉；LAD：左前降支；LCX：左回旋支

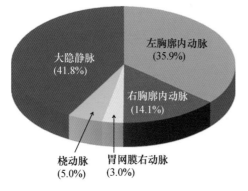

图 2.7　桥血管的选择：单独 CABG 病例

2.13　2012 年 OPCAB 的专门调查研究

2012 年，日本冠状动脉外科协会（JACAS）额外开展了一项关于 OPCAB 的特别调查。问题主要涉及以下十个方面：

1. CABG 的首选手术方式
2. OPCAB 术中低血压的防治对策
3. 怎样搬动心脏
4. 怎样稳定心脏
5. 复合桥血管类型的选择
6. 使用超声刀骨骼化获取桥血管的频率
7. 使用内镜获取桥血管
8. 施行冠状动脉内膜切除术
9. OPCAB 近端吻合的操作流程
10. 怎样评估术中桥血管流量

图 2.9 展示了 CABG 术式中的首选比例，其中 63.5% 的患者首选 OPCAB，位居首位。其次是体外循环下心脏停跳 CABG，占 28.5%。第三位是体外循环下不停跳 CABG。作为 OPCAB 术中低血压的对策，正性肌力药的使用比例为 54.2%，而补充容量负荷则占 43.1%（图 2.10）。

图 2.11 和图 2.12 显示出如何搬动心脏。使用心脏固定器的比例高达 87%。全部病例中剩下的 13% 则采用其他术式，其中左乳内动脉（LIMA）缝合的比例占 80%。

所有病例中均采用组织稳定器来稳定心脏（图 2.13）。图 2.14 则展现出不同类型复合桥血管的应用比例。几乎半数医院并未采用任何类型的复合桥，I 形桥的使用率为 25.5%，而 Y 形桥则为 22.3%。

图 2.15 显示出应用超声刀将桥血管骨骼化的频率，其被大部分病例（82.3%）采用，偶尔使用的病例占 8.4%，未使用的病例占 9.3%。图 2.16 则显示了内镜获取桥血管的使用情况。87.4% 的医院尚未使用内镜来获取桥血管。

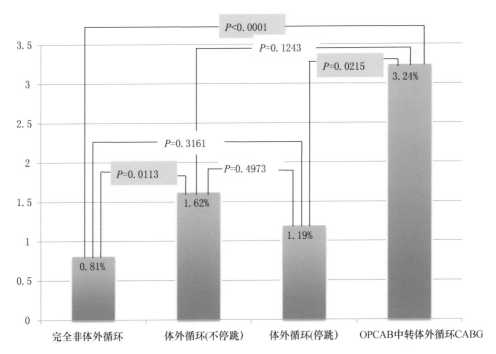

图 2.8 不同术式的脑血管卒中并发症发病率：单独 CABG

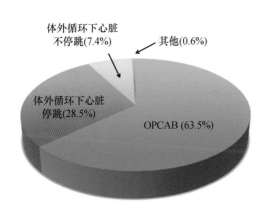

图 2.9 CABG 的首选术式

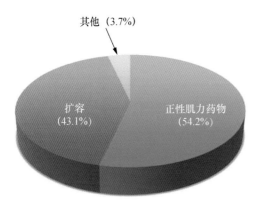

图 2.10 OPCAB 术中低血压的对策

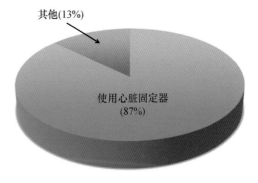

图 2.11 怎样搬动心脏（1）

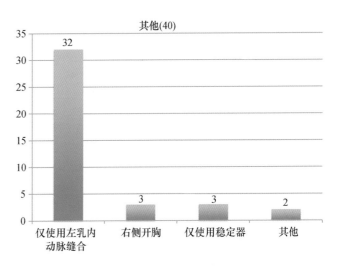

图 2.12 怎样搬动心脏（2）

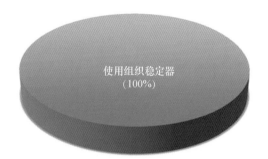

图 2.13　怎样稳定心脏

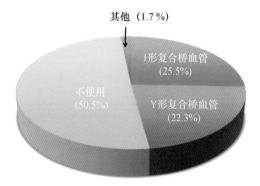

图 2.14　采用不同类型复合桥血管的比例

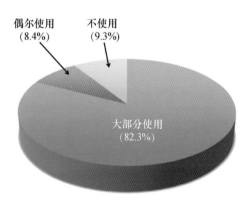

图 2.15　使用超声刀骨骼化桥血管的比例

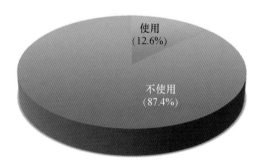

图 2.16　使用内镜获取桥血管的比例

OPCAB 术中同期行冠状动脉内膜切除术者仅占所有病例的 26％（图 2.17）。图 2.18 呈现的是 OPCAB 近端吻合口式选择，70％的 OPCAB 病例采用辅助装置来实施主动脉不接触技术（aorta non-touch technique）。

图 2.19 显现了如何评价术中桥血管流量。所有患者中有 73.8％使用了瞬时流量计，随后是 SPY（6.2％）和超声波回波描记法（4.9％）。另一方面，12.3％的病例术中未对桥血管流量进行评估。

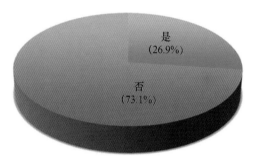

图 2.17　术中同期行冠状动脉内膜切除术

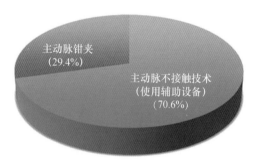

图 2.18　OPCAB 术中近端吻合的操作方法

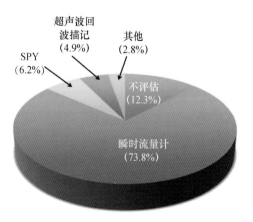

图 2.19　如何术中评估桥血管流量

致谢： 我们感谢参加该项调查的所有医师，他们来自于 326 个医院。如果没有他们的帮助，这份报告不可能完成。我们也感谢科室秘书 Eiko Yuzawa 女士，她为这份报告的完成提供了至关重要的无价支持。

参考文献

1. Sezai Y, Kitamura S, Harada Y et al (1989) Results of coronary artery surgery in Japan. Jpn Ann Thorac Surg 9:53–62
2. Sezai Y, Hasegawa T, Kitamura S et al (1991) Surgical management of acute myocardial infarction in the 24 hours-the Japanese experience. In: D'Alessandro LC (ed) Heart surgery 1991. Casa Editrice Scientifical Inermazionale, Rome, pp 417–424
3. Sezai Y (1997) Coronary artery surgery status in Japan. In: Sazai Y (ed) Advances in coronary artery surgery. Axcel Springer Japan, Tokyo, pp 3–12
4. Sezai Y, Tsukamoto S (1998) Coronary artery surgery results 1996. Ann Thorac Cardiovasc Surg 4:103–106
5. Sezai Y, Orime Y, Tsukamoto S (2002) Coronary artery surgery results 2000. Ann Thorac Cardiovasc Surg 8:241–247
6. Sezai Y, Orime Y, Tsukamoto S (2004) Coronary artery surgery results 2002. J Jpn Coron Assoc 10:1–4
7. Sezai Y, Orime Y, Tsukamoto S (2004) Coronary artery surgery results 2002 in Japan. Ann Thorac Cardiovasc Surg 10:266–271
8. Sezai Y, Orime Y, Tsukamoto S (2004) Coronary artery surgery results 2003. J Jpn Coron Assoc 10:141–145
9. Sezai Y, Orime Y, Tsukamoto S (2006) Coronary artery surgery results 2004. J Jpn Coron Assoc 12:9–16
10. Sezai Y, Orime Y, Tsukamoto S (2007) Coronary artery surgery results 2005 in Japan. Ann Thorac Cardiovasc Surg 13:220–223
11. Official home page of Japanese Association for Coronary Artery Surgery. http://www.jacas.org/

OPCAB 的证据：日本近期 CABG 随机对照研究的严格评价

3

Junjiro Kobayashi

（罗佳文　樊纪丹　译　彭昊　校）

摘　要

在手术死亡率、桥血管通畅率及远期效果方面，OPCAB 与传统 CABG 相比孰优孰劣，这一问题始终存在争议。2011 年，日本初次择期体外循环下 CABG 患者的 30 天死亡率低于 1.0%。因此，近期西方国家的一些随机对照研究结果显示，OPCAB 与体外循环下 CABG 的手术死亡率并无显著差异，这不足为奇。一些前瞻性随机试验因为评价临床终点缺乏足够的效力而遭到诟病，因为此类研究大多由单中心完成，且外科医师们并非对 OPCAB 与标准 CABG 这两种术式都精通。考虑到 OPCAB 术后隐静脉桥血管（SVG）远期堵塞率很高（由于术后高凝状态），OPCAB 可能会牺牲桥血管通畅性，导致晚期心血管不良事件的发生。

2002 年 1 月至 2005 年 12 月，日本 12 个中心对 3532 例 CABG 术后 3 周内患者做了术后早期常规血管造影检查，其中 OPCAB 占 85%。结果显示，OPCAB 术后 SVG 的堵塞率（7.3%）明显高于左胸廓内动脉（left internal thoracic artery，LITA）（1.7%）、右胸廓内动脉（right internal thoracic artery，RITA）（1.7%）、桡动脉（radial artery，RA）（3.4%）和胃网膜右动脉（RGEA）（3.8%）。OPCAB 与标准 CABG 相比较，桥血管堵塞率与狭窄率并无显著差异。但 OPCAB 患者 SVG 术后堵塞率要明显高于标准 CABG（7.3% $vs.$ 2.8%，$P=0.032$）。RITA 搭左前降支（LAD）的术后堵塞率与狭窄率明显高于 LITA 搭 LAD（6.1% $vs.$ 3.8%，$P=0.013$）。回旋支方面，SVG 术后堵塞率（7.1%）要明显高于所有动脉桥：LITA（4.2%，$P=0.030$）、RITA（1.7%，$P<0.001$）、RA（2.2%，$P<0.001$）、RGEA（3.7%，$P=0.029$）。而右冠状动脉区域术后桥血管堵塞率与桥血管材料无关。LITA 是 LAD 最好的桥血管材料，RA 与 RITA 作为回旋支区域的桥血管效果相似，均优于 SVG。OPCAB 应该尽量避免使用 SVG，在日本，采用多根动脉作为桥血管施行 OPCAB 是最佳策略。

关键词

体外循环·心脏疾病·手术·冠状动脉

3.1 日本 OPCAB 的不同形势

　　2003 年，日本开展的 CABG 数量超过 22 000 例[1]。不过，由于未严格按冠状动脉血运重建指南而广泛使用药物洗脱支架实施经皮冠状动脉介入术，2011 年的 CABG 数量下降（较 2003 年）高达 30%[2]。过去 10 年里，OPCAB 的发展显著改变了日本 CABG 的状况。1967 年，Kolessov 首次在非体外循环下通过左侧开胸将左胸廓内动脉（LITA）吻合到前降支（LAD）[3]。20 世纪 80 年代早期，随着体外循环技术的发展及心肌保护方法的成熟，心脏停跳下冠状动脉血运重建成为 CABG 的标准流程。到了 20 世纪 90 年代，南美的先驱 Benetti[4] 和 Buffolo[5] 开创了经胸骨正中切口行 OPCAB 的先河，吸吮式心脏稳定器（suction-type mechanical stabilizer）和心尖吸吮装置（apical suction device）的研发，以及头低足高仰卧位（Trendelenburg positioning），使得冠状动脉的所有分支都得以显露。据日本胸外科协会统计，OPCAB 占全部 CABG 的比例，在 2001 年为 35%，2002 年为 46%，2003 年为 55%，2004 年为 60%。2005 年之后，根据日本冠状动脉外科协会数据库的资料，OPCAB 的比例达到一个平台期。由此，OPCAB 在日本已经成为 CABG 的标准术式；而在北美的所有 CABG 病例中，OPCAB 不到 20%，德国更只占 5%。美国一些外科医师实施 OPCAB 的比例高达 90% 甚至更多，但在普通医院里，OPCAB 的例数可能不足 10%。

3.2 OPCAB 的积极影响

　　OPCAB 的适应证即体外循环高危患者，如脑血管疾病、慢性肾衰竭、慢性阻塞性肺疾病、升主动脉粥样硬化或钙化、高龄、肝硬化以及肿瘤。很多回顾性和队列研究比较了 OPCAB 与传统 CABG 的术后临床转归[6-11]。在中高危患者中，手术时间、气管插管时间、ICU 停留时间、住院天数、围术期心肌梗死发生率、出血及输血量、炎症反应、卒中发生率、神经系统功能障碍、心房颤动发生率以及正性肌力药物支持方面，OPCAB 均占优势[12]。

　　Puskas 等[13] 进行的 meta 分析总结了 42 项以高危患者为研究对象的非随机对照研究，其结果显示，与传统 CABG 相比，OPCAB 能显著降低高危亚组患者的死亡率［比值比（odds ratio，OR）：0.58］。下列高危亚组 OPCAB 的死亡率均有降低：EuroSCORE 评分 >5（OR：0.39），左心功能不全（OR：0.55），主动脉粥样硬化（OR：0.54）以及多重危险因素（OR：0.60）。不论是否施行体外循环，高龄、左主干病变、糖尿病、肾功能不全与慢性阻塞性肺疾病均与手术后死亡率无关。

　　Kuss 等的系统回顾和 meta 分析总结了 35 篇文献，共计 123 137 例患者，发现 OPCAB 要优于传统 CABG[14]。OPCAB 的益处体现在以下方面：手术死亡率（OR：0.69）、肾衰竭、输血、伤口感染、机械通气时间是否延长、正性肌力药物支持以及主动脉内球囊反搏泵（intra-aortic balloon pump，IABP）辅助。但心肌梗死发生率、心房颤动发生率以及因出血需要再次手术的概率两者相似。

　　早期的随机对照研究显示，OPCAB 在术后多种并发症、ICU 停留时间、住院时间、出血及输血量方面更有优势[15-20]。Cheng 等[21] 的一项对以往随机对照研究的早期 meta 分析显示：在 30 天死亡率、IABP 辅助、心肌梗死、卒中、肾功能不全、伤口感染、因出血导致的二次开胸探查、多种风险因素导致的再次手术方面，OPCAB 与 CABG 无明显差异。不过，OPCAB 可显著降低心房颤动发生率（OR：0.48）、输血量（OR：0.43）、正性肌力药物应用（OR：0.48）、呼吸道感染（OR：0.41）、机械通气时间（−2.4 h）、ICU 停留时间（−0.3 天）、住院天数（−1 天）。桥血管通畅率和神经认知功能情况的结果无法确定，住院以及 1 年期医疗费用通常要高于标准 CABG 患者。

　　Møller 也对 66 项随机临床试验进行了 meta 分析[22]。结果表明，在死亡率（OR：0.98）、心肌梗死（OR：0.95）、再次冠状动脉血运重建（OR：1.34）方面，OPCAB 与 CABG 无统计学差异。而 OPCAB 显著降低心房颤动发生率（OR：0.69）和卒中（OR：0.53）风险，但将零事件试验（zero-event trials）纳入进行连续性校正之后，卒中风险的降低则无统计学差异。

　　Puskas 等[19] 报道了动脉血运重建早期外科治疗试验（earlier Surgical Management of Arterial Revascularization Therapy，SMART）的远期疗效，该研究纳入 297 例施行单独择期 CABG 患者。经过

7.5 年的随访，OPCAB 与 CABG 在死亡率、远期桥血管通畅率方面没有显著差异。OPCAB 患者再发心绞痛更为普遍，但未达到统计学差异[23]。

3.3 随机对照试验中 OPCAB 的负面影响

前瞻性随机试验因为评价临床终点缺乏足够的效力而遭到诟病，因为此类研究大多由单中心完成，而外科医师们并非对 OPCAB 与标准 CABG 这两种术式都精通。为克服这些难题，随机 CABG 或 OPCAB 试验（Randomized On/Off Bypass，ROO-BY 试验）纳入了 18 个退伍军人医疗中心的 2203 例患者，其手术由 53 位外科主治医师实施[24]。结果显示，30 天死亡率与短期主要心血管不良事件发生率均无明显差异。但 OPCAB 患者的平均桥血管数量更少。1 年后，OPCAB 组心脏相关死亡率（8.8% vs. 5.9%，P＝0.01）和主要不良事件（9.9% vs. 7.4%，P＝0.04）明显高于 CABG 组。此外，OPCAB 组桥血管通畅率更低（82.6% vs. 87.8%，P＜0.001）。两组间神经心理测试无显著差异。

最近，体外循环或非体外循环冠状动脉旁路移植术血运重建研究（Coronary Artery Bypass Surgery Off or On Pump Revascularization Study，CORONARY）发布了研究结果[25-26]。在这项比较 OPCAB 与标准 CABG 的最大临床试验中，纳入 19 个国家 79 个中心共计 4752 例患者，初步结果显示，死亡、心肌梗死、卒中、30 天内新发血液透析的发生率均无显著差异（9.8% vs. 10.3%，P＝0.59）。OPCAB 组输血率更低（50.7% vs. 63.3%，P＜0.001），但再次血运重建率更高（0.7% vs. 0.2%，P＝0.01）。术后 1 年的临床结果与术后 30 天结果相一致：死亡、心肌梗死、卒中、新发血液透析（13.3% vs. 12.1%，P＝0.24）的复合不良终点无显著性差异，再次血运重建仍然在 OPCAB 组中更为常见（1.4% vs. 0.8%，P＝0.07），而两组间的生活质量（QOL）与神经认知结果相似。

Afilalo[27] 的最近一项 meta 分析报道了类似的阴性结果，该研究纳入 59 项研究（8961 例患者，平均年龄 63.4 岁，女性占 16%）。OPCAB 患者术后卒中发生率减少了 30%（OR：0.70），但死亡率（OR：0.90）或心肌梗死发生率（OR：0.89）并无明显差异。

几项随机对照研究是在高危人群中进行的。Møller 等对三支病变且 EuroSCORE 评分≥5 的患者进行研究后发现，OPCAB 组与标准 CABG 组在死亡率或并发症发生率方面没有差别[28]，每例患者的平均桥血管数量在 OPCAB 与标准 CABG 两组间也无显著差异（3.22 vs. 3.34，P＝0.11），OPCAB 组在左室侧壁区域内桥血管数目较少（0.97 vs. 1.14，P＝0.01）。

德国老年患者非体外循环冠状动脉旁路移植（German Off-Pump Coronary Artery Bypass Grafting in Elderly Patients，GOPCABE）研究将来自德国 12 个中心的 2539 例 75 岁以上患者随机分配到 OPCAB 组和标准 CABG 组[29]。两组之间的 30 天（7.8% vs. 8.2%，P＝0.74）或 1 年（13.1% vs. 14%，P＝0.48）主要复合结局（由死亡、心肌梗死、卒中、再次血运重建或新发肾替代治疗组成）无显著差别。OPCAB 组输血较少，但再次血运重建发生率更高（1.3% vs. 0.4%，P＝0.04）。

3.4 日本多中心血管造影分析：桥血管材料与 OPCAB 术式对早期桥血管通畅性的影响

该项多中心回顾性研究（2002 年 1 月至 2005 年 12 月）对 12 个中心的 3532 例择期或急诊 CABG 患者进行术后早期（3 周内）冠状动脉造影：平均年龄 65.6±10.1 岁，OPCAB 占 85%，平均远端吻合口数目为 3.4±1.2 个（OPCAB，3.4±1.2；标准 CABG，3.2±1.2；P＜0.001）（图 3.1），平均桥血管数量为 2.4±0.6 根（OPCAB，2.4±0.6；标准 CABG，2.3±0.7；P＝0.35），平均动脉桥吻合数目为 2.9±2.1 根。根据远端吻合口，桥血管材料的比例情况如下：左胸廓内动脉（LITA）占 36%，右胸廓内动脉（RITA）占 18%，胃网膜动脉（gastroepiploic artery，GEA）占 10%，桡动脉（RA）占 19%，隐静脉桥（SVG）占 17%。30% 的患者只使用 LITA 和 SVG 作为桥血管。45% 的患者则同时应用 LITA 和 RITA，84% 的患者使用 2 根或以上动

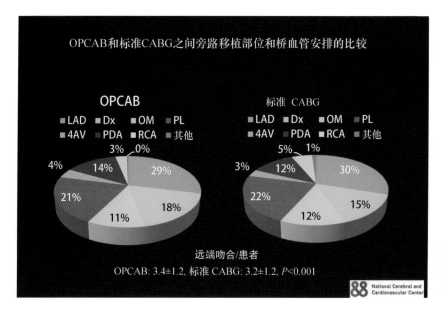

图 3.1 旁路移植部位及桥血管安排。LAD：左前降支；Dx：对角支；OM：钝缘支；PL：后侧壁支；4AV：4 房室结支；PDA：后降支；RCA：右冠状动脉

脉桥，67％的患者实现了全动脉再血管化（total arterial revascularization，TAR）。桥血管构建方式包括：49％行原位吻合，39％选用复合桥，而主动脉-冠状动脉旁路占 12％。

桥血管总体堵塞率为 3.1％（366/11 968），桥血管狭窄率为 1.9％。其中，各类桥血管总体堵塞率分别为：LITA 2.1％，RITA 1.9％，RA 3.3％，SVG 6.3％，GEA 4.2％。297 例患者至少有一根桥血管发生堵塞。单变量分析显示，桥血管堵塞的危险因素包括女性、体重、身高、糖尿病、血肌酐水平、肝功能异常、非左主干病变、三支病变、缺血性心脏病家族史、超过 4 个远端吻合口、术前未使用 β 受体阻滞剂和阿司匹林（表 3.1）。OPCAB 或既往 PCI 治疗并非危险因素。多变量分析显示，只有女性（HR，1.53；95％CI，1.13～2.07）、肝功能障碍（HR，2.09；95％CI，1.18～3.70）、非左主干病变（HR，1.54；95％ CI，1.14～2.08）、缺血性心脏病家族史（HR，1.52；95％ CI，1.07～2.17），以及 4 个以上远端吻合口（HR，1.34；95％CI，1.01～1.77）属于危险因素（表 3.2）。桥血管堵塞与手术并发症（$P=0.003$）以及全因并发症（$P=0.01$）相关，但与手术死亡率及住院死亡率无关（表 3.3）。

图 3.2 显示的是桥血管闭塞率与桥血管材料及体外循环之间的关系。OPCAB 组 SVG 的闭塞率（7.3％）要明显高于其他动脉桥：LITA（1.7％）、RITA（1.7％）、RA（3.4％）和 GEA（3.8％）（P<

表 3.1　桥血管堵塞相关的患者特征

单变量分析			
变量	桥血管通畅组（n=3235）	桥血管堵塞组（n=297）	P 值
年龄（岁）	65.5±1.1	66.5±9.6	0.13
女性	694（21％）	84（28％）	0.01
体重（kg）	61.2±10.6	59.6±11.3	0.015
身高（cm）	160.2±8.9	158.0±11.0	0.0002
体重指数（kg/m²）	23.9±5.3	24.1±8.3	0.58
高血压	2149（66％）	187（63％）	0.29
高胆固醇血症	1741（54％）	157（53％）	0.97
糖尿病	1659（51％）	131（44％）	0.02
口服药	445（14％）	50（17％）	0.006
胰岛素	452（14％）	35（12％）	0.83
肌酐（mg/dl）	1.67±2.22	2.45±1.00	0.04
透析	208（6％）	17（6％）	0.97
肝功能异常	97（3％）	18（6％）	0.009
胸部 X 线 CTR	50.6±5.6	50.8±5.2	0.64
NYHA 心功能Ⅲ、Ⅳ级	578（18％）	56（19％）	0.22
CCS Ⅲ、Ⅳ级	710（22％）	69（23％）	0.14
既往 PCI	1354（42％）	102（34％）	0.06
既往 MI	1107（34％）	98（33％）	0.59
LVEF	55.6±14.8	57.3±14.4	0.12
EF<0.35	195（6％）	16（5％）	0.21
非左主干病变	1981（61％）	205（69％）	0.01
三支病变	2190（68％）	225（76％）	0.005
IHD 家族史	397（12％）	46（15％）	0.03
急诊手术	215（7％）	16（5％）	0.40
OPCAB	2754（85％）	261（88％）	0.20
≥4 个远端吻合口	1474（46％）	157（53％）	0.02
β 受体阻滞剂	744（23％）	67（23％）	0.047
阿司匹林	1789（55％）	123（41％）	0.14

CTR：心胸比；PCI：经皮冠状动脉介入治疗；MI：心肌梗死；LVEF：左心室射血分数；EF：射血分数；IHD：缺血性心脏病；OPCAB：非体外循环冠状动脉旁路移植术

表 3.2　桥血管堵塞相关的患者特征

多变量分析			
变量	P 值	风险比	95%可信区间
女性	0.007	1.53	1.13~2.07
肝功能异常	0.01	2.09	1.18~3.70
非左主干病变	0.005	1.54	1.14~2.08
缺血性心脏病家族史	0.02	1.52	1.07~2.17
≥4 个远端吻合口	0.04	1.34	1.01~1.77

表 3.3　桥血管堵塞相关结果

结果	桥血管通畅组 (n＝3235)	桥血管堵塞组 (n＝297)	P 值
全因并发症	932 (29%)	106 (36%)	0.01
手术[a]	105 (3%)	20 (7%)	0.003
感染	182 (6%)	22 (7%)	0.24
神经系统	59 (2%)	4 (1%)	0.57
肺	105 (3%)	15 (5%)	0.12
肾	97 (3%)	10 (3%)	0.69
其他[b]	590 (18%)	65 (22%)	0.19
手术死亡	17 (0.5%)	1 (0.3%)	0.98
住院死亡	44 (1.4%)	2 (0.7%)	0.33

[a] 围术期心肌梗死及因出血和所有其他原因导致的再次手术
[b] 完全性传导阻滞、心脏停搏、心房颤动、抗凝相关并发症、胃肠道并发症及 DIC

0.001)。OPCAB 组中，RA 与 GEA 的闭塞率也明显高于 LITA 和 RITA（$P < 0.001$）。标准 CABG 组中，不同桥血管材料之间闭塞率无统计学差异。OPCAB 组中 RITA 的闭塞率（1.7%）要明显低于

标准 CABG 组（3.5%，$P = 0.046$），相反，SVG 的闭塞率（7.3%）则高于标准 CABG 组（2.8%，$P = 0.032$）。总的来说，OPCAB 的桥血管闭塞率（3.1%）与标准 CABG 组（2.9%）之间并无明显差别。

该研究还对桥血管闭塞与狭窄跟桥血管材料与旁路移植区域之间的关系进行了探讨。RITA 到 LAD 旁路移植的闭塞与狭窄率（6.1%）明显高于 LITA 到 LAD 旁路（3.8%，$P = 0.013$），虽然闭塞率的差异并没有统计学意义（$P = 0.053$）（图 3.3）。回旋支区域的旁路移植中，SVG 的闭塞率（7.1%）要明显高于所有动脉桥血管：LITA（4.2%，$P = 0.030$），RITA（1.7%，$P < 0.001$），RA（2.2%，$P < 0.001$），GEA（3.7%，$P = 0.029$）。在回旋支区域，RITA 的闭塞率要显著低于 LITA（$P = 0.002$）和 GEA（$P = 0.046$）（图 3.4），并且 RA 的闭塞率也显著低于 LITA（$P = 0.024$）。而在右冠状动脉区域，闭塞率与桥血管材料没有明显关系（图 3.5），但右冠状动脉区域桥血管的闭塞率（4.8%）要明显高于 LAD（1.8%，$P < 0.001$）与回旋支区域（3.5%，$P = 0.015$）。

该研究还探讨了桥血管闭塞和狭窄与右冠状动脉（right coronary artery，RCA）部位之间的关系。RITA 吻合到 RCA 主干时，其闭塞与狭窄率（11.1%）要明显高于 RA（0%，$P = 0.004$）及 SVG（2.0%，$P = 0.013$）（图 3.6）。而 GEA 吻合到 RCA 主干的

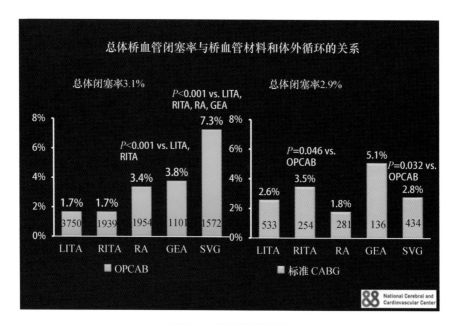

图 3.2　桥血管闭塞率

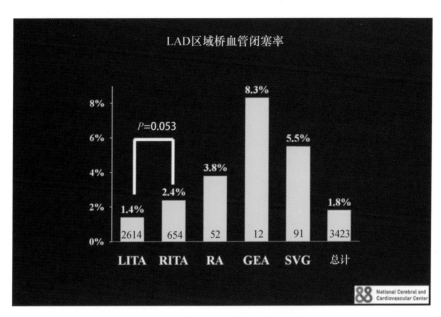

图 3.3　LAD 区域桥血管闭塞率

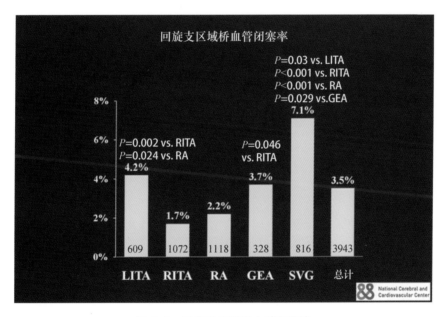

图 3.4　回旋支区域桥血管闭塞率

闭塞与狭窄率（13.3%）也要高于 RA（$P<0.001$）和 SVG（$P<0.001$）。GEA 吻合到 RCA 主干的闭塞与狭窄率要明显高于 GEA 吻合到后降支动脉（5.1%，$P=0.009$），而 SVG 吻合到 RCA 主干的闭塞与狭窄率则显著低于 SVG 到后降支动脉（7.4%，$P=0.045$）及房室分支（11.6%，$P=0.001$）。

　　此外还研究了 RA 的桥血管闭塞率与复合桥及主动脉-冠状动脉桥血管构型之间的关系。RA 作为复合桥的桥血管，其在右冠状动脉区域的闭塞率（5.4%）要明显高于其在回旋支区域（2.1%，$P=0.0023$）（图 3.7）。无论是应用在回旋支区域还是右冠状动脉区域，RA 作为复合桥或主动脉-冠状动脉单根桥血管的闭塞率并无明显差异。

　　患者至少一根桥血管闭塞的独立危险因素包括：女性、肝功能异常、非左主干病变、缺血性心脏病家族史以及 4 个以上远端吻合口。女性的冠状动脉病变更严重，年龄更大，合并症更多，体表面积更小，LITA 使用率更低。然而即便匹配了这些危险

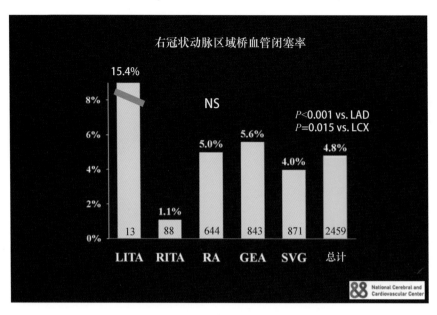

图 3.5　右冠状动脉区域桥血管闭塞率

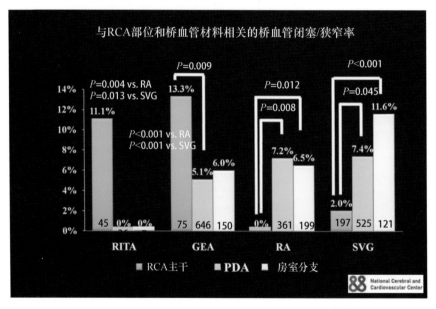

图 3.6　与右冠状动脉（RCA）吻合相关的桥血管闭塞及狭窄率。PDA：后降支动脉

因素，女性仍被确认为 CABG 术后不良事件及死亡率的一项独立危险因素[30]。体表面积更小、冠状动脉脆弱是女性围术期死亡率及并发症发生率更高的主要原因[31]。我们的研究结果显示，早期桥血管堵塞可能是女性死亡率及并发症发生率更高的原因。据我所知，此前尚无肝功能异常与桥血管通畅度之间相互关系的研究报道。肝功能异常或肝硬化可能导致 CABG 术后凝血功能异常。非左主干病变、缺血性心脏病家族史、远端吻合口超过 4 个这三种危险因素可能与冠状动脉病变的严重度和弥漫程度相关。吻合困难度以及多个吻合口可能导致桥血管堵塞。

该研究中，关于桥血管材料及其在 OPCAB 和标准 CABG 中的使用方法有几个有趣的结果。首先，LITA 是 LAD 最好的桥血管，对于 LAD 而言，RITA 不如 LITA。多变量分析结果显示，女性是桥血管闭塞的一项独立危险因素，女性患者的 RITA 远端可能不适合作为 LAD 的桥血管。其次，在回旋支

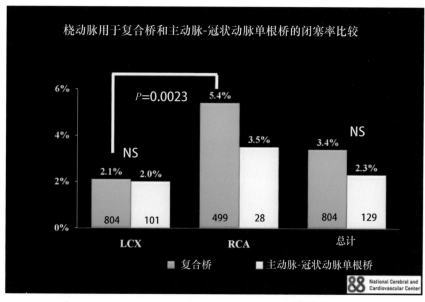

图 3.7 桡动脉用于复合桥与主动脉-冠状动脉单根桥中的闭塞率。LCX：回旋支

区域，RITA 和 RA 的通畅率要高于 LITA、GEA 和 SVG，但 RITA 和 RA 两者之间无明显差异。使用 RITA 与 LITA 构建复合桥要优于 RITA 原位移植。本研究显示，不管是作为复合桥，还是作为主动脉-冠状动脉单根桥的桥血管，RA 在回旋支区域的通畅率没有差别。此前一些报道也认为，RA 既可用作复合桥的桥血管，也可作为主动脉-冠状动脉单根桥的桥血管材料[32-33]。然而，Gaudino 等发现，复合 RA 桥血管中竞争性血流比单根主动脉-冠状动脉 RA 桥更为普遍[34]。除了 LITA 之外，RA 适合作为次选动脉桥来构建复合桥，至少适用于回旋支区域。第三，右冠状动脉区域的桥血管通畅率整体上要低于 LAD 和回旋支区域。右冠状动脉区域的桥血管闭塞率与桥血管材料无关。不过，RITA 和 GEA 不适于吻合在 RCA 主干上，可能是因为右冠状动脉壁比 RITA 和 GEA 血管壁厚很多，从而导致桥血管狭窄和闭塞。对于 RCA 主干，RA 和 SVG 要比 RITA 和 GEA 更适合用作原位桥血管。右冠状动脉主干上 RA 的通畅率并不优于 SVG。考虑到在 RCA 区域，RA 作为复合桥的桥血管闭塞率要高于主动脉-冠状动脉单根桥，当目标是完成全动脉再血管化，将 RA 用作主动脉-冠状动脉单根桥吻合于右冠状动脉分支可能更有利。

全动脉再血管化（TAR）能够避免静脉桥血管失败的问题[35-36]。双侧胸廓内动脉（ITA）可作为首选材料，因为它们近期和远期通畅率极佳，并且能够提高生存率[37-38]。但是，取双侧 ITA 可能导致

部分患者（使用胰岛素或类固醇、肥胖、慢性阻塞性肺疾病）的胸骨伤口感染率增高[30]。RITA 吻合至 LAD 需要横跨胸骨中线，可能会妨碍未来主动脉瓣的再次手术。而若是为了避免这种情况将 RITA 从横窦绕行，RITA 又无法到达左心室后外侧壁。除了 LITA 吻合到 LAD 之外，一些研究比较了 RITA 和 RA，以期确定何者可作为次选的动脉桥，但两者的临床及造影结果均没有差别[39-40]。

RA 与 SVG 的桥血管比较结果相当有趣。以前的造影结果临床研究显示，RA 的短期（96%～100%）、中期（94%～97%）及长期（84%～96%）通畅率均非常好[41]。在所有时间点上，RA 的通畅率均超过 SVG。只有 Cleveland 中心报道过 RA 的通畅率低于 SVG[42]。而 RAPCO 临床试验随机比较了 RA 和 SVG 的中期通畅率，结果显示 RA 的 5 年通畅率令人失望（87%），低于 SVG（94%）[43]，不过这些结果是建立在小规模造影结果研究基础上的。RSVP 随机试验的目的则是比较 RA 和 SVG 作为主动脉-冠状动脉单根桥搭在回旋支区域的 5 年通畅率。该研究结果发现，RA 的 5 年通畅率（98.3%）要明显高于 SVG（86.4%）[44]。RAPS 试验中，RA（主动脉-冠状动脉单根桥）被随机分配于近端病变至少 70%狭窄的右冠状动脉或回旋支，而 SVG 则搭剩下另一支靶血管[45]。该研究显示，RA 的 1 年堵塞率为 8.2%，明显低于 SVG 的 13.6%。但 7%的 RA 桥血管出现了弥漫性狭窄，而 SVG 则只有 0.9%。冠状动脉靶血管自身狭窄程

度不严重是 RA 桥血管堵塞和弥漫性狭窄的一项危险因素。右冠状动脉和回旋支区域 RA 桥血管的通畅率近似。我们的研究表明，RA 用于回旋支区域时，其堵塞率（2.2%）要优于 SVG（7.1%），但用于右冠状动脉区域时，两者并无差别（RA：5.0%；SVG：5.6%）。我们术后早期研究结果显示，复合桥中，当近端冠状动脉狭窄<75% 时，RA 桥血管会存在竞争性血流，尤其在右冠状动脉分支更明显[46]。

本研究发现，标准 CABG 的 RITA 和 GEA 通畅率要低于 OPCAB，可能原因如下：当 RCA 主干为中度狭窄时，OPCAB 术中在 RCA 主干进行吻合时经常出现低血压和心动过缓，因而会避免选择 RCA 主干搭桥。比起右冠状动脉其他分支来，RCA 主干有时非常厚并且钙化严重，不适合行 OPCAB。与搭在右冠状动脉分支相比，RITA 和 GEA 搭在 RCA 主干时，桥血管堵塞率更高。

总之，LITA 是 LAD 最好的桥血管，在回旋支区域时，RA 和 RITA 效果一样好，均优于 SVG。因为术后高凝状态，应该避免在 OPCAB 中使用 SVG。RCA 桥血管的通畅率不受桥血管材料的影响，RITA 和 GEA 应避免作为 RCA 主干的桥血管。

3.5 西方国家对近期随机对照研究的严格评价

OPCAB 与传统 CABG 相比较，两者的手术死亡率、桥血管通畅率以及远期预后仍存在争议。2011 年，日本首次择期体外循环 CABG 的 30 天死亡率低于 1.0%[2]。因此，当西方国家最近的随机对照研究结果显示出 OPCAB 与体外循环下 CABG 的手术死亡率并无明显差异，这并不为奇。Puskas 等根据 STS 数据库资料发现，OPCAB 对高危和女性患者更有益[47-48]。2008 年以来，日本择期 CABG 患者中，OPCAB 和标准 CABG 的手术死亡率接近（表 3.4）。相反，过去 10 年的所有 CABG 病例中，标准 CABG 的手术死亡率是 OPCAB 的 2 倍。真实世界内，至少在日本，OPCAB 已经降低了高危人群的死亡率。即便是首次择期手术患者，由 OPCAB

中转为体外循环下 CABG 的死亡率也在 2.7%～6.7% 之间。所有中转为体外循环下 CABG 的患者手术死亡率在 4.4%～8.3% 之间。这些数据表明，尽管传统 CABG 患者中只有不到 10% 的病例真正需要 OPCAB，但心脏中心和心脏外科医师都应该习惯将 OPCAB 作为日常手术。否则，突然将 OPCAB 中转为体外循环下 CABG 会导致危险后果。

OPCAB 患者中，远期效果较差者需要再次血运重建，其原因与桥血管数目较少（尤其是侧壁桥血管）、桥血管通畅率低以及桥血管质量差相关。ROOBY 研究中发现，OPCAB 中转为体外循环 CABG 的发生率为 12.4%[24]，明显高于 STS 数据库的 2.2%。CORONARY 研究中，OPCAB 中转为体外循环 CABG 的发生率为 7.9%[25]。2011 年，日本 OPCAB 中转为体外循环 CABG 的发生率仅为 3%[2]；外科医师经验不足使得这些随机对照研究的结果产生了偏倚。我们在日本开展的随机对照研究中[49]，每例患者的平均桥血管数量（OPCAB 为 3.5 根，标准 CABG 为 3.6 根）以及每例患者的平均动脉桥数量（OPCAB 为 3.3 根，标准 CABG 为 3.4 根）并无区别，没有患者由 OPCAB 中转为 CABG。

Takagi 等对随机对照研究中桥血管通畅率进行了一项 meta 分析，其结果显示，OPCAB 总体桥血管堵塞率增加 27%，尤其是大隐静脉桥增加了 28%[50]。表 3.5 列出了几项随机对照研究中桥血管的通畅率[17-18,24,49,51-55]。Khan 等[18]发现，OPCAB 的桥血管通畅率（88%）要低于传统 CABG（98%）。这些研究中，OPCAB 结果不佳，而事实上所有 CABG 病例中只有 13% 的患者接受的是 OPCAB，这提示该项研究的主刀外科医师尚处于学习曲线阶段。PRAGUE-4 研究表明，尽管未达到统计学差异，OPCAB 的 SVG 桥血管通畅率也要比标准 CABG 低 10%[51]。Lingaas 等也报道宣称，随机对照研究 12 个月之后，OPCAB 组与体外循环 CABG 组的 LITA 通畅率分别为 94% 和 96%，但 SVG 通畅率则分别为 80% 和 87%[53]。BHACAS 1 和 BHACAS 2 两项研究则发现，标准 CABG 组和 OPCAB 组的桥血管堵塞率近似，不管是总体堵塞率（27/255，10.6%；26/237，11%）、动脉桥堵塞率（13/126，10.3%；8/116，6.9%）还是 SVG 堵塞率（14/129，10.9%；18/121，14.9%）[54]。Uva 等的研究表明，OPCAB 组 SVG 通畅率为 86%，而标准 CABG 组则

表 3.4　日本单独 CABG 的手术死亡率

	2001	2002	2003	2004	2005	2006	2007	2008	2009	2010	2011
所有 CABG 病例											
OPCAB											
患者数量	6950	9981	11 609	12 018	11 110	11 021	10 979	11 222	10 352	9510	8807
死亡率	1.3%	1.0%	1.3%	1.0%	1.3%	1.9%	1.1%	1.5%	1.1%	0.8%	0.9%
标准 CABG											
患者数量	14 145	11 645	9437	7912	7227	6920	6316	6542	6184	6011	5449
死亡率	2.1%	2.5%	2.7%	2.5%	3.0%	3.5%	2.4%	2.4%	2.4%	2.3%	2.1%
中转病例											
患者数量	N/A	N/A	364	318	296	252	301	215	214	215	186
死亡率	N/A	N/A	4.4%	7.2%	7.8%	8.3%	7.3%	5.6%	4.7%	6.0%	5.4%
首次择期 CABG 手术											
OPCAB											
患者数量	N/A	N/A	9896	10 335	9461	9535	9489	9699	8927	8314	7525
死亡率	N/A	N/A	0.9%	1.0%	0.7%	1.3%	0.7%	1.0%	0.6%	0.5%	0.7%
标准 CABG											
患者数量	10 523	18 707	7599	6370	5698	5482	5014	5244	4876	4753	4305
死亡率	0.9%	0.9%	1.2%	1.2%	1.3%	1.7%	1.2%	1.0%	1.0%	0.9%	0.7%
中转病例											
患者数量	N/A	N/A	273	245	229	204	239	176	158	171	147
死亡率	N/A	N/A	4.0%	3.3%	4.8%	6.4%	6.7%	4.5%	3.2%	4.1%	2.7%

标准 CABG 包括体外循环并行心脏跳动下 CABG

为 93%，两组间没有统计学差异[55]。OPCAB 组桥血管高堵塞率的原因除了技术难度之外，一定要考虑到 SVG 的高堵塞率。

Kim 等人[56]比较了 OPCAB 及体外循环下 CABG 术后 1 年的桥血管通畅率，SVG 通畅率在标准 CABG 组为 88%，在体外循环并行心脏跳动下 CABG 组为 87%，而 OPCAB 组则只有 68%。OPCAB 术后桥血管通畅率低以及远期效果不佳，这与 OPCAB 术后高凝状态导致的 SVG 较高闭塞率相关[57-58]。虽然他们的研究也是在学习阶段进行，但也不能忽视该论著结果。恰当的抗凝和抗血小板治疗是必需的。我们建议，OPCAB 完成后中和肝素，但在重症监护室中没有出血风险时，应该再次给予肝素抗凝［10 U/(kg·h)］并持续到第二天晚上[59]。持续服用阿司匹林到手术当天，术后第一天重新服用，每天 162 mg。如果没有恰当的围术期药物治疗，可能会牺牲 OPCAB 的桥血管通畅率，最终导致远期心脏不良事件的发生。考虑到 OPCAB 术后 SVG 的高闭塞率，日本 OPCAB 采用多支动脉桥被认为是最佳治疗方案。

表 3.5 桥血管通畅率的随机对照研究

作者	研究时长	病例数	所有桥血管				胸廓内动脉				大隐静脉			
			OPCAB	标准CABG	标准差 (95%可信区间)	P值	OPCAB	标准CABG	标准差 (95%可信区间)	P值	OPCAB	标准CABG	标准差 (95%可信区间)	P值
Nathoe[17]	12个月	70	91%	93%	−2.0% (−10.4%~6.5%)	0.76	NA	NA	NA	NA	NA	NA	NA	NA
Widmsky[51]	12个月	225	70%	74%	NA	NA	91%	91%	NA	NS	49%	59%	NA	NS
Khan[18]	3个月	83	88%	98%	−10% (−3.8%~−16.2%)	0.002	92%	100%	−8% (−15.5%~−0.5%)	0.05	91%	95%	−4% (6.1%~−14.2%)	0.42
Puskas[19,23]	1年	184	93.6%	95.8%	−2.2% (−7.6%~3.3%)	NS	94.1%	98.1%	−4.0% (−10.6%~3.3%)	NS	93.3%	94.2%	−0.9% (−8.6%~6.7%)	NS
	8年	57	78.4%	84.4%	−6.0% (−21.8%~9.5%)	NS	74.4%	78.6%	−4.2% (−30.7%~21.9%)	NS	81.0%	89.6%	−8.6% (−17.3%~10.2%)	NS
Kobayashi[49]	3周	167	93.2%	96.4%	−3.4% (−8.2%~2.2%)	0.093	92.8%	93.8%	−1.0% (−9.4%~7.5%)	0.81	94.1%	100.0%	5.9% (−18.0%~5.0%)	0.99
Al-Ruzzeh[52]	3个月	168	92.1%	92.7%	−1% (−5%~4%)	NS	NA	NA	NA	NA	NA	NA	NA	NA
Lingas[53]	3个月	120	88.5%	93.3%	−4.8% (−13.8%~3.6%)	NS	96.3%	98.0%	−1.7% (−3.7%~5.0%)	0.61	83.7%	91.3%	−7.6% (−19.8%~5.6%)	0.12
	12个月	112	85.2%	90.2%	−5.0% (−14.3%~5.7%)	NS	94.1%	96.4%	−2.3% (−12.3%~8.4%)	0.67	79.8%	86.6%	−6.8% (−22.2%~7.5%)	0.24
Angelini[54]	7年	101	89.0%	89.4%	−0.4% (−8.1%~7.4%)	NS	94.3%	89.7%	5.6% (−5.4%~14.5%)	NS	85%	89%	−4.0% (−15.7%~7.7%)	NS
Uva[55]	5周	141	89.8%	95.0%	−5.2% (−11.8%~1.3%)	NS	94.1%	96.6%	−2.5% (−10.0%~4.9%)	NS	85.7%	93.3%	−7.6% (−19.9%~3.7%)	NS

参考文献

1. Kazui T, Wada H, Fujita H (2005) Thoracic and cardiovascular surgery in Japan during 2003. Jpn J Thorac Cardiovasc Surg 53:517–536

2. Amano J, Kuwano H, Yokomise H (2013) Thoracic and cardiovascular surgery in Japan during 2011. Gen Thorac Cardiovasc Surg 61:578–607

3. Kolessov VI (1967) Mammary artery-coronary artery anastomosis as method of treatment for angina pectoris. J Thorac Cardiovasc Surg 54:535–544

4. Benetti FJ, Naselli G, Wood M et al (1991) Direct myocardial revascularization without extracorporeal circulation. Experience in 700 patients. Chest 100:312–316

5. Buffolo E, Andrade JCS, Branco JNR et al (1996) Coronary artery bypass grafting without cardiopulmonary bypass. Ann Thorac Surg 61:63–66

6. Cartier R, Brann S, Dagenais F et al (2000) Systematic off-pump coronary artery revascularization in multivessel disease: experience of three hundred cases. J Thorac Cardiovasc Surg 119:221–229

7. Zenati M, Cohen HA, Griffith BP (1999) Alternative approach to multivessel coronary disease with integrated coronary revascularization. J Thorac Cardiovasc Surg 117:439–446

8. Arom FV, Flavin TF, Emery RW et al (2000) Safety and efficacy of off-pump coronary artery bypass grafting. Ann Thorac Surg 69:704–710

9. Cleveland JC, Shroyer AL, Chen AY et al (2001) Off-pump coronary artery bypass grafting decreases risk-adjusted mortality and morbidity. Ann Thorac Surg 72:1282–1288

10. Plomondon ME, Cleveland JC Jr, Ludwig ST et al (2001) Off-pump coronary artery bypass is associated with improved risk adjusted outcomes. Ann Thorac Surg 72:114–119

11. Sabik JF, Gillinov AM, Blackstone EH et al (2002) Does off-pump coronary surgery reduce morbidity and mortality? J Thorac Cardiovasc Surg 124:698–707

12. Cheng W, Denton TA, Fontana GP et al (2002) Off-pump coronary surgery: effect on early mortality and stroke. J Thorac Cardiovasc Surg 124:313–320

13. Puskas J, Cheng D, Knight J et al (2005) Off-pump versus conventional coronary artery bypass grafting: a meta-analysis and consensus statement from the 2004 ISMICS consensus conference. Innovations 1:3–27

14. Kuss O, von Salviati B, Börgermann J (2010) Off-pump versus on-pump coronary artery bypass grafting: a systemic review and meta-analysis of propensity score analyses. J Thorac Cardiovasc Surg 140:829–835

15. van Dijk D, Nierich AP, Jansen EW et al (2001) Early outcome after off-pump versus on-pump coronary artery bypass surgery. Results from a randomized study. Circulation 104:1761–1766

16. Angelini GD, Taylor FC, Reeves BC et al (2002) Early and midterm outcome after off-pump and on-pump surgery in beating heart against Cardioplegic Arrest Studies (BHACAS 1 and 2): a pooled analysis of two randomized controlled trials. Lancet 359:1194–1199

17. Nathoe HM, van Dijk D, Jansen EW et al (2003) A comparison of off-pump and on-pump coronary bypass surgery in low-risk patients. N Engl J Med 348:394–402

18. Khan NE, De Souza A, Mister R et al (2004) A randomized comparison of off-pump and on-pump multivessel coronary-artery bypass surgery. N Engl J Med 350:21–28

19. Puskas JD, Williams WH, Duke PG et al (2003) Off-pump coronary artery bypass grafting provides complete revascularization with reduced myocardial injury, transfusion requirements, and length of stay: a prospective randomized comparison of 200 unselected patients undergoing off-pump versus conventional coronary artery bypass grafting. J Thorac Cardiovasc Surg 125:797–808

20. Légaré JF, Buth KJ, King S et al (2004) Coronary bypass surgery performed off pump does not result in lower in-hospital morbidity than coronary artery bypass grafting performed on pump. Circulation 109:887–892

21. Chen DC, Bainbridge D, Martin JE et al (2005) Does off-pump coronary artery bypass reduce mortality, morbidity, and resource utilization when compared with conventional coronary artery bypass? A meta-analysis of randomized trials. Anesthesiology 102:188–203

22. Møller CH, Penninga L, Wetterslev J et al (2008) Clinical outcomes in randomized trials of off- vs. on-pump coronary artery bypass surgery: systematic review with meta-analyses and trial sequential analyses. Eur Heart J 29:2601–2616

23. Puskas JD, Williams WH, O'Donnell R et al (2011) Off-pump and on-pump coronary artery bypass grafting are associated with similar graft patency, myocardial ischemia, and freedom from re-intervention: long-term follow-up of a randomized trial. Ann Thorac Surg 92:1836–1843

24. Shroyer AL, Grover FL, Hattler B et al (2009) On-pump versus off-pump coronary-artery bypass surgery. N Engl J Med 361:1827–1837

25. Lamy A, Devereaux PJ, Prabhakaran D et al (2012) Off-pump or on-pump coronary-artery bypass grafting at 30 days. N Engl J Med 366:1489–1497

26. Lamy A, Devereaux PJ, Prabhakaran D et al (2013) Off-pump or on-pump coronary-artery bypass grafting at 1 year. N Engl J Med 368:1179–1188

27. Afilalo J, Rasti M, Ohayon SM et al (2012) Off-pump vs. on-pump coronary artery bypass surgery: an updated meta-analysis and meta-regression of randomized trials. Eur Heart J 33:1257–1267

28. Møller CH, Perko MJ, Lund JT et al (2010) No major differences in 30-day outcomes in high-risk patients randomized to off-pump versus on-pump coronary bypass surgery. The Best Bypass Surgery Trial Circ 121:498–504

29. Diegeler A, Börgermann P, Kappert U et al (2013) Off-pump versus on-pump coronary-artery bypass grafting in elderly patients. N Engl J Med 368:1189–1198

30. Hills LD, Smith PK, Anderson JL et al (2011) ACCF/AHA guideline for coronary artery bypass graft surgery: a report of the American College of Cardiology Foundation/American Heart Association Task Force on Practice Guidelines. Circulation 124:e652–e735

31. Blankstein R, Ward RP, Arnsdorf M et al (2005) Female gender is an independent predictor of operative mortality after coronary artery bypass graft surgery: contemporary analysis of 31 Midwestern hospitals. Circulation 112:1323–1327

32. Maniar HS, Barner HB, Bailey MS et al (2003) Radial artery patency: are aortocoronary conduits superior to composite grafting? Ann Thorac Surg 76:1498–1504

33. Caputo M, Dphil BR, Marchetto G et al (2003) Radial versus right internal thoracic artery as a second arterial conduit for coronary surgery: early and midterm outcomes. J Thorac Cardiovasc Surg 126:39–47

34. Gaudino M, Alessandrini F, Pragliola C et al (2004) Effect of target artery location and severity of stenosis on mid-term patency of aorta-anastomosed versus internal-artery anastomosed radial artery grafts. Eur J Cardio Thorac Surg 25:424–428

35. Loop FD, Lytle BW, Cosgrove DM, Stewart RW, Goormastic M, William GW, Golding LA, Gill CC, Taylor PC, Sheldon WC (1986) Influence of the internal mammary artery graft on 10-year survival and other cardiac events. N Engl J Med 314:1–6

36. Lytle BW, Loop FD, Cosgrove DM, Ratliff NB, Easley K, Taylor PC (1985) Long-term (5 to 12 years) serial studies of internal mammary artery and saphenous vein coronary artery bypass grafts. J Thorac Cardiovasc Surg 89:248–258

37. Pick AW, Orszulak TA, Anderson BJ, Schaff HV (1997) Single versus bilateral internal mammary artery grafts: 10-year outcome analysis. Ann Thorac Surg 64:599–605

38. Lytle BW, Blackstone EH, Loop FD, Houghtaling PL, Arnold JH, Akhrass R, McCarthy PM, Cosgrove DM (1999) Two internal thoracic arteries are better than one. J Thorac Cardiovasc Surg 117:855–872

39. Calafiore AM, Di Mauro M, D'Alessandro S, Teodori G, Vitolla G, Contini M, Iacò AL, Spira G (2002) Revascularization of the lateral wall: long-term angiographic and clinical results of radial artery versus right internal thoracic artery grafting. J Thorac Cardiovasc Surg 123:225–231

40. Lemma M, Gelpi G, Mangini A, Vanelli P, Carro C, Condemi A, Antona C (2001) Myocardial revascularization with multiple arterial grafts: comparison between the radial artery and the right internal thoracic artery. Ann Thorac Surg 71:1969–1973

41. Kobayashi J (2009) Radial artery as a graft for coronary artery bypass grafting. Circ J 73:1178–1183

42. Khot UN, Friedman DT, Pettersson G, Smedira NG, Li J, Ellis SG (2004) Radial artery bypass grafts have an increased occurrence of angiographically severe stenosis and occlusion compared with left internal mammary arteries and saphenous vein grafts. Circulation 109:2086–2091

43. Buxton BF, Raman JS, Ruengsakulrach P, Gordon I, Rosalion A, Bellomo R, Horrigan M, Hare DL (2003) Radial artery patency and clinical outcomes: five-year interim results of a randomized trial. J Thorac Cardiovasc Surg 125:1363–1371

44. Collins P, Webb CM, Chong CF, Moat NE (2008) Radial artery versus saphenous vein patency randomized trial. Five-year angiographic follow-up. Circulation 117:2859–2864

45. Desai ND, Naylor CD, Kiss A, Cohen EA, Feder-Elituv R, Miwa S, Radhakrishnan S, Dubbin J, Schwartz L, Fremes SE (2007) Impact of patient and target-vessel characteristics on arterial and venous bypass graft patency. Insight from a randomized trial. Circulation 115:684–691

46. Nakajima H, Kobayashi J, Funatsu T, Shimahara Y, Kawamura M, Kawamura A, Yagihara T, Kitamura S (2007) Predictive factors for the intermediate-term patency of arterial grafts in aorta no-touch off-pump coronary revascularization. Eur J Cardio Thorac Surg 32:711–717

47. Puskas JD, Thourani VH, Kilgo P et al (2009) Off-pump coronary artery bypass disproportionately benefits high-risk patients. Ann Thorac Surg 88:1142–1147

48. Puskas JD, Kilgo PD, Kutner M et al (2007) Off-pump techniques disproportionately benefit women and narrow the gender disparity in outcomes after coronary artery bypass surgery. Circulation 116(Suppl I):I-192–I-199

49. Kobayashi J, Tashiro T, Ochi M et al (2005) Early outcome of a randomized comparison of off-pump and on-pump multiple arterial coronary revascularization. Circulation 112(Suppl I):I-338–I-343

50. Takagi H, Tanabashi T, Kawai N, Kato T, Umemoto T (2007) Off-pump coronary artery bypass sacrifices graft patency: meta-analysis of randomized trials. J Thorac Cardiovasc Surg 133:e2–e3

51. Widimsky P, Straka Z, Stros P et al (2004) One-year coronary bypass graft patency: a randomized comparison between off-pump and on-pump surgery. angiographic results of the PRAGUE-4 trial. Circulation 110:3418–3423

52. Al-Ruzzeh S, George S, Bustami M et al (2006) Effect of off-pump coronary artery bypass surgery on clinical, angiographic, neurocognitive, and quality of life outcomes: randomised controlled trial. BMJ 332:1365–1368

53. Lingaas PS, Hol PK, Lundblad R et al (2006) Clinical and Radiologic Outcome of Off-Pump Coronary Surgery at 12 Months Follow-Up: A Prospective Randomized Trial. Ann Thorac Surg 81:2089–2096

54. Angelini GD, Culliford L, Smith DK et al (2009) Effects of on- and off-pump coronary artery surgery on graft patency, survival, and health-related quality of life: long-term follow-up of 2 randomized controlled trials. J Thorac Cardiovasc Surg 137:295–303

55. Uva MS, Cavaco S, Oliveira AG et al (2010) Early graft patency after off-pump and on-pump coronary bypass surgery: a prospective randomized study. Eur Heart J 31:2492–2499

56. Kim KB, Lim C, Lee C et al (2001) Off-pump coronary artery bypass may decrease the patency of saphenous vein grafts. Ann Thorac Surg 72:S1033–S1037

57. Kurlansky PA (2003) Is there a hypercoagulable state after off-pump coronary artery bypass surgery? What do we know and what can we do? J Thorac Cardiovasc Surg 126:7–10

58. Vedin J, Antovic A, Ericsson A, Vaage J (2005) Hemostasis in off-pump compared to on-pump coronary artery bypass grafting: a prospective randomized study. Ann Thorac Surg 80:586–593

59. Kobayashi J, Sasako Y, Bando K et al (2002) Multiple off-pump coronary revascularization with "Aorta No-Touch" technique using composite and sequential methods. Heart Surg Forum 5:114–118

第二部分
OPCAB 的流程和管理

手术适应证和安全策略

4

Hitoshi Yokoyama

（符显明　陈和明　译　李建明　校）

摘　要

即使对于处于学习曲线早期的外科医师来说，OPCAB 也是一种安全的术式，但这只针对外科医师和麻醉医师已共同建立好了决策规程的情况下，该规程应包括对跳动心脏的细致监测和血流动力学机械支持的优化整体准备。本章中将介绍"常规非体外循环"策略。应用此策略，超过 98% 的冠状动脉旁路手术候选患者进行了 OPCAB，术中转为体外循环下 CABG 的概率低至 0~1%，即使是相对缺乏经验的外科医师也是如此。这一策略使得大多数冠状动脉旁路手术得以安全开展，并最终达到完全血运重建。

关键词

常规非体外循环策略·计划性 IABP·预防性 IABP·紧急转为体外循环·决策规程

4.1　引言

OPCAB 的适应证仍存在争议。冠状动脉阻塞性疾病有多种治疗方法，包括药物治疗、经皮冠状动脉介入治疗（PCI）、体外循环下冠状动脉旁路移植术（on-pump coronary artery bypass，ONCAB）或非体外循环下冠状动脉旁路移植术（OPCAB）。缺血性心脏病的治疗指南业已确立，并得到大家的接受；但治疗方法的选择则依赖于 PCI、ONCAB 和 OPCAB 的质量。不过，这些治疗方案的选择因不同医院和不同医师会有所差异。最近十年内的几项临床观察试验、大数据库分析以及随机对照试验阐述了 OPCAB 究竟适合于哪些患者，以及什么样的外科医师可以开展此类术式。

4.2　谁将从 OPCAB 获益最多？

某种手术的适应证取决于风险和获益的平衡。OPCAB 的最大优势是避免了体外循环的副作用和整个心脏缺血。

体外循环对人体有不良影响。血细胞和血液中成分暴露于体外循环管道将激活白细胞、血小板及补体系统，并破坏红细胞[1]。因此，这种副作用会导致多器官功能障碍。有几种 CABG 的候选人群，其中一些不太耐受体外循环。近期的临床研究显示，对于体外循环及心脏停跳下行 CABG 风险较高的患者，推荐使用 OPCAB。这些因素包括高龄、女性、合并糖尿病、肾功能不全、慢性肺疾病、术前脑血管疾病、再次手术、急诊 CABG、不稳定型心绞痛、心肌梗死或左主干病变[2-12]。

体外循环的建立需要主动脉插管，可能引起致命性并发症。这些并发症包括主动脉损伤、主动脉夹层及脑血管栓塞。特别是一些主动脉粥样硬化患者属于高危患者[2]。第 12 章（桥血管的设计）中将详述主动脉不接触技术（aorta non-touch technique）的 OPCAB。此外，应用近端吻合装置的主动脉微接触技术（minimal-touch technique）将在第 17 章（近端吻合）中进行阐述。

心脏手术中整个心脏缺血将导致心肌组织缺血再灌注损伤。尽管心脏停跳过程中的心肌保护技术近年来不断改进，但心肌缺血导致左心室功能不全仍然是体外循环手术后低心排血量综合征的重要因素[13]。近期的临床观察研究表明，OPCAB 对于进行性心肌缺血或急性冠状动脉综合征的患者有益[10-11]，因为心脏停跳的体外循环下冠状动脉旁路手术会进一步造成心肌缺血再灌注损伤。

体外循环下 CABG（ONCAB）的预测死亡率和并发症发生率是评价 OPCAB 有效性的指标[14-16]。Puskas 及其同事分析美国胸外科协会数据库后报道，预测死亡率超过 3% 的患者将获益于 OPCAB[14]。

4.3　关于 OPCAB 适应证的几点思考

4.3.1　基于患者风险的决策

基于患者风险进行决策似乎是合适的。在此，"风险"指的是接受 ONCAB 的风险，常用 ONCAB 的预测死亡率和并发症发生率来表示。当医院或外科医师做决策是以患者风险为基础时，将很少采用 OPCAB，因为 ONCAB 高风险患者的数量及基于该原因而行 OPCAB 的患者数都较少[14]。OPCAB 的较少应用增加了外科医师的难度，并妨碍外科医师团队获得 OPCAB 的相关经验。这一状况将对 OP-CAB 的质量造成多方面影响，诸如完全血运重建率、桥血管通畅率以及对 OPCAB 下一代手术医师的培训[17]。所以，"偶尔施行 OPCAB（occasional OPCAB）"策略产生较少的收益，并且无法将该项技术较好地传给心外科医师未来一代。

4.3.2　基于靶血管可移植性的决策

一些外科医师以靶血管的可移植性（graftability）

为基础来决策是否行 OPCAB。这种情况下，问题所在是每支靶冠状动脉的暴露和可移植性。例如，当外科医生发现细小钙化的冠状动脉时，该策略推荐使用体外循环下 CABG，甚至对业已采用 OPCAB 技术完成了其他靶冠状动脉的旁路移植时亦如此。因此，对于外科处理较难的冠状动脉或是搬动心脏有风险时，很多 OPCAB 病例需要在部分体外循环辅助下，也就是说，这些患者无法完全从 OPCAB 术式中获益。

以下章节将阐述"非体外循环首选策略"或"非体外循环常规策略"。如果外科医师追求为患者提供 OPCAB 的全面性收益，推荐实践这一原则。

4.4　非体外循环常规策略

在此，作者介绍了"整体性冠状动脉血运重建决策规程"[18]（图 4.1）。"整体性（integrated）"的意思是该策略利用了一整套已有的冠状动脉旁路移植技术及血流动力学支持方法。也就是说，所有可能进行外科冠状动脉血运重建的血管将接受"非体外循环首选策略"或"非体外循环常规策略"。此策略有三个目标：一是尽可能避免体外循环和整体心肌缺血；二是预防 OPCAB 术中紧急转为体外循环；三是术毕时能达到完全血运重建。根据我们的经验，

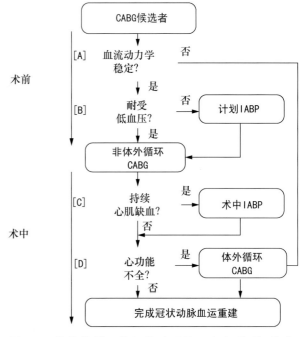

图 4.1　非体外循环常规策略（见正文中 [A]、[B]、[C] 和 [D]）

超过 98% 的 CABG 患者依照此策略可以顺利接受 OPCAB。

[A]：首先，所有需要 CABG 的患者都作为进行 OPCAB 的候选者。外科医师首先要评估术前血流动力学是否不稳定，决定哪些患者需要体外循环。血流动力学不稳定包括合并低血压（<80 mmHg）的心源性休克，及近期发生心室颤动或室性心动过速，这类患者施行体外循环下 CABG。在缺乏体外循环血流动力学支持的情况下，心功能不全的心脏无法耐受额外的心肌缺血。血流动力学稳定的所有患者都将按计划实施 OPCAB。

[B]：全麻诱导下气管插管之前，外科医师要做出第二个决定，患者术前是否需要主动脉内球囊反搏泵（IABP）辅助支持。多项临床观察研究表明，IABP 有助于 OPCAB[19-22]。

全麻诱导下气管插管时，可能使患者血流动力学恶化，导致严重的低血压，继而引起冠状动脉缺血、心动过缓、心律失常或者心搏骤停。当患者面临心脏功能储备不足或无法耐受低血压以及冠状动脉低灌注时，应该接受 IABP 辅助支持。IABP 增加冠状动脉灌注，降低心肌氧耗，可以改善 OPCAB 术中心肌收缩力。对于心脏功能储备，主要考虑两方面因素：冠状动脉狭窄程度以及心脏收缩力。在我们医院，严重左主干狭窄（>95% 狭窄）或左心室功能低下（左心室射血分数<0.35）的患者，术前将进行 IABP 辅助支持。手术室中，气管插管前，安置 IABP 是简单而又安全的操作：先是让手术台上患者接受腹股沟区局麻药注射，然后在具有图像增强器的移动 C 臂 X 线透视下，经股动脉穿刺送入导引钢丝，再置入 7-French 的 IABP 球囊。根据我们的经验，10 min 之内就能完成此项操作。鉴于 IABP 设备的新近创新，我们如此处理的患者中未发生主动脉损伤、血栓栓塞或股动脉出血等并发症。

[C]：在 OPCAB 术中，必须监测患者的血流动力学变化。OPCAB 是一种独特的术式，外科医师操作时心脏在跳动，并为全身（包括心脏自身）供血。外科医师和麻醉医师密切观察心脏节律、收缩力和心脏血液灌注则至关重要，以期尽力保持跳动心脏功能处于生理范围内（图 4.2）。在我们医院，麻醉医师进行如下监测：心电图、股动脉有创血压监测、Swan-Ganz 导管和经食管心脏超声。股动脉插管可供后续术中 IABP 置入或必要时经皮心肺支持（percutaneous cardiopulmonary support，PCPS）时使用。

不能忽视任何细微的心肌缺血表现，例如心动过缓、心电图 ST 段改变、肺动脉压升高以及阵发性室性收缩（paroxysmal ventricular contractions，

保持心脏处于生理范围内

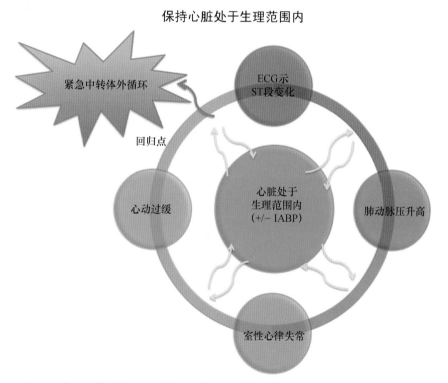

图 4.2　OPCAB 术中保持跳动的心脏处于正常生理范围内从而避免紧急中转体外循环的处理原则

PVC)。上述情况需要麻醉医师及时处理，调整麻醉药物或给予冠状动脉扩张和抗心律失常药物；或是由外科医师处理，恢复心脏正常位置，停止单纯阻断冠状动脉血流而应用冠状动脉内分流栓。再次强调，忽视这些细微的迹象，将可能导致血流动力学崩溃，随后不得不紧急转为体外循环下手术。这一主题也将在第 6 章"术中管理和麻醉"以及第 8 章"紧急中转体外循环下手术"中详述。

[D]：术中如发生心力衰竭，表现为体循环低血压以及肺动脉压升高，这时需要外科医疗小组立即采取紧急处理。马上请体外循环医师建立体外循环或 PCPS。麻醉医师无论如何要在心肺辅助建立之前保持心脏搏动并稳住收缩压。紧急体外循环下如果发生了血流动力学崩溃，需要心脏按压，会导致预后不良，而卒中、肾衰竭和死亡的发生率也极高[23-26]。

我们推荐"从容中转体外循环（unhurried pump conversion）"，而非"紧急中转体外循环（urgent pump conversion）"。尽管两个词组缩写一样，但它们的运作完全不同，随之结果也截然不同。要想"从容中转体外循环"，如前所述，必须进行细致的心脏功能和心肌缺血监测。最初连续 500 例 OP-CAB 术中，我们经历了 4 例从容中转体外循环。1 例是打开心包后突然心室颤动，立即行心脏除颤成功复律，该患者在体外循环下搭了 4 根桥血管，术后无并发症。另 2 例患者在完成冠状动脉远端吻合时，发生肺动脉压上升、体循环动脉压轻度下降，并出现 ST 段抬高。两例均从容中转体外循环，随后在体外循环下完成 CABG。最后 1 例是左前降支走行于心肌内，术中遭遇右室前壁出血。上述 4 例从容中转体外循环患者都接受了完全血运重建，无并发症发生。

图 4.3 总结了"整体性冠状动脉血运重建决策规程"在外科医师学习曲线期间，对中转体外循环发生率的影响。在学习曲线的早期阶段，会因为外科医生经验不足或麻醉师评估认为非体外循环手术风险较高而实施计划性 IABP。随着手术团队经验日渐丰富，预防性、计划性 IABP 的使用率也逐渐降低，当经验积累到 200 例左右时，达到一个平台期。明显的现象则是：中转体外循环发生率在整个学习曲线期间仍处于非常低的水平，仅 0～1%，即便是在学习阶段最早期。在我们这组病例中，没有因为血流动力学持续不稳定而紧急中转体外循环，继而

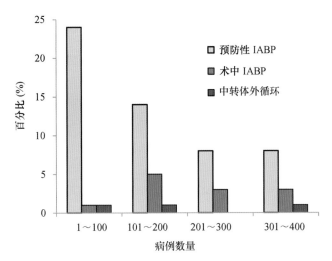

图 4.3 整体性冠状动脉血运重建决策策略在不同学习阶段中的结果。可见在学习曲线早期阶段时的低中转体外循环率

出现严重并发症或发生死亡的患者。

4.5　结论

即使在外科医生学习曲线的很早期阶段，OP-CAB 也是一种安全的手术，但这要求外科医生和麻醉师设计好一个决策规程，包括对跳动心脏的仔细监测及血流动力学机械支持的优化整合。

参考文献

1. Butler J, Rocker GM, Westaby S (1993) Inflammatory response to cardiopulmonary bypass. Ann Thorac Surg 55(2):552–559
2. Mishra M, Malhotra R, Karlekar A, Mishra Y, Trehan N (2006) Propensity case-matched analysis of off-pump versus on-pump coronary artery bypass grafting in patients with atheromatous aorta. Ann Thorac Surg 82(2):608–614
3. Demaria RG, Carrier M, Fortier S, Martineau R, Fortier A, Cartier R, … Perrault LP (2002) Reduced mortality and strokes with off-pump coronary artery bypass grafting surgery in octogenarians. Circulation 106(12 Suppl 1):I–5
4. Takase S, Yokoyama H, Satokawa H, Sato Y, Kurosawa H, Seto Y, … Igarashi T (2010) Short-term and long-term outcomes of octogenarians after off-pump coronary artery bypass surgery. Gen Thorac Cardiovasc Surg 58(11):561–567
5. Magee MJ, Dewey TM, Acuff T, Edgerton JR, Hebeler JF, Prince SL, Mack MJ (2001) Influence of diabetes on mortality and morbidity: off-pump coronary artery bypass grafting versus coronary artery bypass grafting with cardiopulmonary bypass. Ann Thorac Surg 72(3):776–781
6. Sajja LR, Mannam G, Chakravarthi RM, Sompalli S, Naidu SK, Somaraju B, Penumatsa RR (2007) Coronary artery bypass grafting with or without cardiopulmonary bypass in patients with preopera-

tive non–dialysis dependent renal insufficiency: a randomized study. J Thorac Cardiovasc Surg 133(2):378–388

7. Virani SS, Lombardi P, Tehrani H, Masroor S, Yassin S, Salerno T, … Katariya K (2005) Off-pump coronary artery grafting in patients with left main coronary artery disease. J Card Surg 20(6):537–541

8. Chamberlain MH, Ascione R, Reeves BC, Angelini GD (2002) Evaluation of the effectiveness of off-pump coronary artery bypass grafting in high-risk patients: an observational study. Ann Thorac Surg 73(6):1866–1873

9. Halkos ME, Puskas JD, Lattouf OM, Kilgo P, Guyton RA, Thourani VH (2008) Impact of preoperative neurologic events on outcomes after coronary artery bypass grafting. Ann Thorac Surg 86(2):504–510

10. Biancari F, Mahar MAA, Mosorin M, Heikkinen J, Pokela M, Taskinen P, … Lepojärvi, M (2008) Immediate and intermediate outcome after off-pump and on-pump coronary artery bypass surgery in patients with unstable angina pectoris. Ann Thorac Surg 86(4):1147–1152

11. Fattouch K, Guccione F, Dioguardi P, Sampognaro R, Corrado E, Caruso M, Ruvolo G (2009) Off-pump versus on-pump myocardial revascularization in patients with ST-segment elevation myocardial infarction: a randomized trial. J Thorac Cardiovasc Surg 137(3):650–657

12. Puskas JD, Kilgo PD, Kutner M, Pusca SV, Lattouf O, Guyton RA (2007) Off-pump techniques disproportionately benefit women and narrow the gender disparity in outcomes after coronary artery bypass surgery. Circulation 116(Suppl 11):1-192

13. Algarni KD, Maganti M, Yau TM (2011) Predictors of low cardiac output syndrome after isolated coronary artery bypass surgery: trends over 20 years. Ann Thorac Surg 92(5):1678–1684

14. Puskas JD, Thourani VH, Kilgo P, Cooper W, Vassiliades T, Vega JD, … Lattouf OM (2009) Off-pump coronary artery bypass disproportionately benefits high-risk patients. Ann Thorac Surg 88(4):1142–1147

15. Lemma MG, Coscioni E, Tritto FP, Centofanti P, Fondacone C, Salica A, … Genoni M (2012) On-pump versus off-pump coronary artery bypass surgery in high-risk patients: operative results of a prospective randomized trial (on-off study). J Thorac Cardiovasc Surg 143(3):625–631

16. Polomsky M, He X, O'Brien SM, Puskas JD (2013) Outcomes of off-pump versus on-pump coronary artery bypass grafting: impact of preoperative risk. J Thorac Cardiovasc Surg 145(5):1193–1198

17. Bakaeen FG, Kelly RF, Chu D, Jessen ME, Ward HB, Holman WL (2013) Trends over time in the relative use and associated mortality of on-pump and off-pump coronary artery bypass grafting in the veterans affairs system off-and on-pump coronary artery bypass grafting off-and on-pump coronary artery bypass grafting. JAMA Surg

18. Yokoyama H, Takase S, Misawa Y, Hagiwara K, Tanji M, Takahashi S, … Kondo S (2009) Integrated coronary artery bypass strategy prevents urgent pump conversion during off-pump coronary artery bypass grafting. Kyobu geka. Jpn J Thorac Surg 62(1):28–33

19. Craver JM, Murrah CP (2001) Elective intraaortic balloon counterpulsation for high-risk off-pump coronary artery bypass operations. Ann Thorac Surg 71(4):1220–1223

20. Kim KB, Lim C, Ahn H, Yang JK (2001) Intraaortic balloon pump therapy facilitates posterior vessel off-pump coronary artery bypass grafting in high-risk patients. Ann Thorac Surg 71(6):1964–1968

21. Mishra M, Shrivastava S, Dhar A, Bapna R, Mishra A, Meharwal ZS, Trehan N (2003) A prospective evaluation of hemodynamic instability during off-pump coronary artery bypass surgery. J Cardiothorac Vasc Anesth 17(4):452–458

22. Suzuki T, Okabe M, Handa M, Yasuda F, Miyake Y (2004) Usefulness of preoperative intraaortic balloon pump therapy during off-pump coronary artery bypass grafting in high-risk patients. Ann Thorac Surg 77(6):2056–2059

23. Edgerton JR, Dewey TM, Magee MJ, Herbert MA, Prince SL, Jones KK, Mack MJ (2003) Conversion in off-pump coronary artery bypass grafting: an analysis of predictors and outcomes. Ann Thorac Surg 76(4):1138–1143

24. Patel NC, Patel NU, Loulmet DF, McCabe JC, Subramanian VA (2004) Emergency conversion to cardiopulmonary bypass during attempted off-pump revascularization results in increased morbidity and mortality. J Thorac Cardiovasc Surg 128(5):655–661

25. Légaré JF, Buth KJ, Hirsch GM (2005) Conversion to on pump from OPCAB is associated with increased mortality: results from a randomized controlled trial. Eur J Cardiothorac Surg 27(2):296–301

26. Reeves BC, Ascione R, Caputo M, Angelini GD (2006) Morbidity and mortality following acute conversion from off-pump to on-pump coronary surgery. Eur J Cardiothorac Surg 29(6):941–947

外科手术径路

5

Takeshiro Fujii，Yoshinori Watanabe

（符显明　谭昌明　译　李建明　校）

摘　要

　　CABG 的手术径路是基于胸部一些相关因素决定的，例如冠状动脉靶血管、吻合口数目、使用的桥血管、其他同期手术、再次手术、心功能和心脏重构。2012 年，日本进行的一项问卷调查结果表明：OPCAB 占所有 CABG 的 63.5%，其中 99.7% 是经胸骨正中切口径路。该术式适用于日渐增多、需要多支冠状动脉血运重建的危重患者（如三支血管病变、长期慢性病变）。不过，一些病例也适用于微创直视冠状动脉旁路移植术（minimally invasive direct coronary artery bypass，MIDCAB），如左前降支（LAD）和左回旋支（LCx）的血运重建；内科医师和患者向我们提出了开展 MIDCAB 的诸多诉求。对于经验欠缺的外科医师，游离胸廓内动脉（ITA）和冠状动脉靶血管可能存在困难，因此会降低移植后桥血管质量。有多种微创小切口见诸报道，但恰当的冠状动脉血运重建操作、充分的准备和足够的技巧则是必需的。基于上述因素和娴熟的外科技巧，选择最佳的外科手术径路是实施适当冠状动脉血运重建的必要条件。

关键词

全胸骨切开·微创胸骨切开·左侧开胸术·经膈肌径路

5.1　全胸骨正中切开

　　全胸骨正中切开是心脏手术的传统径路，也是 CABG 标准手术切口。一方面，它具有多项优点：①术野良好，便于游离双侧胸廓内动脉及胃网膜右动脉，尽管创面大；②易于使用体外循环和心脏停搏；③可显露多支冠状动脉，以便完成多支冠状动脉的血运重建；④可以同期进行心肌病、瓣膜病以及累及胸主动脉的手术。不过，由于劈开胸骨，也具有一些缺点，导致各种并发症，如连枷胸、骨髓炎和纵隔感染等。近年来，使用多种小切口方法的微创术式业已流行，以期预防胸骨和伤口并发症。

不过，这些术式因为术野不佳、操作空间狭小，可能造成左胸廓内动脉（LITA）损伤。这使得 LIMA-LAD 吻合常常面临风险，而该吻合对于确保患者预期寿命和预后具有最重要的影响。因此，当前仍然需要全胸骨正中切开这一径路。

　　全胸骨正中切开（图 5.1）的实际操作过程中，先触诊双侧肋间隙以标记出胸骨的正中线。从胸骨切迹下一指至剑突切开皮肤。结扎和离断胸骨上的颈浅静脉。切开胸骨上方的锁骨间韧带和剑突尾侧的腹白线，然后用示指游离胸骨上下端后面的间隙。为了防止纵向切开时入胸膜腔，要将胸膜从胸骨后面向两侧分离。应用电锯纵形劈开胸骨。用电刀仔细游离胸腺脂肪组织，从无名静脉下缘发出的静脉

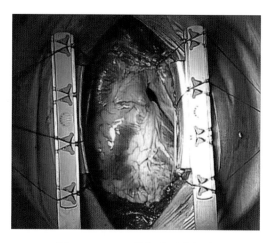

图 5.1 CAGB 的标准手术入路

各分支需要处理好。实际上有可能分离胸腺组织至左右两侧，而不必切开；但胸腺内有许多血管，必须仔细结扎、钳夹和分离。切开心包，头端至升主动脉两侧，尾端至膈肌两侧，可显露心脏。考虑到异物的存在及对胸骨断面血运的影响，应用骨蜡来控制胸骨断面出血并不恰当，如有可能可采用氩气喷凝（argon beam coagulation）或电刀来控制胸骨断面的出血。

5.2 微创胸骨切开

5.2.1 左侧小切口开胸

随着 OPCAB 的普及，通过左前外侧小切口行左前降支的 OPCAB 被称为"左前小切口开胸（left anterior small thoracotomy，LAST）"途径，由 Calafiore 等首先命名[1]。当 OPCAB 是通过小切口的方法实施时，则被称为微创直视冠状动脉旁路手术（MIDCAB）。MIDCAB 和 LAST 被视为同义词。该术式施行 CABG[2] 基本只用于对角支（包括 LAD），若是 ITA 游离困难或冠状动脉靶血管难于辨认，则不得不转为全胸骨正中切开。因此，更多医院从一开始就采用全胸骨正中切开径路。

患者取 30° 右侧卧位，术前需行胸部 X 线检查或 CT 扫描，以定位最佳肋间。通常于第四或第五肋间作长约 8 cm 的皮肤切口（图 5.2）。切断胸前肌群，并从外侧打开胸膜。肺萎陷后，向前延长切口至正中，解剖第四或第五肋软骨约 2 cm（图 5.3）。放入肋骨小撑开器，轻微撑开肋间隙，确认

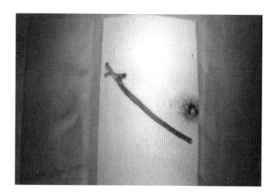

图 5.2 在第四或第五肋间行长约 8 cm 皮肤切口

LITA 位置（图 5.4）。需要警惕若是肋骨撑开器张开过宽，易牵拉致 LITA 损伤。小心电灼血管小分支，逐步张开肋骨撑开器，从头侧至尾侧游离 LITA，应用特制的肋骨撑开器或拉钩可获得足够的操作空间（图 5.5）。LITA 游离完毕，切开心包，定位靶血管（图 5.6）。

5.2.2 胸骨下段劈开径路

为了克服微创左侧开胸径路固有的 ITA 游离困

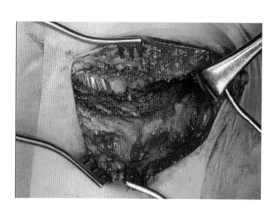

图 5.3 切开胸前肌层，从外侧打开胸膜腔

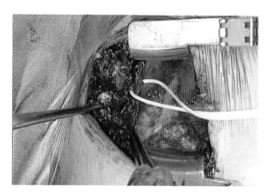

图 5.4 插入肋骨小撑开器，轻微打开胸腔即可确认 LITA 位置

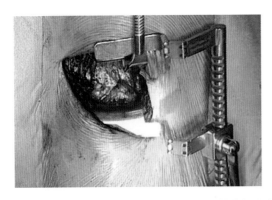

图 5.5 用特制的肋骨撑开器或拉钩可保证足够的操作空间

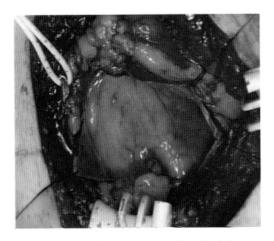

图 5.6 切开心包即可确认靶冠状动脉

难和靶血管显露困难等问题，Niinami 等[3] 报道了胸骨下段劈开径路（lower-end sternal splitting，LESS），该方法采用胸骨下段切口而无需横断胸骨。体位与胸骨正中切口径路一样，从紧邻第四肋骨的胸骨正中至剑突行长约 8 cm 切口，若采用胃网膜右动脉（RGEA）为桥血管，切口相应向下延长。分离第三肋间隙旁和剑突下软组织，摆动锯（oscillating saw）正中切开胸骨下段至近第三肋间。不过，胸骨无需行横断切口（如 T 型或倒 L 型），用牵开器上抬胸骨，可以从紧邻第二肋骨处至紧邻剑突处，游离出 ITA。获取 LITA 后，应用 LAST 肋骨牵开器。甚至不用横断胸骨，胸骨经上抬后可游离 LITA，同时逐步张开肋骨牵开器，术野逐渐打开。通常可以获得足够的术野暴露：头侧至升主动脉根部和肺动脉主干，尾侧至膈肌。即便是应用 ITA 牵开器，上抬胸骨，ITA 一般不会受损，术后胸骨假性关节改变等并发症也不会出现。此方法的另一优点则在于：突发需要时，易于扩展至标准胸骨正中切口。

5.2.3　T 型切口

应用胸骨下段切口[4]，从第三肋间纵形切开皮肤至剑突约 5 cm，同时于第二肋间高度横型切断胸骨。此方法劈开胸骨长 10～12 cm，并于第二肋间横断胸骨，可以暴露右冠状动脉（RCA）和左前降支（LAD）。由于升主动脉和右心耳直视可见，若是血流动力学不稳定，可能在此术野中当即插管，建立辅助循环。

不过，因为 ITA 走行邻近第二肋间，横断胸骨并应用牵开器上抬胸骨，以求游离 ITA 时，仍然可能损伤它。此外，如果获取双侧 ITA，存在导致胸骨变形或假性胸骨关节形成等术后并发症的风险。

5.2.4　反 J 型切口

应用反 J 型切口[5]，从第三肋间至剑突切开皮肤，正中劈开胸骨下段并向上成角断开至左侧第三肋间。此方法不仅可充分显露 RCA、LAD 和对角支，还可以降低上述 T 型切口引起胸骨变形和胸骨假性关节的风险。由于胸骨上段没有被切开，术后恢复也加快。

5.3　左侧开胸术

左侧开胸术曾被报道是一种安全、有效、可预防后胸壁缺血的方法[6-7]。此径路具有诸多优点：吻合时不需要旋转心脏，易于保持血流动力学稳定；再次手术心包粘连时，易于识别吻合位置；易于精确测量桥血管长度[8]。不仅可用升主动脉、主动脉弓和降主动脉[9-10]（图 5.7 和图 5.8），还可将左侧锁骨下动脉[11]、左侧腋动脉和脾动脉[7] 作为桥血管的供血源。如果同期对 LAD 和 LCx 行血运重建，患者取 45°半右侧卧位，行左侧开胸。如果只对 LCx 行血运重建，采用右侧卧位，右侧开胸径路可获得最佳术野（图 5.9）。不过，需要根据患者、术前胸部 X 线和 CT 检查结果来选择第四或第五肋间入胸。患者胸廓形态因人而异，术前对手术径路的评估极其重要。特别要谨慎对待心脏扩大以及胸廓宽大的患者，因为这些患者施行 CABG 时可能操作困难并且费时。

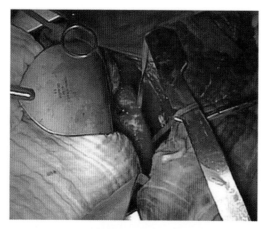

图 5.7　可以应用降主动脉作为桥血管的供血源

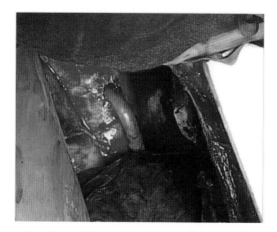

图 5.8　根据降主动脉特性可应用自动吻合器

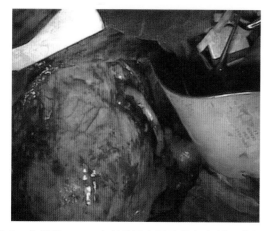

图 5.9　为重建 LCx，患者采用右侧卧位行右侧开胸切口可获得最佳术野

5.4　经膈肌径路

OPCAB 对右冠状动脉行血运重建时，经膈肌径

路是施行 MIDCAB 有效的径路[12]。此方法是再次手术处理右冠状动脉的有效路径，其最大优势是可以极大降低术中致命性并发症（如桥血管和心肌组织损伤）的风险。

应用此径路，患者体位选择非常重要。行上腹部正中切口，切除剑突（图 5.10）。于患者肝水平背部置一垫子，使患者充分背伸。用 Kent 钩牵拉左右肋弓，并上提，使膈肌和肝之间获得较大空间，膈肌的腹面则清晰可见。于肝左叶上缘膈肌行长约 5 cm 的横切口，可显露右冠状动脉（图 5.11）。方便时，采用 RGEA 作为 RCA 的桥血管。但是，如果患者一般条件差或患者有过胃部手术史，RGEA 不可用时，也可采用一根离断的桥血管（如桡动脉、大隐静脉、胃十二指肠动脉）[13]。

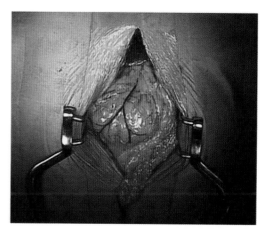

图 5.10　行上腹部正中切口，切除剑突

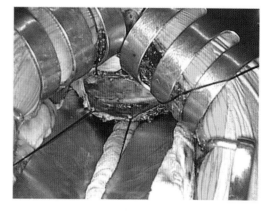

图 5.11　应用 Kent 钩向上牵拉左右肋弓而于膈肌和肝之间获得一较大空间。膈肌的腹面清晰可见

参考文献

1. Calafiore AM, Di Giammarco GD, Teodori G et al (1996) Left anterior descending coronary artery grafting via left anterior small thoracotomy without cardiopulmonary bypass. Ann Thorac Surg 61:1658–1665

2. Watanabe Y, Koyama N (2000) Minimally invasive direct coronary artery bypass (MIDCAB). Ann Thorac Cardiovasc Surg 6:356–360

3. Niinami H, Takeuchi Y, Suda Y et al (2000) Lower splitting approach for off-pump coronary artery bypass grafting. Ann Thorac Surg 70:1431–1433

4. Arom KV, Emery RW, Nicoloff DM (2000) Ministernotomy for coronary artery bypass grafting. Ann Thorac Surg 61:1271–1272

5. Grandjean JG, Canosa C, Mariani MA et al (1999) Reversed-J inferior sternotomy for beating heart coronary surgery. Ann Thorac Surg 67:1505–1506

6. Mack MJ, Dewey TM, Magee MJ (2002) Facilitated anastomosis for reoperative circumflex coronary revascularization on the beating heart through a left thoracotomy. J Thorac Cardiovasc Surg 123:816–817

7. Baumgartner FJ, Gheissari A, Panagiotides GP et al (1999) Off-pump obtuse marginal grafting with local stabilization; thoracotomy approach in reoperations. Ann Thorac Surg 68:946–948

8. Nishizaki K, Seki T (2003) Off-pump redo coronary artery bypass grafting from descending aorta to the posterolateral area through a left thoracotomy in patent internal thoracic artery graft. Jpn J Thorac Cardiovasc Surg 51:622–625

9. Minakawa M, Takahashi K, Kondo N et al (2003) Left thoracotomy approach in reoperative off-pump coronary revascularization: bypass grafting from the left axillary or descending aorta. Jpn Thorac Cardiovasc Surg 51:582–587

10. Watanabe Y, Fujii T, Hara M et al (2010) Redo CABG for ACS via the left thoracotomy using the PAS-Port system to the descending thoracic aorta: a case report. Ann Thorac Cardiovasc Surg 16:367–369

11. Kawata T, Kameda Y, Taniguchi S (1999) Modification of repeat coronary bypass grafting for the left anterior descending artery with a minimally invasive direct coronary artery bypass technique. J Card Surg 14:366–369

12. Takahashi K, Minakawa M, Kondo N et al (2002) Coronary artery bypass surgery by the transdiaphragmatic approach. Ann Thorac Surg 74:700–703

13. Takahashi K, Daitoku M, Minakawa M et al (2006) Coronary artery bypass grafting using an abdominal artery as an inflow. Ann Thorac Surg 82:69–73

围术期管理与麻醉

6

Yoshihiko Ohnishi

（符显明　杨林　译　周新民　校）

摘　要

为实现快速苏醒和拔管，在非体外循环冠状动脉旁路移植术（OPCAB）中最常使用的麻醉技术是通过持续输注瑞芬太尼和丙泊酚（或吸入麻醉药）来实施全身麻醉。通过加温系统和持续输注血管扩张剂来保持外周温度也很重要。此外，大部分患者必须采用经食管超声心动图（transesophageal echocardiography，TEE）监测，以期判断心室收缩和舒张功能。与传统的体外循环下冠状动脉旁路移植术（on-pump CABG）相比，OPCAB术中肺动脉导管的测量（包括持续监测中心静脉氧饱和度）更为有用。在进行回旋支或右冠状动脉吻合时，头低脚高位（Trendelenburg position）对于保持静脉回流非常有效。对于急性冠状动脉综合征或严重心力衰竭患者，术前置入主动脉内球囊反搏（IABP）会有效果。而二尖瓣严重反流、心室舒张功能低下时，确定选择性中转体外循环下CABG的时机，则非常重要。

关键词

麻醉·经食管超声心动图·肺动脉导管·舒张功能·主动脉内球囊反搏

6.1 麻醉

6.1.1 麻醉概念

20世纪90年代中期，日本引入OPCAB，目前该术式比例占所有CABG的60%以上。近年来，由于医疗设备如稳定器（stabilizers）和心脏固定器（positioners）的进展、更为有效的麻醉及心血管药物的研制，以及血容量控制技术的改进，使得大部分OPCAB患者都能获得良好的术中管理，而无需试用心肺辅助设备进行紧急辅助。相比传统体外循环下CABG，OPCAB术中失血量和补液量均明显减少。炎症反应和主动脉损伤风险也降低。此外由于

不使用体外循环设备，从成本角度考量，OPCAB也有利。不过，OPCAB术中若是需要紧急中转体外循环辅助支持，往往预后不佳[1]。比起传统体外循环CABG，OPCAB对麻醉医师的心血管系统管理和麻醉技术提出了更高要求[2]。OPCAB患者往往需要达到早期拔管和下床活动的目标。

6.1.2 术前心脏评估

既然OPCAB不使用体外循环，也就无法同期施行心脏瓣膜置换术。二尖瓣严重反流的患者，其围术期管理非常困难。搬动心脏至垂直位时，三尖瓣反流也极大地影响患者的血流动力学参数。因此，精确的术前心功能评估非常重要。对于罹患严重房室瓣反流的患者，建议使用体外循环同期行CABG及心脏瓣膜

修复。合并轻-中度主动脉瓣反流或狭窄时，可以安全耐受 OPCAB，无需体外循环支持。如果患者明确合并卵圆孔未闭，则应在体外循环下行开心修补术。

左心室的舒张期直径、收缩期直径以及射血分数（ejection fraction，EF）应进行精确评估。我们医院的经验是：左心室 EF 低于 25% 时，考虑体外循环下 CABG[3]。当患者合并以下情况时，围术期管理会更为困难：左心室室壁肥厚、心腔小者；心脏舒张功能减弱者（如合并二尖瓣或三尖瓣瓣环严重钙化、心包增厚）。而左心室前负荷与右心室 EF 值相关，右心室功能下降也会显著影响心排血量[4]。当患者系左主干严重狭窄者，需要严格维持体循环血压稳定。

合并颈动脉狭窄或脑动脉闭塞者，首先应考虑手术顺序。多数此类病例优先行 OPCAB，常需要将血压维持在高于正常水平[5]。

合并肾衰竭患者，应该在 OPCAB 术前一天行透析治疗。由于肾衰竭患者的动脉硬化病变程度可能非常严重，术中血压变动会增大，因此更需要严格控制容量。术后肾损伤是 OPCAB 术后严重并发症之一，故术前肾功能评估尤其重要。

6.1.3　术中麻醉管理

全身麻醉是标准，但全麻复合硬膜外麻醉可以有效减轻术后疼痛。有病例报道，仅使用硬膜外麻醉也能完成 OPCAB。不过，由于使用高剂量肝素抗凝，硬膜外置管给予麻醉药并非最佳选择，因为这一措施可能引发硬膜外血肿。对于术中系统性麻醉管理而言，吸入麻醉作为麻醉预处理的一种手段能够有效保护心功能。然而冠状动脉吻合时，心率应当控制在 80 次/分以下。因此应用吸入麻醉药时，常需要注射短效 β-受体阻滞剂（如兰地洛尔）以减慢心率。在 CABG 期间使用止血带压迫上臂进行预处理已被报道具有心脏保护作用。

2006 年始，瑞芬太尼应用于日本临床。它是一种超短强效麻醉剂，可强化围术期心率控制，但却常常需要术中安装起搏器[6]。近期由于开发出可靠的手术器械，如章鱼型组织稳定器（Octopus Tissue Stabilizer）和海星型心脏固定器（Starfish Heart Positioner），心率控制已不需要像以往那么严格。

静脉麻醉诱导药通常包括苯二氮䓬类，如咪达唑仑（0.02～0.1 mg/kg）、地西泮（0.02～0.1 mg/kg），以及阿片类药如芬太尼（2～5 μg/kg）。静脉麻醉维持

优先考虑持续输注瑞芬太尼 [0.3～0.6 μg/(kg·min)] 和丙泊酚 [5～6 μg/(kg·min)]。为达到预处理效果，麻醉维持时亦可考虑瑞芬太尼复合吸入麻醉剂，如异氟烷（0.5%～1%）或七氟烷（1%～2%）。

术中麻醉管理的目的是双重的：①尽量减少心脏作功；②维持体循环血压以确保冠状动脉适当血供。将心率保持在适当慢的水平对于减少心脏作功极为关键。持续输注瑞芬太尼可稳定心率，而选择性 β₁ 受体阻滞剂也可有效控制心动过速。适当降低体循环阻力能够减轻左心室后负荷，进而改善左心室功能。磷酸二酯酶（PDE）Ⅲ 抑制剂有助于术中管理，因为既可以降低体循环阻力，又轻度增强心脏收缩力[7]。由于输注该类药物达到有效浓度需要近 1 h，因此应当在血管吻合期间就输注，以期在血管吻合结束时发挥药效。常用的磷酸二酯酶Ⅲ抑制剂包括米力农 [0.5 μg/(kg·min)] 和奥普力农 [0.3 μg/(kg·min)]。不过，过度降低体循环阻力会导致舒张压降低，进而减少冠状动脉血流。因此为维持血压，可持续泵入缩血管药物，如去氧肾上腺素或小剂量去甲肾上腺素。在低刺激程度情境下（如麻醉诱导和手术开始前），容易发生低血压，持续输注去氧肾上腺素有效。而桥血管吻合期间以及吻合完毕后，血压下降时，持续输注去甲肾上腺素有效。

手术即将结束前，必须追加芬太尼（5～10 μg/kg），并逐渐停用瑞芬太尼。同时，丙泊酚联合右美托咪定开始持续输注，并将患者转送至重症监护病房（ICU）。建议芬太尼总量设定为 500～800 μg，目标应是早期拔管（表 6.1）

6.1.4　术中监测

与大部分心脏手术类似，术中需要使用心电图（Ⅱ、V₅ 导联）、脉氧饱和度仪、二氧化碳监测仪、

表 6.1　OPCAB 的麻醉管理方案

1.　麻醉维持推荐持续静脉输注丙泊酚及瑞芬太尼
2.　术中心脏处于垂直位时，肺动脉漂浮导管监测体系有益于管理
3.　除非存在禁忌证，所有患者必须采用经食管超声心动图监测
4.　应用保温系统维持患者体温正常很重要
5.　优先考虑快通道麻醉技术，包括术后镇痛管理
6.　应用传统的心脏固定器时，需要预防严重的房室瓣反流和心室流出道狭窄
7.　吻合左回旋支和右冠状动脉时，头低脚高位有效

直接动脉压和中心静脉压进行监测。脑电图如脑电双频分析（bispectral analysis，BIS）可用于监测麻醉深度，鼻咽温或膀胱温通常用于反映机体核心温度，偶尔使用鼓膜温度。机体外周温度则通过手掌或前臂皮肤表面温度监测。

据报道，体外循环下 CABG 中是否应用肺动脉漂浮导管，对患者的并发症发生率和死亡率并无明显影响。但 OPCAB 术中，肺动脉漂浮导管监测却常常有益于监测到肺动脉压急剧升高以及中心静脉氧饱和度（SvO$_2$）陡然下降。在某些患者术后管理中也需要肺动脉漂浮导管[11]。还需要经食管超声心动图（TEE），以评估二尖瓣、三尖瓣反流以及室壁运动状态，也能诊断肺动脉狭窄、左心室流出道梗阻。TEE 也能用于评估心室舒张功能。

通常情况下，OPCAB 术中冠状动脉血管吻合顺序依次为：左前降支（LAD）→回旋支（Cx）→右冠状动脉（RCA）。

左前降支吻合时，SvO$_2$ 和心排血量有时会降低。若肺动脉压明显升高，应怀疑可能存在左心室受压和肺静脉梗阻。若与之相反，肺动脉压下降则提示可能发生右心受压和右心室流出道狭窄。对于诊断这些情况，TEE 可用于评估左、右心室的形态和运动。

行回旋支和右冠状动脉吻合时，心脏处于垂直位，心电图输出电压将下降，因此不易发现 ST 段改变。此外，心脏垂直位时，SvO$_2$ 常明显降低，反映出心输出量下降。肺动脉压降低提示很可能出现右心室流出道梗阻、右心衰竭以及三尖瓣反流加重。相反，若是肺动脉压升高，提示左心衰竭以及二尖瓣反流加重。此时，TEE 有利于评估二、三尖瓣的反流程度。

此外，评估术中左心室舒张功能时，TEE 十分重要。左心室流入血流波形的评估可以诊断左心室舒张功能状态，是否舒张功能不全，或者是否假性正常（图 6.1）。

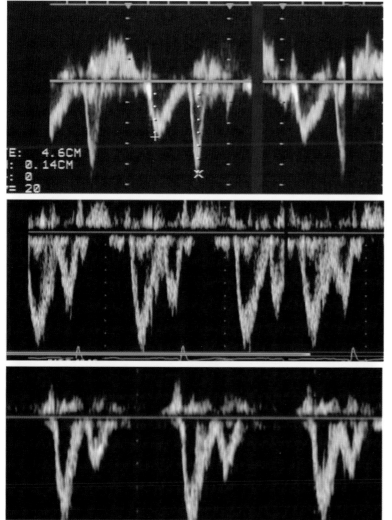

图 6.1　术中应用 TEE 评估左心室舒张功能。使用脉冲多普勒测量二尖瓣口左心室流入道血流频谱波形。（a）异常舒张频谱显示，E 峰降低、减速时间延长以及 A 峰升高（E/A＜1）；（b）假性正常频谱显示，E 峰升高以及 A 峰降低，E 波的减速时间逐渐下降（E/A＞1）；（c）限制型频谱显示，E 峰升高，E/A 比值＞2，舒张早期左心室压力迅速上升

联合应用以上技术和组织多普勒及肺静脉流入血流波形的测量，可能获得更为准确的诊断。若是左心室流入道血流波形 E 峰速度与组织多普勒所测速度的比值（E/e'）≤8，可认为左心室舒张功能基本正常。要是该比值≥15，就存在舒张功能不全（图6.2）。既然舒张功能显著影响 OPCAB 术中的心血管管理，那么发现舒张功能不全就很有必要。

OPCAB 术中评估右心室功能同样重要。中心静脉压和波形可用于评估右心功能，而肺动脉导管获得的肺动脉压力波形也可监测右心室功能。左心室形态趋向于圆形，但右心室则不同，因此 TEE 难以评估右心室 EF 值，但仍可提供重要信息。TEE 也被用于评估右心室舒张功能。心肌作功指数与右心室收缩时间间期相关，可用于评估右心室功能。同时，三尖瓣瓣环收缩期移位（tricuspid annular plane systolic excursion，TAPSE）测量值也可用于监测右心室收缩功能。

对于合并颈动脉狭窄或脑血管闭塞的患者，术中可用近红外光谱法（near-infrared spectroscopy，NIRS）监测脑功能。

6.1.5　术后麻醉管理

手术结束后，患者通常转送至 ICU 接受进一步治疗。丙泊酚［2～3 mg/(kg·h)］联合右美托咪定

［0.2～0.4 μg/(kg·h)］持续镇静。适当补液以维持患者尿量。一旦外周温度恢复正常，可尝试尽早拔管。患者转运至 ICU 后，很快就能恢复自主呼吸，术后 3～6 h 常常可以拔管。大部分情况下，患者第二天即可转出 ICU。此过程中，持续输注芬太尼以减轻术后疼痛。

6.2　术中管理

6.2.1　术中心血管管理

麻醉诱导后，瑞芬太尼剂量降至 0.05～0.1 μg/(kg·min) 直至手术开始。如患者体循环血压降低，可考虑静脉使用去氧肾上腺素（0.1～0.2 mg）以维持血压。若麻醉诱导后，外周血管阻力下降，应当输注晶体液。

获取胸廓内动脉或桡动脉过程中，输注足量液体可补偿血液丢失。TEE 可评估心脏大小、EF 值以及舒张功能，也可监测二、三尖瓣反流情况。胸廓内动脉游离过程中，一些患者呼吸时的胸廓运动可能干扰手术操作，可通过增加呼吸频率至 30～50次/分，并降低潮气量至 100～200 ml，减轻这一呼

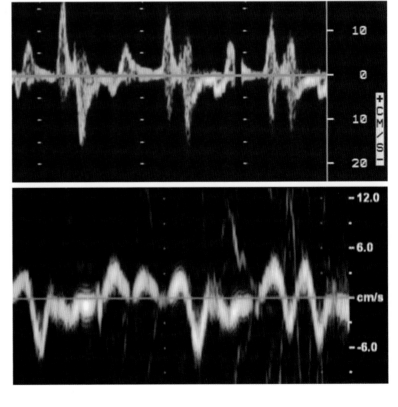

图 6.2　四腔心切面应用组织多普勒频谱监测二尖瓣瓣环运动。(a) 异常舒张频谱显示，a'峰升高，e'峰降低（e'≥8 mm/s）。(b) 限制型组织多普勒频谱显示，e'峰降低且 e'<8 mm/s

吸运动。

吻合血管前，静脉推注小剂量肝素（100～150 u/kg），维持活化凝血时间（activated clotting time，ACT）超过 250 s。吻合左前降支时，可悬吊下部心包，或使用一块纱布垫在心脏下部，以使左心室轻微抬高。固定器压迫左前降支后，可能造成二尖瓣反流以及双心室舒张功能不全。左前降支上切开一个小切口之后，将冠状动脉血管内分流栓置入左前降支，以保证吻合口以远的血流[8]。冠状动脉血管端-侧吻合时，建议减少容量负荷，而使用缩血管药物（如去氧肾上腺素）升高血压，来维持冠状动脉血流。对角支吻合时也采用同样的处理方案。

回旋支吻合时，患者采取 Trendelenburg 体位（头低脚高位），以增加静脉回心血量。采用稳定器牵起心尖部，以便让心脏处于垂直位（图 6.3）。为了吻合回旋支，心脏扭曲将加重二、三尖瓣的反流，进而明显降低心排血量[9]。若瓣膜反流，调整稳定器方向、减轻心脏扭曲可以减少反流。尽管稳定器压迫未构成明显影响，但若是心脏重度扭曲或是处于垂直位时，也将严重影响循环（图 6.4）。既然心脏位于垂直位造成心排血量降低，就必须输液体以维持前负荷。许多病例中，有必要持续输注多巴胺或去甲肾上腺素。

大部分情况下，当 RCA 与房室结支或后降支吻合时，需要将心脏置于垂直位。虽然吻合右冠状动脉靶血管时，也需要用稳定器将心脏拉至垂直位，但与吻合回旋支血管相比，心脏扭曲和房室瓣反流程度均较轻。由于心排血量持续降低，输液非常重要。这种情况下，可以使用伴有扩血管作用的正性肌力药物，如磷酸二酯酶Ⅲ抑制剂和多巴酚丁胺[3～5 μg/(kg·min)]。

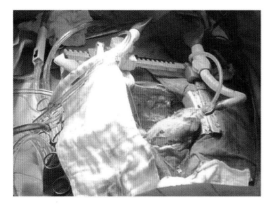

图 6.3　使用心脏稳定器吸引心尖部，使得心脏处于垂直位

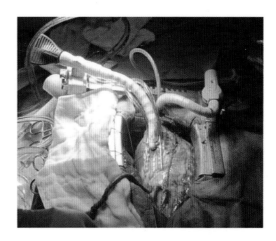

图 6.4　使用心脏稳定器固定回旋支动脉

吻合完毕，心脏归位，止血关胸。室内温度升高并使用暖风加温系统，以期患者体温升至正常。静脉输注氨基酸制剂可能有助于复温[10]。持续输注小剂量钙通道阻滞剂（如尼卡地平和地尔硫䓬），以防止动脉桥痉挛。多数情况下，输注小剂量缩血管药物（如儿茶酚胺）以支持心功能，同时复合使用血管扩张药，以减轻后负荷。

6.2.2　输液管理

常用胶体液，但也可使用晶体液。既然吻合左前降支时，稳定器会限制心脏舒张功能，术中需要控制液体输入量。回旋支吻合时，心脏处于垂直位且扭曲，也需要输液。然而，右冠状动脉吻合时，需要输注更多液体。适当的输液补容可以降低术后心房颤动发生率。

输血可能增加炎症反应，尽量完成左前降支吻合之后，再考虑输血为妥。不过，仍需注意避免贫血，因为贫血会显著影响氧的供需平衡。由于老年和小个子女性患者的数目持续增加，近半数患者 OPCAB 术中输过血。

在老年以及具有动脉硬化病灶的患者中，由于钙化灶出血而止血困难的病例数量正在增长。应该避免过度输注新鲜冰冻血浆以及血小板，但要彻底止血则可能较困难。

有报道表明，减少输液量有助于降低多种并发症的发生[12]。如果能够维持心排血量的稳定，更少输液可以有效减轻肺部并发症。左前降支吻合时，放血治疗（bloodletting）可减轻稳定器以及固定装置压迫心脏所造成的二尖瓣反流。心脏舒张功能受损的患者亦需要严格限制输液，因为其容量储备更小，难以控制循环血量。

尿量管理也是必需的。与体外循环下 CABG 相比，OPCAB 术中肾衰竭的发生概率更小。但术后肾衰竭会很严重。静脉使用呋塞米或持续输注人心房利钠肽（human atrial natriuretic peptide，hANP）可能有效。

6.2.3 心血管激动剂

在 LAD 吻合前及吻合过程中，经常使用儿茶酚胺类药物，如具有 α 受体激动作用的去氧肾上腺素 [0.1～0.4 μg/(kg·min)] 及去甲肾上腺素 [0.01～0.1 μg/(kg·min)]，来支持心脏功能。在完成左前降支吻合之前，不建议使用具有 β 受体激动作用的儿茶酚胺类药物（如多巴胺和多巴酚丁胺）。

完成左前降支吻合后，心脏将固定为垂直位，再开始吻合回旋支。如果心排血量明显降低，推荐应用 β 受体激动剂（如多巴胺）。应用动脉桥时，建议持续输注钙通道阻滞剂，如地尔硫䓬（2～5 mg/h）或尼卡地平（1～2 mg/h）。磷酸二酯酶Ⅲ抑制剂（如奥普力农和米力农）用于降低过高的心脏后负荷。发生体循环低血压可持续输注去甲肾上腺素。

吻合右冠状动脉时，必要时可使用 α 和（或）β 受体激动剂以维持血压。持续输注 hANP [0.01～0.05 μg/(kg·min)] 可以发挥其利尿作用。

冠状动脉吻合完成后，常持续泵入 β 受体阻滞剂以控制心脏的节律和心排血量。持续输注兰地洛尔 [0.005～0.02 μg/(kg·min)] 以处理心动过速，并预防术后心房颤动。磷酸二酯酶Ⅲ抑制剂对于减轻心脏后负荷也很有效。

6.2.4 心力衰竭患者的管理

心力衰竭患者的心血管管理更具挑战性。因为左心室 EF 值更低，需要既应用血管扩张剂降低后负荷，又恰当输注液体以降低前负荷。不过，如果能维持心排血量稳定，左心室低 EF 值并不意味着预后不良。在我们医院，如果患者术前 EF 值≤25% 或中度以上二尖瓣反流，会考虑施行体外循环下 CABG。若是术前 EF 值＞25%，应考虑以下三个因素：心脏大小，是否存在运动障碍的区域（dyski-

netic areas），以及二尖瓣瓣环钙化的严重程度。然而，OPCAB 经常是可行的。通常，低 EF 值并不一定是术中血流动力学管理的危险因素，因为大心脏合并低 EF 值的患者与小心脏患者相比，垂直位时心脏翻转和扭曲角度更小。吻合回旋支时，二尖瓣、三尖瓣反流加重，调整固定器的心尖牵引方向可以减轻反流程度。因此，垂直位时可能需要增加容量负荷。适度持续输注 α 受体激动剂有助于维持冠状动脉灌注压。当患者心脏有较大面积的运动异常区域、功能性二尖瓣反流，或严重的二尖瓣或三尖瓣环钙化时，术中心血管系统的血流动力学管理比较困难。

患者合并左心室舒张功能减退时，冠状动脉吻合时应用稳定器会压迫心脏，将降低心排血量和 SvO_2。血管吻合期间或是心脏垂直位会导致二尖瓣、三尖瓣反流恶化，心排血量进一步降低。超声心动图上 E/e' 的增加被作为舒张功能的指标。一般来说，$E/e'≤8$ 时，心脏舒张功能可视为正常；而 $E/e'≥15$ 提示心脏舒张功能严重受损。有报道表明，比较 $E/e'≥15$ 和 $E/e'≤8$ 两组患者，前者术后心血管事件发生率显著增高，且前者死亡率亦更高[13]。$E/e'≥15$ 的患者术中心排血量的降低需要更多时间才能恢复至基础水平。当存在心脏舒张功能障碍时，术中和术后管理常更为困难。

6.2.5 主动脉内球囊反搏患者的管理

当患者合并急性冠状动脉综合征、血流动力学不稳定或是严重心力衰竭及低心排血量综合征时，通常需要术前就放置主动脉内球囊反搏（IABP）。IABP 辅助可以提高动脉舒张压，进而改善冠状动脉血流。当心脏翻转或处于垂直位时，升高体循环动脉平均压可以有效稳定血流动力学状态。既然体循环血压和心排血量得以提高并适当维持，很多情况下并不需要额外输液[14]。

IABP 通常是以 1:1 进行辅助。因为术中使用电刀，IABP 常采用动脉压力触发模式。术中 TEE 可用来判断起搏球囊的位置。理想的球囊位置应在左锁骨下动脉以远 2～3 cm 处。患者的粥样硬化病灶如有血栓附着于动脉内膜，使用 IABP 存在引发术后肾衰竭、下肢栓塞等潜在并发症。而静注肝素则会加重 IABP 穿刺点出血的可能。

6.2.6　中转体外循环下 CABG

吻合期间发生血流动力学崩溃并需要体外循环的患者，其预后比无血流动力学恶化的患者差 7 倍。术中中转为体外循环下 CABG 包括两种情况：选择性中转和因血流动力学不稳定造成的紧急中转。2000—2005 年间，OPCAB 业已流行，因血流动力学严重障碍需要中转为体外循环下 CABG 的概率达到 6%～8%，其中紧急中转为体外循环的概率为 3%。近年来，由于 OPCAB 手术器械的改进以及手术技能的提高，中转体外循环的概率有所下降；不过，仍然约有 2% 的患者需要转为体外循环支持下实施 CABG，而其中紧急中转体外循环的概率约为 1%。

选择性中转为体外循环下 CABG 在中重度二尖瓣反流或有器质性疾病如卵圆孔未闭时更为常见。此外，选择性中转的病例还包括以下情况：动脉夹层、拟吻合的冠状动脉被包埋、因右心室功能或舒张功能很低导致无法行 OPCAB[15]。心脏僵硬或心室壁肥厚时，术中也容易发生血流动力学严重障碍。而合并左主干狭窄、舒张功能障碍所致的心力衰竭、再次 CABG 或亚急诊状况时，都有可能中转体外循环下 CABG。

左前降支血管吻合时，应用冠状动脉血管内分流栓，有利于预防中转体外循环。此外，应用 IABP 可以预防中转，而短暂应用经皮心肺支持装置以及心室辅助装置也有帮助。

紧急中转体外循环的情况多见于吻合回旋支时，最常见的原因是严重的二尖瓣反流。此时心脏处于旋转、垂直位，导致心排血量降低及血流动力学崩溃[16]。但是，近期器械（如稳定器和心脏固定器）的改进使得心脏处于反转、垂直位时的血流动力学有所改善，因此减轻了血流动力学恶化的发生率。另一方面，在前降支吻合时，对于舒张功能障碍或右心功能不全的患者，固定器的压迫作用与严重的血流动力学障碍以及中转体外循环 CABG 相关。

参考文献

1. Chassot PG, Linden P, Zaugg M et al (2004) Off-pump coronary artery bypass surgery: physiology and anesthetic management. Br J Anaesth 92:400–413
2. Shim JK, Choi YS, Chun DH et al (2009) Relationship between echocardiographic index of ventricular filling pressure and intraoperative haemodynamic changes during off-pump coronary bypass surgery. Br J Anesth 102:316–321
3. Keeling WB, Williams ML, Slaughter MS et al (2013) Off-pump and on-pump coronary revascularization in patients with low ejection fraction: a report from the society of thoracic surgeons national database. Ann Thorac Surg 96:83–89
4. Michaux I, Filipovic M, Skarvan K et al (2006) Effects of on-pump versus off-pump coronary artery bypass graft surgery on right ventricular function. JTCS 131:1281–1288
5. Marui A, Okabayashi H, Komiya T et al (2012) Benefits of off-pump coronary artery bypass grafting in high-risk patients. Circulation 126:s151–s157
6. Ono N, Ono T, Asakura T et al (2005) Usefulness of unipolar epicardial ventricular electrogram for triggering of intraaortic balloon counterpulsation during off-pump coronary artery surgery in patients with hemodynamic instability complication acute coronary syndrome. Anesth Analg 100:937–941
7. Omae T, Kakihana Y, Mastunaga A et al (2005) Hemodynamics changes during off-pump coronary artery bypass anastomosis in patients with coexisting mitral regurgitation: Improvement with Milrinone. Anesth Analg 101:2–8
8. Bergsland J, Lingaas PS, Skulstad H et al (2009) Intracoronary shunt prevents ischemia in off-pump coronary artery bypass surgery. Ann Thorac Surg 87:54–61
9. Couture P, Denault A, Limoges P et al (2002) Mechanisms of hemodynamic changes during off-pump coronary artery bypass surgery. Can J Anesth 49:835–849
10. Zangrillo A, Pappalardo F, Corno GTC et al (2006) Temperature management during off-pump coronary artery bypass graft surgery: a randomized clinical trial on the efficacy of a circulating water system versus a forced-air system. J Cardiothorac Vasc Anesth 20:788–792
11. Lavi R, Chung D (2012) Pro: continuous cardiac output and SvO2 monitoring should be routine during off-pump coronary artery bypass graft surgery. J Cardiothorac Vasc Anesth 26:1131–1135
12. Shahian DM, Normand SLT (2008) Low-volume coronary artery bypass surgery: measureing and optimizing performance. JTCS 135:1202–1209
13. Lee EH, Yun SC, Chin JH et al (2012) Prognostic implications of preoperative E/e′ ratio in patients with off-pump coronary artery surgery. Anesthesiology 116:562–571
14. Mannacio V, Tommaso LD, Amicis VD et al (2012) Preoperative intraaortic balloon pump for off-pump coronary arterial revascularization. Ann Thorac Surg 93:804–809
15. Mukherjee D, Ahmed K, Baig K et al (2011) Conversion and safety in off-pump coronary artery bypass: a system failure that needs re-emphasis. Ann Thorac Surg 91:630–639
16. Chowdhury R, White D, Kilgo P et al (2012) Risk factor for conversion to cardiopulmonary bypass during off-pump coronary artery bypass. Ann Thorac Surg 93:1936–1942

争论：调控容量负荷，抑或血管加压药物

7

Shinju Obara，Masahiro Murakawa

（周栋　张剑峰　译　周新民　校）

摘　要

非体外循环冠状动脉旁路移植术（OPCAB）可导致麻醉期间低血压，特别是当搬动心脏时。虽然主要通过增加容量负荷与应用血管加压药来治疗低血压，但很少有研究调查这两种治疗方案哪种更有效。基于扩容的方法理论上主要是通过补充下降的心室前负荷来实现，而心室前负荷下降则是导致血压下降的主要原因。这些方法避免了低血容量引起的损害，以及血管加压药的不良反应，例如加剧循环功能衰竭。另一方面，近年来的趋势是限制液体，而采用血管加压药的治疗方案则与之一致，这也能保证器官灌注，其目的在于防止液体超负荷带来的并发症。麻醉科医师必须全面了解每种方法的优缺点，并根据每位患者的需要采用增加容量负荷和（或）应用血管加压药的适当治疗方案。

关键词

非体外循环冠状动脉旁路移植术·麻醉·液体管理·调控容量负荷·血管加压药

7.1　引言

根据 2012 年日本冠状动脉外科协会的国家学术问卷调查委员会对冠状动脉手术进行的调查（回复机构：319，回复率：69.5%），结果显示：OPCAB 占 CABG 的 63.5%。当被问到怎样搬起心脏时，大多数外科医师（87%）回答"采用心脏固定器（heart positioner）"。至于让心脏冠状动脉靶血管稳定的方法，100% 的回复是"采用组织稳定器（tissue stabilizer）"。在日本，联合应用这些方法是心脏手术的标准流程。因此，参与这些手术的麻醉科医师需要明白这种人为干预下的血流动力学状况，并应该具备维持充分麻醉的技能。

为了维持适当的携氧量以满足心脑等主要脏器的需求，必须保证麻醉状态下的器官灌注。因此，动脉血压和心排血量必须维持。因为舒张期内冠状动脉血流量高，所以重要的是不仅保证舒张期足够长，还要维持足够的灌注压[1]。特别是当冠状动脉狭窄时，冠状动脉血流量取决于冠状动脉灌注压（平均血压或者舒张压）。脑血流量有自主调节能力，可以保持平均血压在 70～160 mmHg 范围内。但有报道表明，大脑代谢率在麻醉状态下低于清醒状态[2]，并且可以耐受某种程度的低灌注；考虑到安全边界，最好的做法是保持必需且足够的灌注。OPCAB 术中，除了基础疾病抑制心功能之外，因为

麻醉的心脏抑制和外周血管扩张作用，血压倾向于进一步降低。此外，下文提及的功能机制也会导致血压显著降低，OPCAB 术中搬动心脏完成血运重建时，需要采取相应处理。

因此，OPCAB 术中出现血流动力学恶化状态（不能维持平均压＞50 mmHg）以及难治性心律失常[3]时，就必须紧急中转为体外循环下 CABG。前述调查显示，中转率为 2.5%。该研究结果还显示：OPCAB 相关死亡率为 0.45%，然而当 OPCAB 中转为体外循环下 CABG 时，死亡率上升为 2.72%。虽然这些统计数据并不能提示发生原因，但一篇囊括了 14 项随机对照临床试验的综述[4]发现，中转体外循环的原因包括：循环不稳定以及冠状动脉靶血管位于心肌内。在日本，因为同样原因而中转体外循环也很普遍。"循环不稳定"指的是麻醉科医师发现难以维持患者正常血压。要判断能否单纯凭借麻醉管理技能就可解决这一难题是很困难的。不过，必须避免因为麻醉科医师技能的欠缺，而出现中转体外循环导致死亡率不必要的升高。

此前提及的调查也询问了 OPCAB 术中低血压的应对措施。结果显示：43.1% 的回复者爱用扩容，而 54.2% 的回复者则采用血管加压药。实际临床实践中，也有可能将这两种方法联合应用，以应对解剖、生理原因所致的血流动力学改变[5,3]。例如，如果循环不稳定是由于低血容量或心腔受压，随即采取扩容措施。如果存在心肌缺血或心腔受压，或是尝试了其他方法仍持续低血压，那么就使用去氧肾上腺素或者去甲肾上腺素。

在麻醉和外周血管阻力正常时，对所需容量的管理是简单的。特别要提的是，维持冠状动脉与脑血管灌注压的同时还要维持前负荷以避免低灌注，必要时就需要靠血管加压与正性肌力药来维持血压。这几类循环管理方式的目标就是帮助患者度过血流动力学不稳定状况。例如，如果患者术前表现为明显脱水，输液是首选治疗。如果应用了具有强烈扩张外周血管作用的麻醉药时，可能将选择血管加压药。另外，OPCAB 术中，另一项抑制循环的因素则是对心脏的操作，它主要是抑制了心室前负荷。如果低血压是由于心房压力过大所致，最好应首先解决这一问题。

当实施这些措施时，在一定程度上还要依靠患者的储备功能；检查患者在麻醉状态下的麻醉记录，确定液体输入量和儿茶酚胺使用量。然而，有可能

临床实践中应用的一些方法与教科书的推荐措施存在冲突。一些围术期因心力衰竭等病情不得不限制输液的患者也会大量输液，而对于那些瓣膜关闭不全的患者，本应避免增加后负荷时也不得不使用血管加压药。如果利大于弊，为了术中维持循环，这些方法既可以、也需要使用。此外，即便是监测技术目前有进展，他们也无法完全可靠、客观地观察到麻醉期间即时的循环血量及其变化。即使在这种状况下，麻醉科医师也必须在须臾之间采取措施，以应对各种异常情况。在明确原因之前，他们也不得不采取各种诊断或治疗措施，例如补液试验（volume challenge，输入一定量液体，如果血流动力学改善，可诊断前负荷不足）。麻醉师根据其所掌握的信息，采用"滴定法（titration）"以确定准确的治疗方案。因此，麻醉科医师的倾向可能在整个治疗过程中起到重要作用。

任何情况下，侵入性动脉压可作为实时监测指标，通过（a）增加液体容量，或是（b）血管加压药提高外周血管阻力，来使血压升高。回顾每一例麻醉记录，讨论在输液和（或）使用最大剂量血管加压药后，血压升高是因为容量增加，还是外周阻力增加。实时麻醉有时候会出现类似于"黑匣子"现象，这也是常常引起非专业人士争论的地方。此外，许多麻醉科医师可能要关注应增加的容量，在心脏操作导致血流动力学剧烈变动之前增加的输液量，伴随血管加压药引起的外周阻力增加，以及血管加压药剂量增加的程度。不过，因为至今没有针对人类的随机临床试验和 meta 分析，所以没有足够数据以资讨论这一问题。

本章旨在概括各类循环管理方法的优缺点，并为帮助麻醉科医师选择最适合个体患者的方法提供信息。

7.2　赞成（pro）：血管加压药尽可能小剂量，并根据容量情况调控

7.2.1　维持前负荷有生理学意义

尽管麻醉学方法的相关综述及教科书推荐在 OPCAB 期间通过液体输注和血管加压药的使用来增

加血压，但未特别提出使用这些方法的最佳条件，或者最佳使用顺序[3,6-9]。

总的来说，不仅在 OPCAB 期间，而且在诱导麻醉时就应该纠正术前脱水。纠正脱水时，需要考虑同时纠正因全身麻醉药扩张外周血管导致的前负荷相对降低。

OPCAB 术中吻合血管时，对于左前降支（LAD）区域需将心脏抬离心包。左回旋支（LCx）和心脏后壁右冠状动脉（RCA）的末端再血管化需要将心脏抬至近乎垂直的角度。这些不同的心脏位置可以导致各种血流动力学改变。心脏向右旋转使右心房受压，降低右心室回心血量。特别注意钝圆支吻合时的心脏位置，右心室受压和变形会导致右心室流出道梗阻，引起左心室充盈压降低。低心排血量（cardiac output，CO）导致冠状动脉血流量降低[10]，甚至可以引起心肌缺血。实验用"八爪鱼（octopus）"装置将猪心抬起，发现 LAD 血流量下降 34％，LCA 血流量下降 50％，RCA 血流量下降 25％[10]。冠状动脉血流量降低可以进一步降低心脏收缩力。因此，在低血压状态时，这些血流模式需要全方位监测。

前文提及的原因导致左心室前负荷降低。因此，可以采用扩容或者 Trendelenburg 体位或抬高下肢来处理。手术台也可以向右下方旋转，缓解手术操作给右心房带来的压力。安放稳定器可以直接抑制收缩力，而舒张性心力衰竭也可以采用上述方法处理。对于心力衰竭的患者，液体管理要求优化前负荷。根据 Frank-Starling 曲线，可以观察到扩容会使 CO 增加，这也是逻辑合理的方法。

在 OPCAB 术中，心脏操作容易导致血压下降，即使血压之前已经得以维持。如果事先没有适当的血容量，后续纠正循环紊乱会更为困难。此外，最近有一些设备进展，可用于预测补液有效性，包括用来预测补液是否可以改善血流动力学的脉波分析（pulse wave analysis）。这些设备可能有助于改善血容量[11]。总之，在搬动心脏之前，除非肺动脉收缩压达到 20 mmHg 或者更高，否则可以补液。也有报道称，脉波分析监测的脉压变异率（pulse pressure variation，PPV）是 OPCAB 术中搬动心脏后评估补液有效性的参考指标[12]。这项研究中，搬动心脏、LAD 吻合之后分别行 PPV 检测；备 6％羟乙基淀粉（hydroxyethyl starch，HES）以 10 ml/kg 在 10 min 内输入，如果患者的心指数提高 15％以上，视为

"有效者"（相对低血容量患者）。"有效者"和"无效者"的 PPV 存在显著差异，PPV 超过 7.69％的患者被认为是"有效者"，敏感性为 86％，特异性为 83％。这些用来分析补液有效性的方法可以作为指标，来预防搬动心脏造成的循环紊乱，同时避免过度补液。仍需建立新指标，以对早期因搬动心脏而引起的循环紊乱进行预测。

我们未发现之前有研究曾调查，在 OPCAB 术中需要多少液体量才能维持循环稳定。少量涉及其他主题的研究曾提到剂量问题。提到剂量绝对值的研究包括 Mueller 等于 2002 年发表的报道[13]，该研究组使用（2800±800）ml 晶体溶液以及（850±230）ml 胶体溶液。2005 年，Staton 等报道[14]使用了（3934±1311）ml 液体量。提到手术时长的报道则包括 2001 年 Yoshida 等的报告，输入了（3649±972）ml 晶体溶液、（623±224）ml 胶体溶液、（128±256）ml 红细胞及（227±168）ml 自体回输血，手术时长（285±61）min[15]。2005 年，Kessler 等[16]报道，使用（1532±382）ml 林格乳酸液以及（896±55）ml HES，手术时长（110±34）min，此后 28 例患者中有 5 例需要使用去甲肾上腺素。Yoshida 等和 Kessler 等都报道，晶体和胶体的输液速度分别为 899 ml/h 和 1324 ml/h。然而这几组患者的体重并不清楚，而且随之使用的心血管药物信息不详，可以看出的是：与普通外科手术相比，输液量相对较大，前负荷也需要主动维持。此外，需要更多近期的报道，因为现有的数据都已陈旧。

OPCAB 中需要晶体液和胶体液来维持足够的前负荷。2013 年 8 月，Hespander® 和 Salinhes® 开始在日本应用，但仅限于大量出血或体外循环血液稀释的病例。但 OPCAB 术中未出现大出血者实施扩容是否也符合这些指征则尚不清楚，看起来可以广泛使用。

此外，许多日本在售心脏麻醉手册（未引用，读者群系初学者）认为，足量扩容后可采取头低足高倾斜体位，如果血压仍不达标，需要使用血管加压药。

7.2.2　低血容量的危害

术中低血容量与以下因素有关：氧供与氧需失衡，心动过速导致心血管事件发生率增加，肾功能不全的风险，消化道功能严重损害，例如术后恶心、呕吐或肠梗阻[17-18]。因为心脏手术属于高侵入性，

术中容量超负荷也存在引起肺部病变和导致心力衰竭的风险。然而，一定程度上这通常不是改善低血容量就足够的，还涉及很多危险因素。术前心功能或肾功能不全的患者，存在术后容量超负荷引起肺部损害的风险。不过，这能够在恰当的呼吸治疗基础上加以控制。

低血容量导致代偿性心动过速。即使是稳定器技术已有进展，但 OPCAB 术中的心动过速仍然会增加心脏操作的困难程度，并且增加心肌氧耗。最近几年内，短效 β 受体阻滞剂开始应用于临床，但药物抑制代偿性心动过速，也会掩盖低血容量；患者状况进一步恶化之后，这类药会导致血压剧降。因此，应当保证前负荷在一个明显的安全范围内。

7.2.3　血管加压药的副作用

血管加压药可用于调控"明显（apparent）"的血压异常。然而，应当在使用时考虑到外周血管收缩带来的副作用，例如在低心排血量状况下，进一步加重外周循环衰竭；而过量使用事实上可以造成显著高血压和心血管失代偿。1998 年，美国指南批准在手术区局部应用缩血管药[19]。这些指南报道，在耳鼻喉科手术中局部应用去氧肾上腺素止血会导致高血压，造成 8 例患者中有 3 例因肺水肿死亡。因 α 交感神经刺激导致的继发性高血压可增加外周血管阻力，导致血液从外周循环转移到肺循环（其对血管加压药敏感性较低）。结果引起左心室充盈压升高，后负荷的升高可导致左心室舒张末期容积（压力）增加。增加心肌收缩力及心率可以有效代偿上述状况，但当应用 β 受体阻滞剂治疗高血压时，该机制遭到破坏，导致肺充血。OPCAB 术中，仅全身应用血管加压药导致肺水肿的情况尚未见报道。不过，局部与全身用药的机制相同，β 受体阻滞剂仍然在 OPCAB 中普遍运用以控制心率。虽然近期应用 β 受体阻滞剂，仅表现出很小的抑制心肌收缩力效果，但潜在风险可能存在。

此外，特别是在 OPCAB 术中行左冠状动脉吻合时，患者二尖瓣反流（mitral regurgitation，MR）会加重反流程度，并出现血流动力学不稳定。磷酸二酯酶Ⅲ抑制剂米力农有强心和血管扩张作用，应用米力农被认为与吻合期间的 MR 程度减低及血流动力学稳定相关[20]。在此种情况下，没有明确诊断就盲目使用血管加压药会加重 MR。

去氧肾上腺素是一种血管加压药，会减少冠状动脉血流[21]，这与 OPCAB 的最初目标（改善冠状动脉血流）是矛盾的。

还需要考虑血管加压药对心脏以外器官灌注的作用。因为 α 受体主要分布于消化道的小动脉，所以消化道血流很容易受 CO 降低的影响，血管加压药很容易降低其血流量。许多报道显示一些 OPCAB 术后患者会出现非闭塞性肠系膜缺血[22-23]，术中心脏操作引起的 CO 降低及血管加压药的使用都被认为是可能的原因。

7.3　赞成：应当积极使用血管加压药，而应避免容量超负荷

7.3.1　全身麻醉时普遍需要限制容量

直到 20 世纪晚期，大型手术中液体管理方法的基本理念很容易引起液体容量过多。这些方法包括所谓的"宽松补液策略（liberal fluid strategies）"，主要使用晶体液，与 20 世纪 60 年代提出的"第三间隙"理论[24]相关。这类方法主张根据手术创伤大小或通过 3 倍于失血量的晶体液来补足维持量[25]。虽然这些方法可能对麻醉状态下维持血容量有用，但也带来了破坏稳态的风险，对于心功能或肾功能不全的患者可能会损害其心功能。这种情况往往出现在麻醉完毕后，患者从静脉扩张、心肌收缩力抑制中恢复过来，或者发生在术后全身性炎症反应消退后，液体从组织间隙转移回有效循环系统中。此外，液体被排出需要几天，并不是简单地淤积在第三间隙，滞留在间质组织中的液体会造成不利影响。例如，输注过多晶体液使黏膜下层间质内的液体增多，可能导致消化道功能不全，抑制肠蠕动[26]。

近年来，术后快速康复（enforced recovery after surgery，ERAS）[27]被引入整体全身麻醉管理体系中。ERAS 这一综合概念包括术式选择、麻醉管理方法、围术期营养管理、促进术后恢复的康复治疗。虽然最初只是应用于胃肠道手术，但随后逐渐应用到其他器官手术中。ERAS 推荐避免术前过多的钠和水摄入。处理硬膜外麻醉导致的低血压时，ERAS 也推荐血管加压药而非扩容。硬膜外麻醉阻断了交感神经作用的有效范围，特别是扩张了局部

外周静脉，从而降低了静脉回流，导致低心排血量（相对性血容量丢失）。因此，按照传统，这种情况下采用扩容而不是血管活性药物。此方法可能适用于本报道的主题。因此，当全身麻醉下处理外周血管扩张时，不仅要考虑扩容还要考虑血管加压药的使用。此外，（a）限制液体方案[25,28-29]以及（b）液体最优化[30]两者都是为了维持适当的血容量，这些概念业已引入术中液体管理领域。前者涉及预防超负荷（overbalance），最小化输液量来降低患者风险。后者是指静脉输液时，用直接（静脉血氧饱和度）或间接（每搏输出量和脉波呼吸波动）反映携氧量的指标，指导补液达到足够的液体量。虽然这两个方案采用不同的技术和指标，但本质上都是基于同一概念："根据患者情况来维持适当的血容量。"近年来，虽然这一概念仍未被清楚定义，但逐渐完善成为目标导向液体管理（goal-directed fluid management，GDFM）[31]，其潜在包括上述两种（a）和（b）方案。这一系列方案是在麻醉科医师的临床实践中从现有的"宽松补液策略"衍生而来。但是，没有足够的研究来证明这些方案在OPCAB中的有效性。虽然ERAS似乎有效，因为它最初在20世纪90年代心血管麻醉领域由快通道手术（fast-track surgery）的概念发展而来，研究者聚焦于早期撤除呼吸机通气所涉及的麻醉选择，而并非优先考虑液体管理。尽管如此，未来该领域的研究似乎会更多，其中OPCAB将作为研究主题之一。很多麻醉科医师在其他新的液体管理方案出现前，只能学习宽松补液策略。因此，他们可能觉得采用血管加压药处理前负荷不足从生理学角度看并不合理，还可能发现应用这些新方案困难。但是，最近基于循证医学的液体限制应该被接受。应该主动应用缩血管药物来维持冠状动脉血流。

7.3.2 维持前负荷很重要，但是应符合生理需求

如果心脏向垂直方向上抬会导致右心室流出道（right ventricular outflow tract，RVOT）阻力增加，右心室排血量明显减少（也导致CO急剧降低），这可通过将心脏放归原位来解决。因此，当流出道受阻时，盲目升高前负荷是不合理的。

稳定器压迫、抽吸、心脏上抬时调整心脏固定器，这些操作都能影响心脏收缩与舒张功能。特别

是，前壁和侧壁相对室间隔和下壁从生理学角度具有更大的室壁运动自由度，也对CO的影响更大。在这些区域安放好稳定器会限制局部室壁运动，影响血流动力学[13]。这种状态也被称为"舒张功能不全"。这种情况下，为了增加血压，仅仅扩容并不合理。反而，必要时应当采用强心药或血管活性药物。

7.3.3 血管加压药的优点

血管加压药的优势在于可以增加器官灌注压和冠状动脉血流，而不改变循环血量，从而防止容量超负荷。此外，血管加压药也有一定的扩容作用，因为收缩储血静脉，可以增加回心血量和每搏输出量（SV）[32]。

OPCAB术中，血管加压药包括去氧肾上腺素和去甲肾上腺素。去甲肾上腺素可以通过提高血压引起冠状动脉血管的继发性扩张，同时刺激冠状动脉β_2受体兴奋，增加冠状动脉血流[33]。此外，和去氧肾上腺素相比，去甲肾上腺素具有强大的β_1受体刺激作用；当术前β受体阻滞剂的作用过强时，它也可以发挥出良好的平衡作用。但是，去甲肾上腺素的缺点是通过β_1激活效应，增加了心肌收缩力，这就让手术操作更困难，同时增加了心肌耗氧。此外如前所述，因为血管加压药增加了前负荷，还可以轻微增加心肌收缩力。Kurozawa等将3维动作捕捉和重建技术用于猪OPCAB模型中，从而分析冠状动脉吻合部位的运动，发现使用去氧肾上腺素作为血管加压药，比去甲肾上腺素引起的运动幅度更小[34]。

OPCAB术中，除了麻醉和心脏操作这两个原因之外，其他原因也可能造成术后血压的骤降。Matsuura等[35]指出，OPCAB术后会出现体循环阻力降低（体循环阻力指数<1800 dyne·s·cm^{-5}·m^{-2}），可能原因是全身炎症反应。该报道称，相比扩容，采用血管加压药是处理该情况的一种更为合理的选择。

7.4 结论

扩容和血管加压药用来对抗低血压具有各自的优缺点，选择更合适的方案并不容易。

以下两张图展示了Frank-Starling曲线（图7.1和图7.2）。

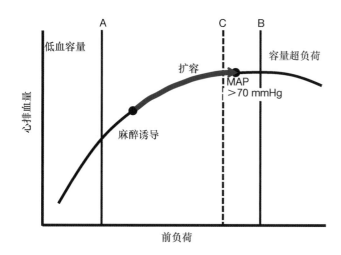

图 7.1　单纯通过扩容升压的概念图。MAP：平均动脉压

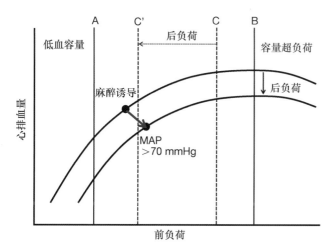

图 7.2　主动应用血管加压药升压的概念图。MAP：平均动脉压

　　如图 7.1 所示，假设"在某一前负荷容量水平时进行心脏操作会引起循环崩溃"（虚线 C），该线位于有害的容量超负荷边界线（垂直实线 B）左侧，此时低血压可以只通过扩容来治疗。不过，这一方法难以事先判断单纯使用液体是否能达到目标血压（如平均动脉压＞70 mmHg[3]）且不造成容量超负荷。扩容后前负荷（右边的点）的增加使得进一步远离低血容量状态（垂直实线 A），意味着血压下降不太可能由低血容量引起。

　　相反，通过图 7.2 可以说明，主动使用血管加压药增加后负荷，导致 Frank-Starling 曲线下移。同样假设"在某一前负荷容量水平时进行心脏操作会引起循环崩溃"（虚线 C→C'）。在图上，目标血压，即组织供氧可以不通过扩容增加前负荷来实现。

　　事实上，此图还可以说明使用血管加压药后，前负荷（右边的点）离超负荷容量（垂直实线 B）更远。尽管有此前提到的危险，但使用血管加压药物还是可取的。

　　无论选择哪种观点，不应该只关注血压值。其他反映血流动力学随时间变化的指标（CO、肺毛细血管楔压、经食管超声等）也应该用来判断患者的情况，并适合以上图形所示，且进行相应处理。更精准的指标有待进一步研究，以预测心脏操作对血流动力学的影响。

　　当循环管理进行得不好时，重要的是客观评估，改变或调整治疗方案，而不局限于某种特定的治疗措施。此外，当心脏术中出现压力骤升或血流受阻时，应酌情考虑这些治疗方法的先后，仔细观察术野，与麻醉科医师和其他手术医师密切沟通。必要时使用主动脉内球囊反搏。

参考文献

1. Guyton RA, McClenathan JH, Newman GE, Michaelis LL (1977) Significance of subendocardial S-T segment elevation caused by coronary stenosis in the dog. Epicardial S-T segment depression, local ischemia and subsequent necrosis. Am J Cardiol 40(3):373–380. doi:0002-9149(77)90159-X [pii]
2. Alkire MT (1998) Quantitative EEG correlations with brain glucose metabolic rate during anesthesia in volunteers. Anesthesiology 89(2):323–333
3. Virmani S, Tempe DK (2007) Anaesthesia for off-pump coronary artery surgery. Ann Card Anaesth 10(1):65–71
4. Urso S, Sadaba JR, Pettinari M (2012) Impact of off-pump to on-pump conversion rate on post-operative results in patients undergoing off-pump coronary artery bypass. Interact Cardiovasc Thorac Surg 14:188–193
5. Couture P, Denault A, Limoges P, Sheridan P, Babin D, Cartier R (2002) Mechanisms of hemodynamic changes during off-pump coronary artery bypass surgery. Can J Anaesth 49(8):835–849. doi:10.1007/BF03017418 [doi]
6. Chassot PG, van der Linden P, Zaugg M, Mueller XM, Spahn DR (2004) Off-pump coronary artery bypass surgery: physiology and anaesthetic management. Br J Anaesth 92(3):400–413. doi:10.1093/bja/aeh064 [doi] 92/3/400 [pii]
7. Bojar RM (ed) (2005) Manual of perioperative care in adult cardiac surgery, 4th edn. Blackwell Publishing, Oxford
8. Heames RM, Gill RS, Ohri SK, Hett DA (2002) Off-pump coronary artery surgery. Anaesthesia 57(7):676–685. doi:2613 [pii]
9. Hemmerling TM, Romano G, Terrasini N, Noiseux N (2013) Anesthesia for off-pump coronary artery bypass surgery. Ann Card Anaesth 16(1):28–39. doi:AnnCardAnaesth_2013_16_1_28_105367 [pii] 10.4103/0971-9784.105367 [doi]
10. Grundeman PF, Borst C, van Herwaarden JA, Verlaan CW, Jansen EW (1998) Vertical displacement of the beating heart by the octopus tissue stabilizer: influence on coronary flow. Ann Thorac Surg 65 (5):1348–1352. doi:S0003497598002264 [pii]
11. Hofer CK, Muller SM, Furrer L, Klaghofer R, Genoni M, Zollinger

A (2005) Stroke volume and pulse pressure variation for prediction of fluid responsiveness in patients undergoing off-pump coronary artery bypass grafting. Chest 128(2):848–854. doi:128/2/848 [pii] 10.1378/chest.128.2.848 [doi]

12. Lee JH, Jeon Y, Bahk JH, Gil NS, Kim KB, Hong DM, Kim HJ (2011) Pulse-pressure variation predicts fluid responsiveness during heart displacement for off-pump coronary artery bypass surgery. J Cardiothorac Vasc Anesth 25(6):1056–1062. doi:S1053-0770(11)00532-5 [pii] 10.1053/j.jvca.2011.07.013 [doi]

13. Mueller XM, Chassot PG, Zhou J, Eisa KM, Chappuis C, Tevaearai HT, von Segesser LK (2002) Hemodynamics optimization during off-pump coronary artery bypass: the 'no compression' technique. Eur J Cardiothorac Surg 22(2):249–254. doi:S1010794002002701 [pii]

14. Staton GW, Williams WH, Mahoney EM, Hu J, Chu H, Duke PG, Puskas JD (2005) Pulmonary outcomes of off-pump vs on-pump coronary artery bypass surgery in a randomized trial. Chest 127(3):892–901. doi:127/3/892 [pii] 10.1378/chest.127.3.892 [doi]

15. Yoshida M, Seo K, Miyawaki H, Muranaka K, Kakumoto S, Mizutani H, Itaya M, Nitta K (2001) Coronary artery bypass grafting without cardiopulmonary bypass in patients receiving hemodialysis. Cardiovasc Anesth 5(1):87–93

16. Kessler P, Aybek T, Neidhart G, Dogan S, Lischke V, Bremerich DH, Byhahn C (2005) Comparison of three anesthetic techniques for off-pump coronary artery bypass grafting: general anesthesia, combined general and high thoracic epidural anesthesia, or high thoracic epidural anesthesia alone. J Cardiothorac Vasc Anesth 19(1):32–39. doi:S1053077004002770 [pii] 10.1053/j.jvca.2004.11.006 [doi]

17. Grocott MP, Mythen MG, Gan TJ (2005) Perioperative fluid management and clinical outcomes in adults. Anesth Analg 100 (4):1093–1106. doi:100/4/1093 [pii] 10.1213/01.ANE.0000148691.33690.AC [doi]

18. Mythen MG (2005) Postoperative gastrointestinal tract dysfunction. Anesth Analg 100(1):196–204. doi:100/1/196 [pii] 10.1213/01.ANE.0000139376.45591.17 [doi]

19. Groudine SB, Hollinger I, Jones J, DeBouno BA, The Phenylephrine Advisory Committee (2000) New York state guidelines on the topical use of phenylephrine in the operating room. Anesthesiology 92(3):859–864

20. Omae T, Kakihana Y, Mastunaga A, Tsuneyoshi I, Kawasaki K, Kanmura Y, Sakata R (2005) Hemodynamic changes during off-pump coronary artery bypass anastomosis in patients with coexisting mitral regurgitation: improvement with milrinone. Anesth Analg 101(1):2–8, table of contents. doi:101/1/2 [pii] 10.1213/01.ANE.0000155262.37491.6A [doi]

21. Antonopoulos A, Nikolopoulos D, Georgiou EK, Kyriakidis M, Proukakis C (2002) Blood pressure elevation after phenylephrine infusion may adversely affect myocardial perfusion in patients with coronary artery disease. Int J Cardiol 84(2–3):201–209. doi:S0167527302001468 [pii]

22. Hanada T, Obo H, Morimoto N, Matsuhisa H, Maruo A, Minami H, Nakagiri K, Yoshida M, Mukohara N, Shida T (2004) Nonocclusive Mesenteric Ischemia after Off-Pump CABG. Jpn J Cardiovasc Surg 33(2):94–97

23. Katz MG, Schachner A, Ezri T, Kravtsov V, Freidman V, Hauptman E, Sasson L (2006) Nonocclusive mesenteric ischemia after off-pump coronary artery bypass surgery: a word of caution. Am Surg 72(3):228–231

24. Shires T, Williams J, Brown F (1961) Acute change in extracellular fluids associated with major surgical procedures. Ann Surg 154:803–810

25. Joshi GP (2005) Intraoperative fluid restriction improves outcome after major elective gastrointestinal surgery. Anesth Analg 101(2):601–605. doi:101/2/601 [pii] 10.1213/01.ANE.0000159171.26521.31 [doi]

26. Marjanovic G, Villain C, Juettner E, zur Hausen A, Hoeppner J, Hopt UT, Drognitz O, Obermaier R (2009) Impact of different crystalloid volume regimes on intestinal anastomotic stability. Ann Surg 249(2):181–185. doi:10.1097/SLA.0b013e31818b73dc [doi] 00000658-200902000-00001 [pii]

27. Fearon KC, Ljungqvist O, Von Meyenfeldt M, Revhaug A, Dejong CH, Lassen K, Nygren J, Hausel J, Soop M, Andersen J, Kehlet H (2005) Enhanced recovery after surgery: a consensus review of clinical care for patients undergoing colonic resection. Clin Nutr 24(3):466–477. doi:S0261-5614(05)00023-3 [pii] 10.1016/j.clnu.2005.02.002 [doi]

28. Brandstrup B, Tonnesen H, Beier-Holgersen R, Hjortso E, Ording H, Lindorff-Larsen K, Rasmussen MS, Lanng C, Wallin L, Iversen LH, Gramkow CS, Okholm M, Blemmer T, Svendsen PE, Rottensten HH, Thage B, Riis J, Jeppesen IS, Teilum D, Christensen AM, Graungaard B, Pott F (2003) Effects of intravenous fluid restriction on postoperative complications: comparison of two perioperative fluid regimens: a randomized assessor-blinded multicenter trial. Ann Surg 238(5):641–648. doi: 10.1097/01.sla.0000094387.50865.23 [doi]

29. Nisanevich V, Felsenstein I, Almogy G, Weissman C, Einav S, Matot I (2005) Effect of intraoperative fluid management on outcome after intraabdominal surgery. Anesthesiology 103(1):25–32. doi:00000542-200507000-00008 [pii]

30. Benes J, Chytra I, Altmann P, Hluchy M, Kasal E, Svitak R, Pradl R, Stepan M (2010) Intraoperative fluid optimization using stroke volume variation in high risk surgical patients: results of prospective randomized study. Crit Care 14(3):R118. doi:cc9070 [pii] 10.1186/cc9070 [doi]

31. Forget P, Lois F, de Kock M (2010) Goal-directed fluid management based on the pulse oximeter-derived pleth variability index reduces lactate levels and improves fluid management. Anesth Analg 111(4):910–914. doi:ANE.0b013e3181eb624f [pii] 10.1213/ANE.0b013e3181eb624f [doi]

32. Gelman S, Mushlin PS (2004) Catecholamine-induced changes in the splanchnic circulation affecting systemic hemodynamics. Anesthesiology 100(2):434–439. doi:00000542-200402000-00036 [pii]

33. Sun D, Huang A, Mital S, Kichuk MR, Marboe CC, Addonizio LJ, Michler RE, Koller A, Hintze TH, Kaley G (2002) Norepinephrine elicits beta2-receptor-mediated dilation of isolated human coronary arterioles. Circulation 106(5):550–555

34. Kurosawa H, Seto Y, Wakamatsu H, Sato Y, Takase S, Omata S, Yokoyama H (2013) Effects of phenylephrine and noradrenaline on coronary artery motion in an open-chest porcine beating heart model. Surg Today. doi:10.1007/s00595-013-0639-9 [doi]

35. Matsuura K, Imamaki M, Ishida A, Shimura H, Fujita H, Niitsuma Y, Miyazaki M (2008) Low systemic vascular resistance state following off-pump coronary artery bypass grafting. Ann Thorac Cardiovasc Surg 14(1):15–21. doi:atcs/2008_14_1/15 [pii]

紧急中转体外循环：何时发生，我们应该如何预防？

8

Shigefumi Matsuyama，Shuichiro Takanashi

（张致远　张智炜　译　周新民　校）

摘要

OPCAB 可避免体外循环相关并发症，因而被广泛采用。然而，术中可能意外出现需要中转体外循环，并且常伴并发症发病率和死亡率增高。基于既往大量 OPCAB 病例的经验，我们总结出预测中转体外循环的术前危险因素。术中小心搬动心脏以及套扎冠状动脉是避免因血流动力学不稳定而需要紧急中转体外循环的关键。经食管超声心动图非常有助于恰当固定心脏。采用这一设备，我们可以观察是否存在肺动脉梗阻、右心室梗阻、二尖瓣反流以及其他可能导致血流动力学不稳定的情况。如果心电图显示有 ST 段改变，术中应该使用冠状动脉内分流栓。旁路移植顺序也很重要。若是采取了多项预防措施后，依然出现血流动力学紊乱，应该转为体外循环下冠状动脉旁路移植术（CABG）。在发现明显血流动力学不稳定之前，迅速从 OPCAB 转为体外循环下 CABG，可以降低由于中转导致的并发症发病率和死亡率的增加。

关键词

紧急中转·搬动心脏·心肌缺血

8.1　引言

非体外循环冠状动脉旁路移植术（OPCAB）可以避免体外循环（cardiopulmonary bypass，CPB）相关并发症，而被广泛应用。然而，出现意外时需要中转为体外循环，这种术式改变常伴有较高的并发症发病率和死亡率[1-3]。中转患者的手术死亡率达到 1.6%～13.3%[1-8]。本章中，我们介绍了何时需要紧急中转为体外循环的自身经验，以及相应的预防措施。

8.2　什么时候需要紧急中转体外循环 CABG?

8.2.1　术前预测因素

文献报道了需要中转体外循环的一些术前预测因素，如低射血分数（EF）、充血性心力衰竭（congestive heart failure，CHF）、心肌梗死、急症病例以及其他预测因素。表 8.1 中列举了各种术前预测因素[1-2,5,7-8]。我们认为，其中最重要的变量是心功能受损和心腔明显扩大。如果拟施行 CABG 的患者

表 8.1　中转体外循环的术前预测因素
外科医师以往的 OPCAB 经验
既往 CABG 病史
充血性心力衰竭
既往心肌梗死病史
紧急状态
低射血分数
术前血流动力学不稳定
极度扩大的心脏
纽约心脏协会（NYHA）心功能分级较高
二尖瓣反流
慢性阻塞性肺病
心脏肥大
体表面积较小

表 8.2　术中导致中转体外循环的情况
不适当的心脏搬动
持续心肌缺血
低体温
心肌内血管过深
靶血管钙化或弥漫性病变
血管过细
靶血管需要广泛内膜切除
心脏肥大
心律失常

应该选择体外循环 CABG，而非 OPCAB。表 8.2 列举了其他可以导致中转体外循环的术中情况[5]。

有多个中转体外循环的预测因素，那就应该进行体外循环下 CABG，而非 OPCAB。

8.2.2　术中因素

OPCAB 术中出现意外时需要中转体外循环。在固定心脏、旁路移植过程中或急性心肌缺血患者血流动力学紊乱或室性心律失常时，可能需要紧急中转体外循环。需要中转体外循环最常发生在试图显露心脏后侧壁时。搬动心脏显露后侧壁时，会造成正常心脏几何形态的机械力学改变，如右心室受压、右心室流出道梗阻、二尖瓣瓣环变形导致功能性二尖瓣反流以及左心室充盈受损[5]。即使术前心功能正常，搬动心脏时也可以造成这些改变。

另一个造成血流动力学不稳定的因素是缺血。缺血与机械力学异常造成的影响同时存在，常需要紧急中转体外循环。在吻合时，为了充分显露视野，我们医院使用硅涂层缝线（silicon-coated suture）套扎冠状动脉靶血管近心端。当靶血管较粗，尤其是侧支循环较差时，缺血可能是导致中转体外循环的主要原因。右冠状动脉供血的心脏传导系统缺血有时可导致严重的心动过缓。下文中，我们会讨论预防血流动力学不稳定的手术技巧。

血管吻合时为了获得清晰的术野，广泛使用低压二氧化碳薄雾吹嘴。尽管非常有用，但它会造成心肌温度下降，可能导致心律失常。此外，应该避免过度使用二氧化碳气体。对于急诊病例，尤其是急性心肌梗死患者，在行 CABG 之前，其血流动力学有时已经不稳定。对于这类患者，由于容易发生室性心律失常与低血压，

8.3　我们如何预防紧急中转体外循环？

8.3.1　手术监测

8.3.1.1　参数

术中应持续监测 II 和 V_5 导联的 ST 段变化趋势。桡动脉压和中心静脉压也应当监测。对于左心室功能差（LVEF < 35%）的患者，应该使用 Swan-Ganz 导管监测肺动脉压，并预留股动脉插管部位，以备紧急置入主动脉内球囊反搏（IABP）。通过恰当插入直肠或膀胱的温度探头来持续监测患者体温，并维持体温在 35℃ 以上。正常体温有助于止血及术后早期拔管。心脏处于正常位置时，记录各参数，定位基线。准备好体外循环设备，但不预充，体外循环灌注医师应随时准备就位。

8.3.1.2　经食管超声心动图（TEE）

持续术中 TEE 监测非常有用。应该在开胸之前进行 TEE 检查，评估下列基线值：①左心室整体功能；②局部心室壁运动；③二尖瓣反流；④右心室功能；⑤右心室流出道和肺动脉；⑥三尖瓣反流；⑦主动脉瓣；⑧胸主动脉[7,9]。

搬动心脏与旁路移植过程中，TEE 用来监测以下指标：①左心室整体功能的下降程度；②局部室壁异常运动和左心室充盈状况；③二尖瓣反流严重程度；④右心室流出道和肺动脉梗阻；⑤右心房充盈和三尖瓣反流；⑥主动脉瓣反流[7,9]。由于心脏运动、心包牵引以及心脏垂直位会造成成像困难，因

此吻合过程中，应进行多个切面的监测。

8.3.2 手术技术

8.3.2.1 血管吻合顺序

缺血可能增加血流动力学危害，而旁路移植策略对预防缺血非常重要。应该首先重建前间壁血管的血运，尤其是左心室功能低下或术前急性缺血的患者。固定心脏显露左前降支（LAD）相对简单，并且很少会造成血流动力学危害。完成前间壁血管的血运重建之后，可以搬动心脏，吻合剩余靶血管[4]。使用离断桥血管（free graft）时，如果患者血流动力学不稳定，应先完成近端吻合口，再处理另一狭窄血管。此外，应该先吻合受侧支循环供血的血管，再吻合向侧支循环供血的血管。

8.3.2.2 预防缺血

在我们医院，血管吻合时会使用硅涂层缝线套扎冠状动脉靶血管近端，还有低压气体薄雾吹嘴。它们可提供很好的手术视野，但是，近端血管简单套扎会导致心肌缺血加重。如果缺血导致左心室功能异常，我们会使用冠状动脉内分流栓。虽然冠状动脉内分流栓可以很好地预防心肌缺血，但它会限制手术视野，增加血管吻合的难度。

慢性缺血患者有很好的侧支循环，但是，急性缺血患者却没有足够的侧支循环形成。对于这些侧支循环不丰富的患者，套扎近端冠状动脉后会导致局部室壁运动异常。这种异常的局部室壁运动可以通过 TEE 明确。此外，与侧支循环丰富的患者相比，这类患者冠状动脉切开后逆向流出的血颜色较黑。对于侧支循环不丰富的患者，我们会使用冠状动脉内分流栓。右冠状动脉近端套扎之后，有时可能出现严重心动过缓，需要使用临时起搏器和冠状动脉内分流栓。

有报道称，缺血预处理可以有效减少缺血损伤对心肌的损害[10]。但是，这对急诊心肌缺血病例无益，并且浪费时间。

8.3.2.3 搬动心脏

下述技术用于搬动心脏（尤其是暴露后侧壁）时避免紧急中转体外循环：①广泛切开右侧胸膜，并垂直深切右侧心包，让心脏可以"疝"入右侧胸膜腔；②患者取右侧仰卧位 Trendelenburg 体位，可以良好显露靶血管[7]；③使用 TEE 监测右心室心腔、流出道、肺动脉以及二尖瓣。在心脏搬动过程中，如果出现二尖瓣反流加重或右心室流出道及肺动脉梗阻，导致血流动力学危害，可以通过重新搬动心脏来纠正。即使轻微上抬心脏，也容易导致右心室流出道及肺动脉塌陷。

有时尽管在吻合期间采取了这些预防措施，也会出现血流动力学崩溃。对于这些患者，充分使用强心药及液体管理，可以帮助改善血流动力学状态。如果出现心动过缓，可以在右心房或右心室放置起搏导线。但是，如果药物干预后，依然存在血流动力学不稳定，就应该把心脏放回正常解剖学位置[5,7]。如果将心脏置于解剖学位置之后，血流动力学有所改善，那么外科医师可以继续完成CABG。大多数病例不会出现进一步的血流动力学不稳定，吻合能够顺利完成。当把心脏放回正常解剖学位置，使用足量强心药及容量管理之后，血流动力学紊乱依然没有改善，就必须迅速中转体外循环施行 CABG。

8.3.3 血流动力学管理

8.3.3.1 药物管理

为了预防由于机械性心功能不全以及缺血造成的血流动力学不稳定，可以使用多巴胺、去甲肾上腺素、多巴酚丁胺或肾上腺素。它们可以帮助维持血压，但是，它们也会造成心脏高血流动力学状态，增加吻合难度。此外，液体管理也是维持血流动力学稳定的一项重要因素。使用利多卡因或短时间使用 β 受体阻滞剂，有助于预防心脏操作及阻断冠状动脉时发生心律失常。如果血钾低于 4.0 mmol/L，应给患者补钾。在外科医师尝试吻合下一根血管之前，应该让动脉压及心脏指数恢复到基线水平。具体的药物及液体管理在另一章中有详细描述。

8.3.3.2 IABP

有报道称，术前使用 IABP 是预防中转 CABG 的有效手段[11]。在 OPCAB 中，术前使用 IABP 可以改善心脏功能，并有助于显露靶血管，维持血流动力学稳定，即使是心功能受损或急性缺血的高危患者。

术中，如果心脏处于正常解剖学位置，使用液体和药物管理之后，依然无法纠正血流动力学恶化，在中转体外循环之前，就应该考虑紧急置入 IABP。当然，在紧急置入 IABP 之前，必须评估胸腹主动脉及主动脉瓣情况。

8.3.3.3 手术室人员之间的沟通

麻醉科医师和护士负责术中药物和容量管理。预防紧急中转体外循环的一个重要因素是外科医师和麻醉科医师、护士以及手术室技术员之间的紧密沟通。在搬动心脏与吻合冠状动脉时，手术室人员应该报告即使是细微的血流动力学变化。更不用说，为了迅速中转体外循环 CABG，应该准备好体外循环设备，体外循环灌注医师在手术室也必须随时就位。

8.4 中转体外循环

即使采取了上述预防措施，仍可能出现血流动力学崩溃，此时必须中转体外循环 CABG。如果需要中转体外循环，应该尽快安装好体外循环设备。外科医师和体外循环灌注医师应该日常训练，以备紧急中转体外循环。如果外科医师仅仅只有为数不多的 OPCAB 经验，他/她应该设置一个较低的紧急中转体外循环 CABG 的标准。如果出现任何心电或血流动力学不稳定的早期征象，就应该进行中转体外循环，尤其对于高危患者。

8.5 结论

以下因素应该考虑，以避免需要紧急中转体外循环的潜在血流动力学问题：①术前仔细评估和选择病例；②合适的旁路移植顺序；③广泛切开右侧胸膜及垂直深切右侧心包；④将患者以合适体位置于手术台上；⑤小心搬动及固定心脏；⑥尽早发现搬动心脏后因机械因素诱发的心脏崩溃；⑦及早发现由于套扎冠状动脉造成的缺血；⑧遇到上述问题后迅速处理。如果采取这些预防措施后，血流动力学依然不稳定，外科医师应该毫不犹豫将 OPCAB 中转体外循环 CABG。在出现明显血流动力学不稳定之前，迅速中转体外循环，可以避免因为中转术式造成的并发症发病率和死亡率的增加。

参考文献

1. Edgerton JR, Dewey TM, Magee MJ et al (2003) Conversion in off-pump coronary artery bypass grafting: an analysis of predictors and outcomes. Ann Thorac Surg 76:1138–1143
2. Chowdhury R, White D, Kilgo P et al (2012) Risk factors for conversion to cardiopulmonary bypass during off-pump coronary artery bypass surgery. Ann Thorac Surg 93:1936–1942
3. Patel NC, Patel NU, Loulmet DF et al (2004) Emergency conversion to cardiopulmonary bypass during attempted off-pump revascularization results in increased morbidity and mortality. J Thorac Cardiovasc Surg 128:655–661
4. Keeling WB, Williams ML, Slaughter MS et al (2013) Off-pump and on-pump coronary revascularization in patients with low ejection fraction: a report from the society of thoracic surgeons national database. Ann Thorac Surg 96:83–89
5. Dewey TM, Edgerton JR (2003) Complications related to off-pump bypass grafting. Semin Thorac Cardiovasc Surg 15:63–70
6. Emmert MY, Salzberg SP, Seifert B et al (2010) Routine off-pump coronary artery bypass grafting is safe and feasible in high-risk patients with left main disease. Ann Thorac Surg 89:1125–1130
7. Mishra M, Shrivastava S, Dhar A et al (2003) A prospective evaluation of hemodynamic instability during off-pump coronary artery bypass surgery. J Cardiothorac Vasc Anesth 17:452–458
8. Tabata M, Takanashi S, Horai T et al (2006) Emergency conversion in off-pump coronary artery bypass grafting. Interact Cardiovasc Thorac Surg 5:555–559
9. Gurbuz AT, Hecht ML, Arslan AH (2007) Intraoperative transesophageal echocardiography modifies strategy in off-pump coronary artery bypass grafting. Ann Thorac Surg 83:1035–1040
10. Laurikka J, Wu ZK, Iisalo P et al (2002) Regional ischemic preconditioning enhances myocardial performance in off-pump coronary artery bypass grafting. Chest 121:1183–1189
11. Suzuki T, Okabe M, Handa M et al (2004) Usefulness of preoperative intraaortic balloon pump therapy during off-pump coronary artery bypass grafting in high-risk patients. Ann Thorac Surg 77:2056–2060

显　露

Tomohiro Mizuno，Hirokuni Arai

（陈楷　雷正文　译　廖晓波　校）

9

摘　要

显露好冠状动脉靶血管是 OPCAB 成功的第一步。深部心包缝线（"Lima 缝合"）以及其他改良技术有助于 OPCAB 的推广。在深部心包缝线技术基础上，三根牵引线上提心包后部，心脏转位。自从开发出抽吸辅助下的心脏固定装置，OPCAB 已经被广泛采用。心尖吸引装置仅仅应用在心尖部，心脏得以上抬并旋转，以暴露出冠状动脉靶血管。我们团队开发出一种多吸盘心脏固定器——Tentacles，它有利于显露。在任何心脏搬动技术中改变患者体位也是有效的。手术台应当倾斜到头低脚高位（Trendelenburg 体位），显露左回旋支（LCx）和下壁区域时床右倾。采用任何心脏固定技术时，搬动心脏能够导致血流动力学不稳定。与其他区域相比，稳定 LCx 区域导致循环功能削弱最重。低血压的主要原因是右心室扭曲/梗阻，受压和局部缺血导致局部室壁运动异常，二尖瓣瓣环扭曲引起二尖瓣反流。液体再分配、调整患者体位、注射儿茶酚胺、完成远端吻合时灌注冠状动脉以及起搏，可以有效改善循环。

关键词

非体外循环冠状动脉旁路移植术（OPCAB）·深部心包缝合·心脏固定装置

9.1　显露

OPCAB 成功的关键是在稳定、可耐受的循环条件下显露好冠状动脉靶血管，有效地稳定吻合部位，不管是否有冠状动脉灌注都确定好一个可视的吻合部位。显露冠状动脉靶血管是最初与最重要的一步。如果无法看到冠状动脉靶血管，必须将 OPCAB 中转为体外循环下 CABG，或是不再给靶血管行旁路移植。当心脏位于解剖位，LCx［例如钝缘支（OM）］以及后外侧动脉（PL）定位在心脏背侧，后降支（PD）以及房室结支（AV）毗邻膈肌，左前降支（LAD）与对角支（D）则靠近左肺。只有右冠状动

脉（RCA）主干可以到达解剖位置。为了看到所有其他冠状动脉，心脏必须采用各种技术和装置搬动。为了成功实施 OPCAB，心脏外科医师以及麻醉科医师必须合作获得良好的术野，并在吻合时维持患者稳定的循环。

9.2　心包深部缝线以及其他的无装置技术

存在两种类型的搬动心脏技术。在开发出心脏固定装置之前，深部心包缝合，即所谓的"Lima 缝

合"，是用于搬动跳动心脏的基础技术。在这种技术中，在心包后部深缝3针缝线：1针缝合在心包与左上肺静脉交界处，1针缝合在心包与左下肺静脉交界处，另外1针缝合在左下肺静脉与下腔静脉之间的心包上[1]。这三针缝线可用于上提心包后壁，并让心脏移位。通过采取上提这三针心包深缝牵引线并侧面搬动的不同动作组合，多支冠状动脉靶血管区域都可以被显露好。这时，对于恰当处理冠状动脉靶血管，调节患者体位就很重要了。显露下壁（PD 和 AV）时，手术台调到 Trendelenburg 位；而手术台右侧旋转，则可以显露后壁（OM 和 PL）。身体置于水平位，适合前壁冠状动脉靶血管。再用抽吸式稳定器固定靶血管吻合部位。

在缝合深部心包缝线时，要格外注意避免深部针刺伤。缝合牵引线可能导致后纵隔大血管严重的出血，例如肺静脉[2]和降主动脉[3]。牵引线也可能损伤食管。为避免这些严重并发症，缝线应当穿过后心包两次。首先，缝线应当浅浅地穿过心包，助手应该提线让心包凸起，使心包远离后纵隔结构。然后，医生再将牵引线更深地缝过心包[1]。

"单针缝合（single-suture）"技术是"Lima 缝合"的一种改良。这根缝线类似于上述"Lima 缝合"的第 3 针[4-5]。一手抬高心脏，同时缝合一针牵引线（0♯丝线或 1♯单丝线）于斜窦（左下肺静脉与下腔静脉之间的心包），并且将牵引线末端穿过双重折叠的 15 英寸阴道吊带（vaginal tape）。然后，该缝线套好圈套器，将阴道包（vaginal pack）对向心包推送到底。再将该牵引线夹在圈套管上，并将其拉向足侧中线，夹在棉垫上。与牵开器成 90°角向左牵拉阴道包会使得心脏朝胸腔外抬起。将阴道包夹在手术巾上，可用于显露 LAD、对角支以及中间支。将阴道包的两臂打开，向左、右两侧牵拉双臂，心脏的心尖则指向天花板，使 PD、PL 和 OM 得以显露。打开右侧胸腔，允许心脏疝入右胸，有利于显露 LCx。一些外科医师以不同方式设计"单针缝合"技术，让吻合部位视野更好，并在吻合时维持好患者的血流动力学状况[6]。在搬动心脏显露后壁和下壁时，右心室可能扭曲和受压，右心室舒张期充盈可能受到干扰，紧接着是血流动力学不稳定[7]。

9.3　心尖抽吸装置与多处抽吸装置

深部心包牵引线缝合技术可用来显露冠状动脉各个供血区域，十分有助于 OPCAB 的推广应用。不过，在开发出心尖吸引装置例如 Starfish®（Medtronic，Minneapolis，MN）和 X-pose®（MAQUE，Cupertino，CA）之后，由于操作简单、功能可靠，许多外科医师开始使用这些设备（图9.1）。为了显露冠状动脉靶血管，在心脏心尖部应用真空辅助心尖吸引装置，提升并旋转左心室至中线。真空压力水平通常需要保持 200～250 mmHg，以维持吸住心脏的力度。心脏心尖轻微移动到中线以显露 LAD。心尖被抬向天花板，并旋转到头侧以显露下壁，同时旋转到右下侧显露外后侧壁。为便于显露，手术台倾斜到 Trendelenburg 位，并旋转至右侧，如上所述。打开右侧胸膜也有助于旋转心脏。使用任何抽吸式心脏固定器时，抽吸不慎可能导致心尖周围的心外膜和脂肪组织撕裂，引起出血。严重出血罕见，不过，必须尽快完成旁路移植手术，中和肝素，压迫出血部位以止血。

我们开发了一种多吸盘的心脏固定器，即TENTACLES™（Sumitomo Bakelite Co.，Ltd，Tokyo，Japan）（图 9.2）[8]。该装置有三个独立的小吸盘和弹性硅弦臂。由于吸盘具有很高的组织吸引力，这些吸盘可以应用在心脏的任何表面，通过牵引线可以向所需的任何三个不同方向牵拉，而牵引线则用钳子固定在手术单上。为了显露出 LAD，我们通

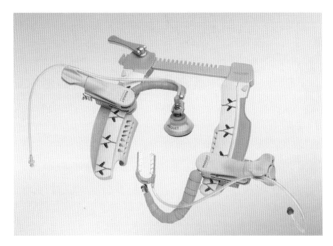

图 9.1　图示心尖吸引心脏固定器：X-pose（MAQUE）和用于 OPCAB 的其他装置

常在右心室前壁上使用一个吸盘，将右心室拉向右侧。为了确保心脏固定，我们经常用另一个吸盘吸在左心室前壁，并将它松松地固定在左侧（图

9.3a）。但由于该设备具有强大的抽吸力，吻合LAD时仅需一个或两个吸盘吸住右心室即可。在心脏功能不稳定时（如急性前壁心肌梗死或射血分数低的情况下），这种左心室非接触操作特别有助于避免因吸吮导致的脆弱梗死心肌的损伤、低血压或因触碰左心室壁诱发的致命性心律失常。为了看到下壁，我们通常在右心室前壁使用一个吸盘，把它向头侧牵引，另一个吸盘吸在下壁靠近心尖部，轻轻抬起胸骨下方的心尖。此外，我们将第三个吸盘吸在右心室下壁锐缘支附近，并向右侧头部方向牵引以充分显露下壁（图 9.3b）。血流动力学情况稳定时，PD 可以很容易地显露。为了显露侧壁，我们将第一个吸盘吸在心尖，并抬起心脏以确认冠状动脉靶血管。第二个吸盘置于左心室侧壁并将心脏右旋，而牵引线固定在右侧手术巾上。而第三个吸盘深深地吸在心脏十字交叉（the crux of the heart）附近，并向左侧足部牵拉，然后固定在左侧手术巾上。心

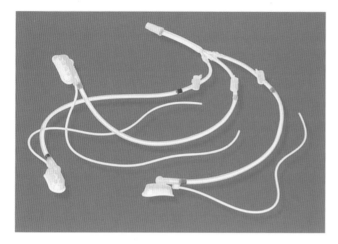

图 9.2　多吸盘式心脏固定器（Sumitomo Bakelite Co., Ltd, Tokyo, Japan）

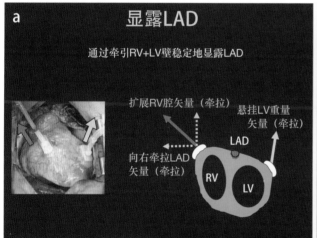

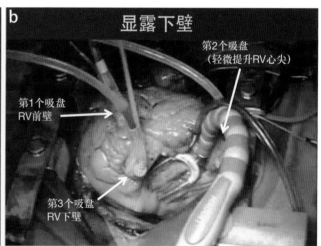

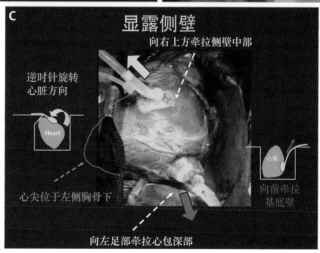

图 9.3　用 TENTACLES™ 显露冠状动脉。（a）显露左前降支（LAD）动脉。（b）显露后降支动脉。（c）显露后外侧动脉。

脏朝右侧胸腔旋转（图 9.3c）。最后，松开第一个心尖部吸盘。心尖在右侧胸骨后移位。另外在右心室流出道安上一个吸盘，有时有助于预防右心室流出道扭曲。

根据日本冠状动脉外科协会 2012 年的年度报告，全日本有 87% 的冠状动脉外科中心采用吸引式心脏固定器。

9.4　心脏移位导致的血流动力学改变

任何心脏移位技术均可观察到血流动力学改变。虽然对于 OPCAB 中显露冠状动脉，深部心包牵引与真空辅助吸引装置两者都是安全、有效的方法，但真空吸引装置似乎比深部心包牵引技术造成的血流动力学影响更少[9-10]。经食管超声心动图非常有助于快速监测血流动力学不稳定的迹象[11]。血流动力学变化被认为是源于右心室扭曲和梗阻、短暂缺血所致的局部室壁运动异常，或是稳定器导致的心脏受压。心脏移位引起的二尖瓣环变形可导致二尖瓣反流[12]。

为了成功实施 OPCAB，在完成远端吻合时，心脏外科医师必须配合麻醉科医师，以获得并维持血流动力学在可接受的稳定状态。液体再分配、旋转患者体位、冠状动脉靶血管灌注、儿茶酚胺输注（太多的儿茶酚胺对 OPCAB 有害）、起搏等措施对于稳定血流动力学状态有效。然而，当持续低血压时，应当考虑暂时将心脏归位到正常解剖位[13]。如果无法获得稳定的血流动力学状态，应当毫不犹豫地决定使用主动脉内球囊反搏或中转体外循环下 CABG。应该避免急救复苏和在中转体外循环下实施不停跳 CABG，因为这两者的并发症发病率和死亡率均高[14]。

参考文献

1. Lima RC (2004) Some technical considerations on the prevention of bleeding caused by sutures in the posterior pericardium in off-pump coronary artery bypass operations. Ann Thorac Surg 78:1130
2. Fukui T, Suehiro S, Shibata T, Hattori K, Hirai H (2002) Retropericardial hematoma complicating off-pump coronary artery bypass surgery. Ann Thorac Surg 73:1629–1631
3. Salerno TA (2003) A word of caution on deep pericardial sutures for off-pump coronary bypass procedure. Ann Thorac Surg 76:337
4. Bergsland J, Karamanoukian HL, Soltoski PR, Salerno TA (1999) "Single suture" for circumflex exposure in off-pump coronary artery bypass grafting. Ann Thorac Surg 68:1428–1430
5. Ricci M, Karamanoukian HL, D'Ancona G, Bergsland J, Salerno TA (2000) Exposure and mechanical stabilization in off-pump coronary artery bypass grafting via sternotomy. Ann Thorac Surg 70:1736–1740
6. Mueller XM, Chassot PG, Zhou J, Eisa KM, Chappuis C, Tevaearai HT, von Segesser LK (2002) Hemodynamics optimization during off-pump coronary artery bypass: the 'no compression' technique. Euro J Cardiothorac Surg 22:249–254
7. Mathison M, Edgerton JR, Horsell JL, Akin JJ, Mack MJ (2000) Analysis of hemodynamic changes during beating heart surgical procedures. Ann Thorac Surg 70:1355–1361
8. Arai H, Mizuno T, Yoshizaki T, Itoh F, Oi K, Someya T, Tanaka H, Sunamori M (2006) A new multi-suction cardiac positioner for multivessel off-pump coronary artery bypass grafting. Innovations 1:126–130
9. Abicht JM, Beiras-Fernandez A, Bengel D, Vicol C (2012) Deep pericardial traction suture versus vacuum-assisted apical suction to expose the posterior wall of the heart in off-pump coronary artery bypass: a prospective, randomized study. Heart Surg Forum 15:E224–E231
10. Ustunsoy H, Kazaz H, Celkan MA, Kayiran C, Hayta R, Bayer E (2007) Deep pericardial suture vs apical suction for off-pump bypass grafting. Asian Cardiovasc Thorac Ann 15:123–126
11. Kapoor PM, Chowdhury U, Mandal B, Kiran U, Karnatak R (2009) Trans-esophageal echocardiography in off-pump coronary artery bypass grafting. Ann Card Anaesth 12:167
12. George SJ, Al-Ruzzeh S, Amrani M (2002) Mitral annulus distortion during beating heart surgery: a potential cause for hemodynamic disturbance-a three-dimensional echocardiography reconstruction study. Ann Thorac Surg 73:1424–1430
13. Nierich AP, Diephuis J, Jansen EWL, Borst C, Knape JTA (2000) Heart displacement during off-pump CABG: how well is it tolerated? Ann Thorac Surg 70:466–472
14. Chowdhury R, White D, Kilgo P, Puskas JD, Thourani VH, Chen EP, Lattouf OM, Cooper WA, Myung RJ, Guyton RA, Halkos ME (2012) Risk factors for conversion to cardiopulmonary bypass during off-pump coronary artery bypass surgery. Ann Thorac Surg 93:1936–1942

稳定吻合部位

10

Hitoshi Yokoyama

（丁雅刚　齐晓科　译　赵元　校）

摘 要

CABG 是一种显微外科手术。OPCAB 成功的关键概念在于如何在心脏跳动下稳定好冠状动脉吻合部位。最新三维运动捕捉和重建技术的进展，可以显示出冠状动脉运动的定量细节特征。各种因素（如心肌收缩力、心率、机械通气与冠状动脉解剖特征）极大地影响着冠状动脉运动状况。针对多种稳定或抗稳定（anti-stabilization）技术的应用，例如吸吮式机械组织稳定器、β 肾上腺素受体阻滞剂、缩血管药物、心脏起搏、通气治疗，经过分析和讨论，使人们能对优化稳定冠状动脉吻合部位有更好的理解。

关键词

吸盘式组织稳定器·稳定状况评估·药物稳定·盐酸兰地洛尔

10.1 稳定冠状动脉吻合位置是 OPCAB 取得成功的关键

10.1.1 假说：稳定冠状动脉吻合口与桥血管通畅之间的关系

OPCAB 属于一种显微外科手术，术中外科医师在运动着的细小物体上进行操作。在细小血管上完成微缝合，一旦失误就可能导致桥血管狭窄和堵塞。人类行为（human performance）研究发现，如果外科医师心灵手巧，那么他/她在高倍放大镜下发生的技术失误可以控制在 $0.1\sim0.2\,mm$ 范围内[1]。假设一位外科医师是在直径 $1\sim2\,mm$ 的冠状动脉上操作，那么缝合失误的几率可能最高可达 20%。

冠状动脉运动状态受到多种因素影响（图10.1）。我们应该尽力避免或控制这些因素，以更好地稳定吻合部位。

冠状动脉吻合部位的稳定性因素
- 心脏
  - 变时状态：心率
  - 变力状态：心肌收缩力
    - 前负荷/后负荷
    - 交感/副交感神经张力
    - 血清儿茶酚胺水平（内源性/外源性）
  - 冠状动脉解剖结构
  - 周围组织脂肪含量
- 邻近器官运动情况
  - 肺通气
- 机械稳定器
  - 吸吮式组织稳定器
  - 其他技巧
- 药物稳定吻合部位
  - 正性肌力药物
  - 缩血管药物

图 10.1　心脏跳动下的冠状动脉吻合部位稳定性的影响因素

有人提出一种关于稳定吻合部位、外科技巧以及桥血管通畅之间关系的假说。直观地讲，在尽力保持吻合部位稳定的前提下，该处的残余运动会影响桥血管的通畅度（图10.2）。当外科医师能够接受这种残余运动时，他/她感觉轻松，足以精确缝合；吻合口质量也会良好，桥血管通畅度极佳。若是吻合部位的残余运动太过剧烈，外科医师不能舒适地完成吻合时，那么预期桥血管通畅率就会急剧降低。

外科医师的手术技巧是影响桥血管通畅度的另一项因素。随着外科训练的加强，稳定吻合部位与桥血管通畅度之间的关系可以提高（左移，见图10.2）。专家级外科医师能够设法在运动着的冠状动脉上进行操作，而外科住院医师却不能。然而即使是专家级外科医师，对于运动着的细小靶血管，人类的操作能力也有极限。因此，有种假说认为，吻合部位的稳定性与外科医师的技术水平这两种因素也许会影响吻合口和血管通畅度的配置。因此，外科训练（第四部分：教学和训练）和稳定吻合部位是OPCAB成功的关键。下一个问题则是：对外科医师来说，稳定吻合部位要好到何种程度，才能让桥血管通畅度可以接受？

10.1.2　稳定吻合部位要好到何种程度呢?

专家级OPCAB外科医师能够在运动的冠状动脉上完成良好的缝合操作。然而，在靶血管运动的接受程度上人类总有极限。图10.3显示了在运动的冠状动脉上吻合的方案。外科医生的任务是夹住冠状动脉的外膜，进行精确的缝合，又不撕破冠状动脉壁。冠状动脉壁柔软而有弹性，即使心肌和脂肪组织构成的底部在运动，也可以被夹住而保持不动。

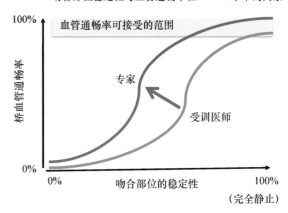

吻合部位稳定性与血管通畅率在OPCAB术中的关系

图10.2　假设：吻合部位稳定性与血管通畅率在OPCAB术中的关系。只有当吻合部位稳定性接近完美（100％）时，缺乏经验的受训医师才能将血管通畅率达到可接受的范围。而对专家级外科医师而言，只要吻合部位稳定性不至于太差，血管通畅率就可以达到可接受的范围。这种关系曲线可因外科技术训练而造成变化（左移）

尝试使用镊子夹住冠状动脉壁。如果能在无张力的状态下将其夹持并保持不动，外科医生就可以进行切开和缝合。如果外科医师觉得夹持点有任何张力，那么在夹持点进行精细操作就存在撕裂的风险，不推荐这种做法。总之，外科医师通过夹持靶血管壁时是否能够维持静止状态，来确定吻合部位的稳定性是否可以接受。

10.2　评估吻合部位的稳定性

在OPCAB术中，靶血管吻合区域的运动对心

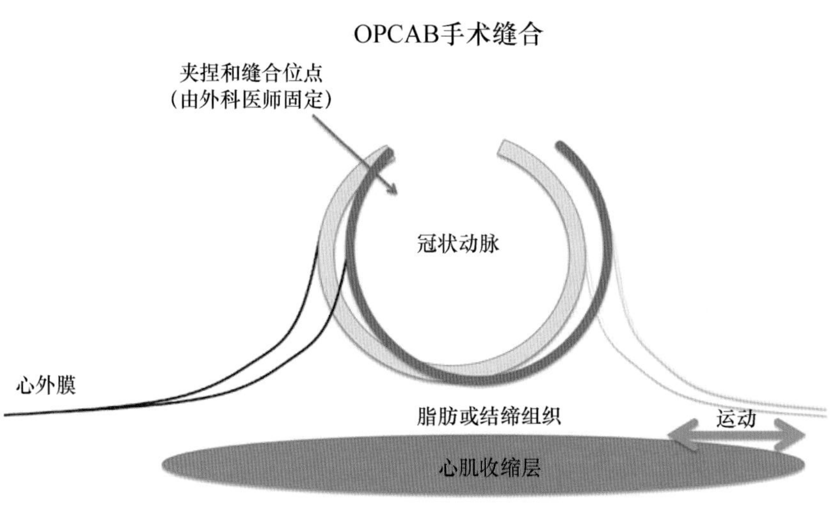

OPCAB手术缝合

夹捏和缝合位点
（由外科医师固定）

冠状动脉

心外膜

脂肪或结缔组织

运动

心肌收缩层

图10.3　OPCAB手术缝合。冠状动脉的底部固定于心肌收缩层。因冠状动脉血管壁和周围脂肪组织足够柔韧，所以冠状动脉血管壁能够被稳定地夹捏住

脏外科医师来说至关重要。几项研究报道了尝试通过定量方式来评估心脏表面运动。1996 年，Borst 及其同事[2] 报道，使用模拟摄像机，在猪心的右冠状动脉和钝缘支使用机械式稳定器（八爪鱼）后明显减少了二维参照点所环绕的区域。2002 年，Detter 等[3] 使用正交偏振光谱成像仪，测量了心脏前壁细小血管的偏离，并且报道使用机械式稳定器可以降低这种偏离。他们也发现，吻合部位的稳定性越好与吻合时间越短相关。2003 年，Koransky 及其同事[4] 采用数字声纳微测量法对 LAD 的运动进行了三维重建。他们报道，机械稳定器可以显著降低 LAD 的三维偏移、最大速率和平均速率。2004 年，Cattin 等[5] 使用带有激光感受器的高速相机捕捉到心脏跳动时血管壁的运动情况，并分析关注点的运动轨迹。在他们的理论体系中，高速相机可以捕捉到二维平面的运动（x、y 轴），激光感受器则可以感应到平面外的运动（z 轴）情况。2005 年，Lemma 等[6] 同时使用两台数码相机来捕捉冠状动脉运动，并且在三维空间重建了室壁运动情况。他们定量报道了在跳动心脏上安装稳定器前后，使用笛卡尔坐标系（x、y、z 轴）标测的标记点的位移距离。

最近，Watanabe 及其同事开发了一款三维数字运动捕捉及重建系统（图 10.4），这是一项现代机器人技术的应用项目[7]。这种新型数字系统能够重建任一节段、任一轴线的冠状动脉三维运动情况，例如运动距离、速率、加速度和减速度。通过使用带有高速相机的内镜（每秒 955 帧），三维数据点阵（每秒 480xyz 位置数据）的平均分辨率（70 μm ± 6 μm）和时间分辨率的准确率均有所提高。使用内镜以及运动轨迹的小型化轻量标记不仅可以做到无菌，而且可用于任何一种临床手术。接下来的章节中将会介绍许多使用这一系统的研究。

10.3　组织稳定器

10.3.1　八爪鱼式稳定器之前的时代：套带、圈扎等

在八爪鱼或其他吸吮式组织稳定器之前的年代，曾报道过多种方法来稳定冠状动脉吻合部位[8-12]。这些方法包括在目标冠状动脉上进行套带（tape）、

圈扎（snare）、在靶血管周围缝合牵引线；除了当前的吸吮式组织稳定器之外，这些方法仍然有用。因为组织稳定器的效果依赖于局部因素，例如吻合部位周围的脂肪沉积、冠状动脉靶血管的迂曲度，因此，冠状动脉吻合口周围较少的缝针用于牵引，可以获得更好的稳定性。实施 OPCAB 的外科医师需要知道这段历史，时机适当时应该应用这些低成本、简易有效的技术。

10.3.2　吸吮式组织稳定器

1996 年，Borst 等[2] 发明了八爪鱼式组织稳定器，它能够用抽吸装置固定心外膜。Jansen 等实施 OPCAB 时使用了这种装置[13]。因为有八爪鱼式组织稳定器的帮助，OPCAB 在 20 世纪 90 年代开始流行。现在已经有多种吸吮式组织稳定器上市（图 10.5），它们在 OPCABG 术中正成为常见、简便的设备。

在一项动物研究中，Watanabe 及其同事[7] 发现，机械式稳定器（八爪鱼）能够显著减少每一心动周期的移动距离，但对于快速、突发的运动（例如最快速度运动、加速运动、减速运动等）却不能明显减少（图 10.6）。具体来讲，一个心动周期中，使用八爪鱼稳定器固定 LAD，可以将该血管的移动距离降低到基线值的 15.9%（假定基线值为 100% 时，比基线值降低 84.1%），然而最快速度、加速度、减速度分别只下降到 62.5%（下降了 37.5%）、65.5%（下降了 34.7%）和 64.1%（下降了 35.9%）。换句话说，即便是采用最尖端的机械组织稳定器，"突然快速运动"仍然存在。接下来的内容将介绍减少这些突发快速运动的几种方法。

10.4　药物稳定吻合部位： β 受体阻滞剂

β 肾上腺素受体主要位于心脏、血管和支气管。β₁ 受体阻滞剂会降低心率（负性变时效应）和心肌收缩力（负性变力效应），然而 β₂ 受体阻滞剂会松弛心脏、大脑及其他器官组织的血管平滑肌，引起气管平滑肌收缩。在临床工作中，β 受体阻滞剂用于心脏病患者降血压、抗心率失常、抗心绞痛治疗。对于缺血性心脏病患者，β₁ 受体阻滞剂在急性心肌

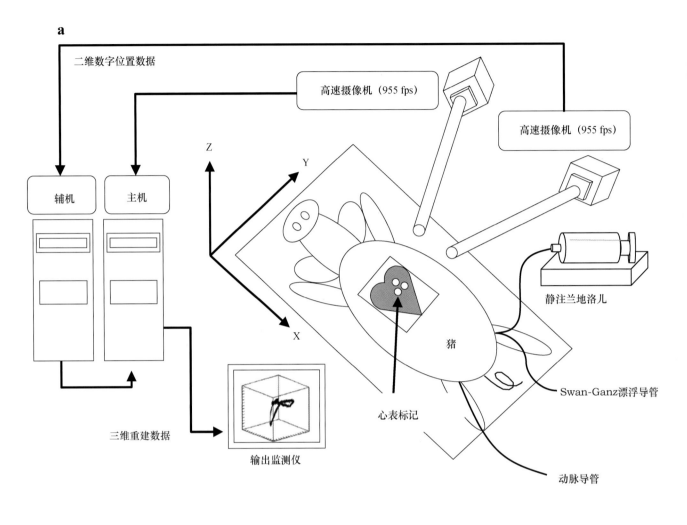

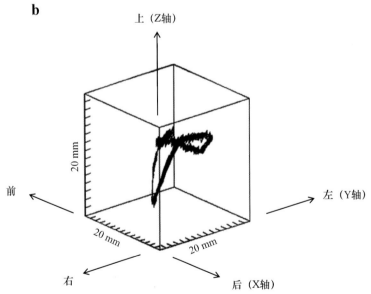

图 10.4 （**a**）三维数字运动捕捉和重建系统。两支高速相机在不同角度捕捉跳动心脏的运动标记。这些冠状动脉表面的 2 维位置数据可进入主机重建三维数据。（**b**）一个心动周期中冠状动脉三维运动的示例

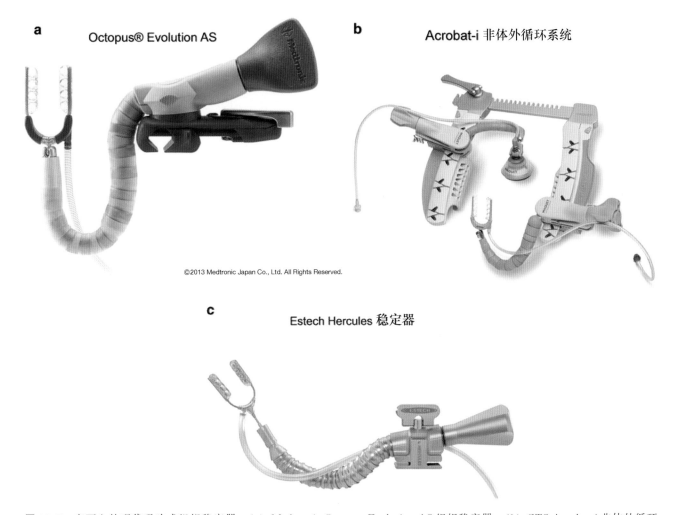

图 10.5　市面上的现代吸吮式组织稳定器。（**a**）Medtronic Octopus Evolution AS 组织稳定器。（**b**）CTS Acrobat-i 非体外循环系统。（**c**）Estech Hercules 稳定器

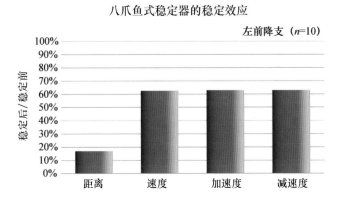

图 10.6　八爪鱼式组织稳定器的稳定效应（修改自参考文献 [7]）

缺血时也可以减轻心肌损害，因为它可以减少缺血过程中的心肌代谢需求水平，并在缺血过程中和缺血之后，增加缺血心肌的氧供[14-17]。最近一项研究显示，OPCAB 术中输注艾司洛尔（一种短效 β_1 受体阻滞剂）后冠状动脉吻合时间更短，提示输入 β_1 受体阻滞剂可让吻合部位获得更好的稳定性[17]。

普萘洛尔（图 10.7）则是一种非选择性 β_1 和 β_2 受体阻滞剂，它最先作为一种抗心动过速、抗快速心律失常的药物应用于 CABG。然而，普萘洛尔作用时间长（2～14 h），且有许多副作用，如传导紊乱、低血压、心力衰竭[14-15]。普萘洛尔也可阻断 β_2 受体，存在发生围术期哮喘的风险。艾司洛尔（图 10.7）是一种超短效选择性 β_1 受体阻滞剂，最新研究发现，艾司洛尔可以避免这些副作用[14-15]。最近通过修改艾司洛尔的化学结构，开发出了盐酸兰地洛尔（图 10.7），它增加了 β_1 受体选择性和效能，而不影响其作用时间。此药还有一些特性。盐酸兰地洛尔起效和失效都很快[14-16,18-19]。与艾司洛尔相比，兰地洛儿降低心率更快。兰地洛尔在人体内可通过血清拟胆碱酯酶和肝羧基酯酶快速转变为非活性代谢产物，其半衰期为 4 min，这比艾司洛尔的半

a

普萘洛尔

艾司洛尔

兰地洛尔

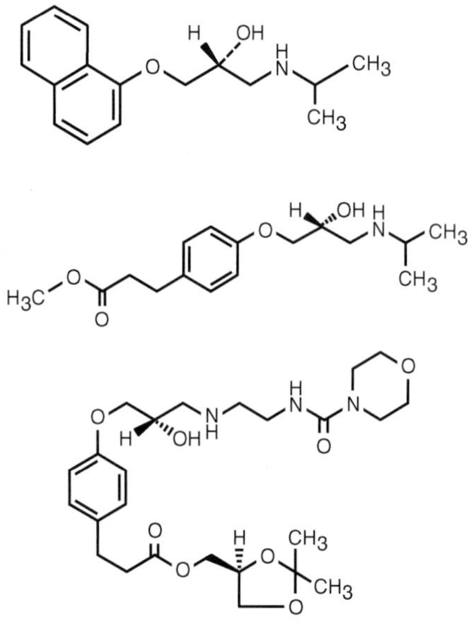

b

静脉注射β受体阻滞剂

	普萘洛尔	艾司洛尔	兰地洛尔
半衰期	6 h	9 min	4 min
β_1受体敏感度	$\beta_1 = \beta_2$	$\beta_1 > \beta_2$	$\beta_1 \gg \beta_2$
对心率/血压的影响	HR↓↓ BP↓	HR↓ BP↓↓	HR↓ BP→
对OPCAB手术影响	X	△	○

图 10.7 静脉注射β受体阻滞剂比较。（a）化学结构。（b）几种β受体阻滞剂比较：普萘洛尔因半衰期较长，使得此药在术中不受控；而艾司洛尔降低全身血压胜过降低心率；兰地洛尔可降低心率并维持全身血压，该药的这种特性使得它更适合用于 OPCAB

衰期更短。在临床浓度下肝和肾的清除作用不会影响兰地洛尔的药代动力学[18-20]，因此对于肾和（或）肝衰竭患者，术中输注该药有益[20]。盐酸兰地洛尔比其他已知的β受体阻滞剂有更高的 β_1 受体选择性[19]。研究发现，它也可抑制室性和室上性心律失常[18-19]。此外，兰地洛儿不像艾司洛尔那样在降低平均动脉压方面产生剂量依赖性[15,19]，这使得兰地洛尔更适合用于 OPCAB。

兰地洛尔，作为一种具有负性变力效应的 β_1 受体阻滞剂，可以降低心肌收缩力，或换言之，会降低心肌收缩产生的负荷和速度[21]。因为冠状动脉位于不断收缩的心肌上，有种假说认为，兰地洛尔有益于提高 OPCAB 术中心脏运动的稳定性。

最近，Wakamatsu 等[22]发现，在跳动心脏上使用机械稳定器之后，静脉注射兰地洛尔可以让冠状动脉表面更加稳定（图 10.8a）。兰地洛尔可以降低吻合部位（包括 LAD、LCx、RCA 远端）的所有运动参数，例如每一心动周期的移动距离、速度以及加速度/减速度。一般来说，在剂量范围内输注兰地洛尔，可以让这些运动参数比对照水平下降 20%～30%，而心率和循环血压水平降低 10%～15%。

正如前文所指出的，使用机械稳定器的条件下，吻合部位仍可出现突发快速运动，显然这会增加手术难度。机械稳定器在稳定效应方面还是存在相当

大的偏差，这取决于冠状动脉解剖结构以及动脉旁脂肪沉积的个体差异。例如，使用机械稳定器后，每个数据点显示在最大速度方面呈现出较大的差异（图 10.8b）。注射兰地洛尔可有效降低最大速度，尤其是当这一参数远远高于平均值或"吻合部位稳定性不佳"（图 10.8b；空心箭头）。因此，盐酸兰地洛尔的使用能够降低应用机械稳定器后仍存在的残余运动。因为 β_1 受体阻滞剂对全心功能有负性肌力作用，加之机械稳定器的局部固定作用，所以兰地洛尔对心脏各部位冠状动脉都表现出广泛的稳定效应。

总之，在 OPCAB 术中推荐输注兰地洛尔，在心脏跳动下完成更精细的冠状动脉吻合。由于输入一定剂量范围内的兰地洛尔可以减慢心率，却不降低血压，这使得这种运动稳定效应可用于 OPCAB。尤其是，当外科医师遇到不顺利的情况（因为特定靶血管的个体解剖差异，传统机械稳定器的局部稳定作用效果差），推荐使用兰地洛尔。

兰地洛尔用药的剂量和方式应该仔细选择，因为在 OPCAB 术中，应尽量避免搬动心脏或操作所造成的低血压。Yoshida 等对 ICU 使用兰地洛尔开展了临床研究，并推荐持续静脉输注兰地洛尔（而非推注），以避免意外发生的严重心动过缓或低血压[23]。我们术中输注兰地洛尔的方案如下：全麻气管插管后，开始持续输入低剂量 $[1\ \mu g/(kg \cdot min)]$ 盐酸兰地洛尔。

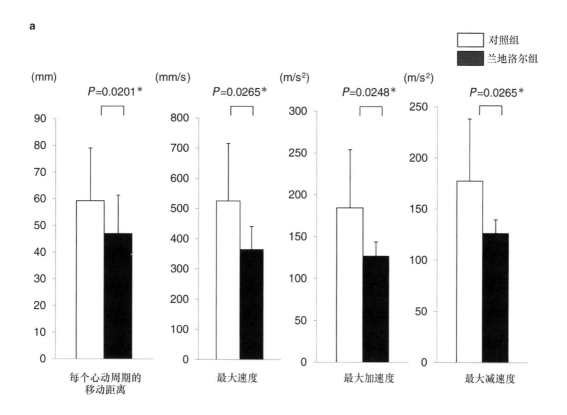

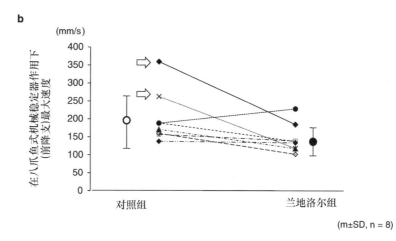

图 10.8　β受体阻滞剂提高了吻合部位的稳定性。（a）静脉注射盐酸兰地洛尔后的运动参数改变。（b）使用机械稳定器，静脉注射盐酸兰地洛尔后的最大速度改变。注意吻合部位稳定效果不佳（空心箭头），输注兰地洛尔后稳定性增高

在开胸和获取桥血管过程中，只要全身血压能够维持得同术前一样高，输入兰地洛尔的剂量就可以逐渐加大。兰地洛儿夜间也需持续输入，直至患者开始口服 β 受体阻滞剂后，才开始逐渐减停。结果表明，低剂量 [平均 3～5 μg/（kg·min），范围 1～20 μg/（kg·min）] 的兰地洛尔不会发生严重副作用（如低血压或心动过缓）。最新临床研究表明，这种输入兰地洛尔的方案除了具有稳定冠状动脉吻合部位的作用之外，还可以预防术后心房颤动的发生[24]。

10.5　影响冠状动脉吻合部位稳定性的其他因素

10.5.1　缩血管药物

OPCAB 术中，血流动力学崩溃或体循环低血压作为一种不良事件可能发生。许多因素可能引起血流动力学变化，包括：①搬动心脏；②心脏冠状动

脉吻合部位的稳定；③冠状动脉堵塞导致心肌缺血[25]。垂直抬起心脏，以显露后侧壁会减少静脉回心血量、每搏输出量、心脏指数和平均动脉压[26-27]。

在这些情况下，低血压通常由麻醉科医师静脉输注缩血管药物短暂处理，如去甲肾上腺素或去氧肾上腺素。去甲肾上腺素是强效的 α_1 和 β_1 受体激动剂，以及具有较弱的 β_2 受体激动效应。因此，它可以通过增加心排血量和全身血管阻力来升高血压[28]。去氧肾上腺素是一种人工合成的、选择性 α_1 肾上腺素受体激动剂，通过增加外周血管阻力来升高血压，并且不会改变或减少心排血量[29-30]。

最近，Kurosawa 及其同事[31]发现，输入去甲肾上腺素会显著增加跳动心脏被稳定器固定了的靶血管运动，然而去氧肾上腺素却没有（图 10.9）。使用一定剂量的去甲肾上腺素以增加 30%～50% 的收缩压，明显增加 LAD 吻合部位的全部运动参数。相比之下，使用一定剂量的去氧肾上腺素增加 30%～50% 的收缩压，并不会明显增加心脏三维运动参数，除了 LAD 吻合部位在每个心动周期的移动距离。

总之，OPCAB 术中推荐麻醉科医师使用很少影响冠状动脉运动状况的缩血管药物，以维持全身循环血压稳定。

10.5.2　心脏起搏

OPCAB 术推荐心脏起搏有两点原因：①增加心排血量；②降低冠状动脉移动。

Frank-Starling 定律显示心脏前负荷决定了心排血量（图 10.10）。当心功能正常时（图 10.10；

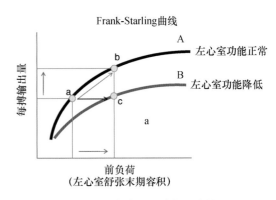

图 10.10　Frank-Starling 曲线。心功能正常情况下（**A**），降低心率可以增加前负荷和每搏输出量（a→b）。心脏收缩功能降低时（**B**），降低心率只会增加前负荷，不增加每搏输出量

[A]），心动过缓会延长心脏舒张期，增加左心室舒张末期容积（前负荷）和每搏输出量，而不会降低心排血量。然而，当心功能减退时（图 10.10；[B]），心动过缓只会增加左心室舒张末期容积和血压，而不会增加每搏输出量，从而导致前负荷过度的充血性心力衰竭。为了避免心脏功能下降发生这些严重状况，推荐术中通过起搏来维持心率时，既可使用心房或心室起搏，也可用 Swan-Ganz 起搏。

图 10.11 显示心脏起搏带来的吻合部位稳定效应。当心率因起搏器升高时，每个周期中移动距离会降低[7]。这一现象有一种解释是，再一次根据 Frank-Starling 定律，缩短左心室舒张期可以增加心率，降低每搏输出量。降低的每搏输出量意味着最大心肌收缩力有所降低，这会影响心肌表面上的冠状动脉。

作者推荐起搏心率维持在 80 次/分以上，特别是当外科医师 OPCAB 术中遇到心功能较差或心动过缓时。

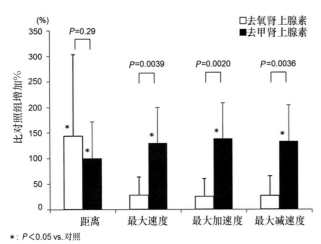

∗：$P<0.05$ vs. 对照

图 10.9　去甲肾上腺素与去氧肾上腺素对冠状动脉运动影响的比较

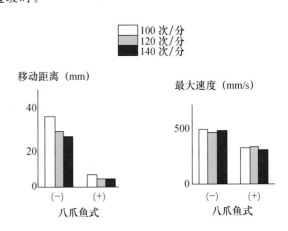

图 10.11　心脏起搏对冠状动脉运动的影响

10.5.3　机械通气

心脏紧靠双肺，肺的运动或机械通气会影响心脏位置。Cattin[5] 使用高速摄像机阐述了正压通气后心脏的移动。Lemmma[6] 通过三维运动分析指出，正压通气对心脏表面冠状动脉吻合部位的稳定性有重要影响。图 10.12 显示，即使在机械稳定器作用下，冠状动脉仍可受到低频率机械通气模式的影响[7]。心脏移位呈现依赖潮气量的方式移动[32]（图 10.13）。

OPCAB 术中，行冠状动脉吻合时对机械通气有个小技巧。如果条件合适，推荐麻醉科医师行高频、低潮气量机械通气。另一个小技巧是，当外科医师在好的冠状动脉血管壁上尝试缝合的一针技术难度较高时，可以短时间（几秒）暂停机械通气（图 10.14）。

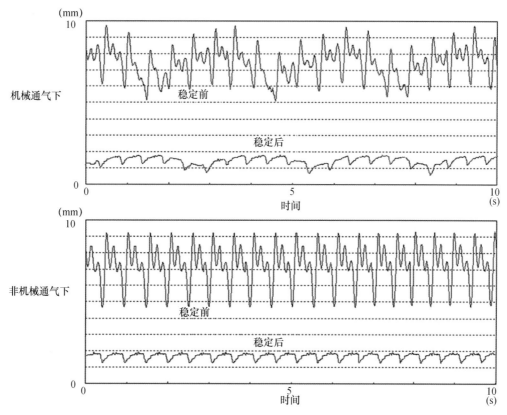

图 10.12　机械通气或非机械通气下冠脉运动的轨迹记录

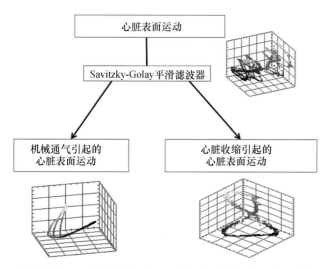

图 10.13　Savitzky-Golay 平滑滤波器，区分出冠状动脉的移动是由心脏收缩产生还是由机械通气所致

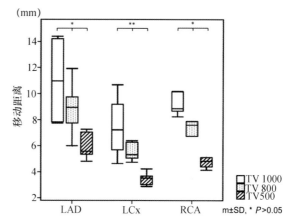

图 10.14　冠状动脉移动呈现机械通气容量依赖的方式。
LAD：左前降支；LCx：左回旋支；RCA：右冠状动脉

参考文献

1. Taylor R, Jensen P, Whitcomb L, Barnes A, Kumar R, Stoianovici D, Kavoussi L (1999) A steady-hand robotic system for microsurgical augmentation. Int J Robot Res 18(12):1201–1210

2. Borst C, Jansen EW, Tulleken CA, Grundeman PF, Mansvelt Beck HJ, van Dongen JW, Bredée JJ (1996) Coronary artery bypass grafting without cardiopulmonary bypass and without interruption of native coronary flow using a novel anastomosis site restraining device ("Octopus"). J Am Coll Cardiol 27(6):1356–1364

3. Detter C, Deuse T, Christ F, Boehm DH, Reichenspurner H, Reichart B (2002) Comparison of two stabilizer concepts for off-pump coronary artery bypass grafting. Ann Thorac Surg 74(2):497–501

4. Koransky ML, Tavana ML, Yamaguchi A, Kown MH, Miniati DN, Nowlin W, Robbins RC (2003) Quantification of mechanical stabilization for the performance of off-pump coronary artery surgery. In: The heart surgery forum, vol 6, no. 4. Carden Jennings Publishing Co, Charlottesville, pp 224–231

5. Cattin P, Dave H, Grünenfelder J, Szekely G, Turina M, Zünd G (2004) Trajectory of coronary motion and its significance in robotic motion cancellation. Eur J Cardiothorac Surg 25(5):786–790

6. Lemma M, Mangini A, Redaelli A, Acocella F (2005) Do cardiac stabilizers really stabilize? Experimental quantitative analysis of mechanical stabilization. Interact Cardiovasc Thorac Surg 4(3):222–226

7. Watanabe T, Omata S, Odamura M, Okada M, Nakamura Y, Yokoyama H (2006) Three-dimensional quantification of cardiac surface motion: a newly developed three-dimensional digital motion-capture and reconstruction system for beating heart surgery. J Thorac Cardiovasc Surg 132(5):1162–1171

8. Buffolo EJC, Andrade JCS, Branco JNR, Aguiar LF, Ribeiro EE, Jatene AD (1990) Myocardial revascularization without extracorporeal circulation. Eur J Cardiothorac Surg 4(9):504–508

9. Benetti FJ, Naselli G, Wood M, Geffner L (1991) Direct myocardial revascularization without extracorporeal circulation. Experience in 700 patients. CHEST J 100(2):312–316

10. Pfister AJ, Zaki MS, Garcia JM, Mispireta LA, Corso PJ, Qazi AG, Gurny P (1992) Coronary artery bypass without cardiopulmonary bypass. Ann Thorac Surg 54(5):1085–1092

11. Fanning WJ, Kakos GS, Williams TE (1993) Reoperative coronary artery bypass grafting without cardiopulmonary bypass. Ann Thorac Surg 55(2):486–489

12. Mohr R, Moshkovitz Y, Agranat O (1993) Coronary artery bypass without cardiopulmonary bypass: low-risk surgery for high-risk patients [abstract]. Circulation 88:I-637

13. Jansen EW, Grundeman PF, Borst C, Eefting F, Diephuis J, Nierich A, Cotrufo M (1997) Less invasive off-pump CABG using a suction device for immobilization: the 'Octopus' method. Eur J Cardiothorac Surg 12(3):406–412

14. Ahmet I, Fukushima N, Sawa Y, Masai T, Kadoba K, Kagisaki K et al (1999) The effect of a new ultra-short-acting beta-adrenergic blocker, ONO-1101, on cardiac function during and after cardiopulmonary bypass. Surg Today 29:248–254

15. Sasao J, Tarver SD, Kindscher JD, Taneyama C, Benson KT, Goto H (2001) In rabbits, landiolol, a new ultra-short-acting β-blocker, exerts a more patent negative chronotropic effect and less effect on blood pressure than esmolol. Can J Anesth 48:985–989

16. Bessho R, Chambers DJ (2001) Myocardial protection: the efficacy of an ultra-short-acting β-blocker, esmolol, as a cardioplegic agent. J Thorac Cardiovasc Surg 122(5):993–1003

17. Otaki M, Ogawa T, Inoue T, Oku H (2002) Off-pump coronary bypass grafting to double vessel disease with the pharmacological assist of esmolol: an experimental study. J Cardiovasc Surg 43(3):307–311

18. Atarashi H, Kuruma A, Yashima MA, Saitoh H, Ino T, Endoh Y, Hayakawa H (2000) Pharmacokinetics of landiolol hydrochloride, a new ultra-short-acting β-blocker, in patients with cardiac arrhythmias. Clin Pharm Therap 68(2):143–150

19. Sugiyama A, Takahara A, Hashimoto K (1999) Electrophysiologic, Cardiohemodynamic and [beta]-blocking actions of a new ultra-short-acting [beta]-blocker, ONO-1101, assessed by the in vivo canine model in comparison with esmolol. J Cardiovasc Pharmacol 34(1):70–77

20. Takahata T, Yasui-Furukori N, Sakamoto J, Suto K, Suto T, Tateishi T, Munakata A (2005) Influence of hepatic impairment on the pharmacokinetics and pharmacodynamics of landiolol hydrochloride, an ultra-short-acting β1-blocker. Drugs R & D 6(6):385–394

21. Levy MN, Pappano AJ, Berne RM (2007) Cardiovascular physiology. Mosby Elsevier, Philadelphia

22. Wakamatsu H, Watanabe T, Sato Y, Takase S, Omata S, Yokoyama H (2010) Selective beta-1 receptor blockade further reduces the mechanically stabilized target coronary artery motion during beating heart surgery. Innov Technol Tech Cardiothorac Vasc Surg 5(5):349–354

23. Yoshida Y, Terajima K, Sato C, Akada S, Miyagi Y, Hongo T, … Sakamoto A (2008) Clinical role and efficacy of landiolol in the intensive care unit. J Anesth 22(1):64–69

24. Wakamatsu H, Yokoyama H (2011) Intraoperative infusion of landiolol hydrochloride, an ultra-short acting beta-1 adrenergic receptor blocker, prevents postoperative atrial fibrillation after off-pump coronary artery bypass surgery. CHEST J 140(4_MeetingAbstracts):508A–508A

25. Shroyer AL, Grover FL, Hattler B, Collins JF, McDonald GO, Kozora E, … Novitzky D (2009) Veterans affairs Randomized On/Off Bypass (ROOBY) Study Group. On-pump versus off-pump coronary-artery bypass surgery. N Engl J Med 361(19):1827–1837

26. Couture P, Denault A, Limoges P, Sheridan P, Babin D, Cartier R (2002) Mechanisms of hemodynamic changes during off-pump coronary artery bypass surgery. Can J Anesth 49(8):835–849

27. Mishra M, Malhotra R, Mishra A, Meharwal ZS, Trehan N (2002) Hemodynamic changes during displacement of the beating heart using epicardial stabilization for off-pump coronary artery bypass graft surgery. J Cardiothorac Vasc Anesth 16(6):685–690

28. Schwarz B, Hofstötter H, Salak N, Pajk W, Knotzer H, Mayr A, … Hasibeder W (2001) Effects of norepinephrine and phenylephrine on intestinal ovygen supply and mucosal tissue oxygen tension. Intens Care Med 27(3):593–601

29. Klaus S, James R (1981) Alpha1- and alpha2-adrenoceptors: pharmacology and clinical implications. J Cardiovasc Pharmacol 3(Suppl 1):S14–S23

30. Dunaway S, Yu Q, Larson DF (2007) Effect of acute alpha adrenergic stimulation on cardiac function. Perfusion 22(4):289–292

31. Kurosawa H, Seto Y, Wakamatsu H, Sato Y, Takase S, Omata S, Yokoyama H (2014) Effects of phenylephrine and noradrenaline on coronary artery motion in an open-chest porcine beating heart model. Surg Today 44:1128–1137

32. Sato Y, Yokoyama H Intraoperative mechanical ventilation affects cardiac surface motion during beating heart surgery (in submission)

显露远端吻合部位的技术：阻断冠状动脉、分流栓和薄雾吹嘴

11

Tomohiro Mizuno，Hirokuni Arai

（冯翔　彭昊　译　廖晓波　校）

摘　要

选定最佳的吻合位置对于 OPCAB 的成功至关重要。冠状动脉阻断是一种简单易行的吻合技术。吻合期间很少会发生局部心肌缺血。冠状动脉的腔内分流技术也是一种安全、容易实施的技术，对于获得满意的术野及冠状动脉灌注均非常有用。腔外分流技术对于心肌灌注同样有用。以上三种技术各有优劣。若论单纯阻断技术，如果左前降支（LAD）很粗大同时后降支又很细小；或者 LAD 仅有轻度狭窄，直接阻断 LAD 可能造成严重的缺血改变。阻断右冠状动脉（RCA，♯2 至♯3 之间）有时会引起致命性心律失常。此类情况下，冠状动脉灌注必不可少。虽然大多数情况下可以使用腔内分流技术，但将分流栓塞进一个弯曲的冠状动脉很困难，甚至属于危险操作。既可能损伤冠状动脉，也无法确保冠状动脉灌注。腔外分流技术可以确保心肌灌注，但分流管可能会对吻合操作产生干扰。腔外分流技术仅适用于 LAD 和 RCA。OPCAB 术中，二氧化碳（CO_2）薄雾吹嘴对于获得无血术野尤为重要。应该就每例患者和每根冠状动脉靶血管妥善选择上述技术。

关键词

非体外循环冠状动脉旁路移植术·腔内分流·腔外分流·阻断冠状动脉·CO_2 薄雾吹嘴

11.1　阻断冠状动脉

OPCAB 术中，让冠状动脉靶血管稳定无血对于成功完成远端吻合口至关重要。这一技术体系包括：吻合时维持体循环稳定，避免心肌缺血，防止靶血管内膜损伤。

远端吻合时直接阻断（simple occlusion）冠状动脉靶血管是一种常用的外科技术。理论上，直接阻断冠状动脉血流对心肌有损害，但该技术易于采用，甚至可以轻松应用于视野差的手术部位（如后侧壁靶血管）。我们最常采用直接阻断靶血管技术，因为该技术在吻合口的显露方面优于分流技术。缝针可以在没有任何障碍的状况下轻松穿透冠状动脉壁，因而远端吻合时间最短。

以我们的临床经验，绝大部分冠状动脉都可采

用直接阻断技术来完成吻合。在切开左前降支（LAD）之前，先将其短时间夹闭（3～5 min），评估心电图特征、血压、肺动脉压和心室壁局部运动情况。如果短时间 LAD 夹闭试验未引起任何血流动力学改变，那么先短暂松开血管夹，然后再次夹闭 LAD，再开始吻合。如果夹闭试验造成 ECG 改变或血流动力学不稳定，那么就采用腔外分流管来避免吻合过程中的局部缺血。就我们的经验而言，LAD 粗大而后降支动脉（posterior descending artery, PDA）细小，或者 LAD 仅为轻度狭窄则是危险因素。直接夹闭右冠状动脉（♯2 和♯3 之间）可造成致命性心律失常。Van Aarnhem EE 等报道，在 200 例患者的 365 个远端吻合中，严重缺血仅发生于 RCA 和非阻塞性病变中[1]。除非有特殊原因，否则我们总是吻合于 PDA 而非 RCA 主干（♯2 和♯3 之间）。如果必须吻合 RCA 主干，我们总是使用腔外分流管来避免心肌缺血和心律失常。除了 LAD 和 RCA 主干之外，我们不在其他冠状动脉上采用冠状动脉灌注技术。

OPCAB 术中短暂阻断冠状动脉，这是获得良好术野的一种简便方法，但钳夹阻断冠状动脉有可能引起所夹处损伤。目前有多种方法来控制吻合口出血：哈巴狗钳（bulldog clamp）直接钳夹冠状动脉，硅树脂弹力空心缝线套扎冠状动脉，以及使用腔内分流栓。Demaria RG 等报道，OPCAB 术中套扎冠状动脉后出现多灶性冠状动脉狭窄[2]。我们也曾遇到同样的问题。Hangler 及其同事报道，局部阻断人类冠状动脉可能造成局灶性内膜层损伤、局部微血栓、动脉粥样硬化斑块以及靶血管侧支损伤[3]。不过，Perrault 等在一项实验猪在体研究中发现，套扎冠状动脉控制出血并不造成内膜功能障碍[4]。也有研究证实，控制出血的器械（圈套、直接钳夹和腔内分流栓）都不会造成更严重的内膜功能障碍[5]。毕竟阻断冠状动脉靶血管的主要目的是，采用尽可能轻的力量既控制出血又避免冠状动脉内膜损伤。我们团队研发了一种冠状动脉止血装置，它有一个弹簧可调节套扎力（Coronary occluder®，Sumitomo Bakelite，日本）（图 11.1）[6]。该装置的最大套扎力是 100 g，与哈巴狗钳的钳夹力度相同。先用带小毛毡片的 4-0 聚丙烯缝线环绕靶血管的近端和远端进行缝合，然后将缝线穿过该止血装置。切开冠状动脉后，我们用该装置慢慢收紧缝

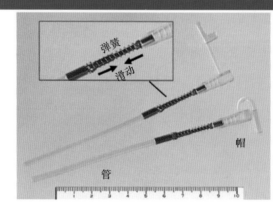

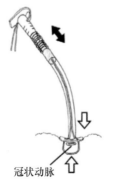

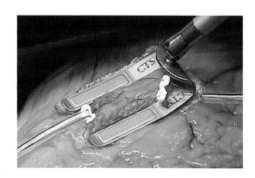

图 11.1　Coronary occluder® （Sumitomo Bakelite Co., Ltd.）

线直至刚好止住出血。大多数情况下，不需要达到最大套扎力就可以充分止血。该装置可以避免过度勒紧造成的内膜损伤。

11.2　冠状动脉分流技术

　　OPCAB 术中暂时阻断冠状动脉是获取良好术野的一种简便方法，且无需任何器械干扰操作。临床实践中，绝大部分情况下，并不会遇到术中血流动力学恶化和（或）围术期心肌梗死。不过，短时间心肌缺血总是可能影响血流动力学状态以及心肌收缩力。Yeatman M 及其同事发现，当冠状动脉通过分流栓进行灌注时，术中血流动力学恶化的时间短暂，并且将心脏重新放回解剖原位后也会迅速恢复。然而若是使用直接套扎技术（simple snaring technique）则会影响心功能的早期恢复[7]。其他研究团队报道，与冠状动脉直接阻断技术相比，在微创直视冠状动脉旁路移植术（MIDCAB）中使用临时腔内分流栓，可以减轻急性缺血，更好地维持左心室功能，并改善桥血管的早期通畅率[8]。

　　目前有两类冠状动脉分流栓：腔内分流（intraluminal shunt）和腔外分流（extraluminal shunt）。多家公司生产腔内分流栓，每种产品都有各自的结构特点。分流栓由一根分流管和固定在该管上的缝线组成。分流栓两端轻度膨大，以匹配冠状动脉管腔。冠状动脉靶血管切开后，先后朝冠状动脉近端及远端插入腔内分流栓。腔内分流栓可同时达到止血和维持冠状动脉灌注的作用。当分流栓插入近端，可以检查管道是否有血流。腔内分流栓几乎可以应用于所有冠状动脉。

　　腔内分流栓安全、易于操作而且非常实用（图 11.2）。但如果操作不当，该装置也可造成一些严重后果。尺寸合适的分流栓只会造成冠状动脉轻微损伤[9]。但过大的分流栓则会损伤冠状动脉内膜，造成术后冠状动脉狭窄[10]，以及撕裂甚至穿透冠状动脉靶血管。而偏小的分流栓则达不到止血效果。将分流栓置入弯曲的冠状动脉管腔也会带来损伤，并且弯曲的动脉壁可能会堵塞分流栓近端和（或）远端头部开口，使其无法发挥灌注作用。如果冠状动脉靶血管切口太靠近狭窄部位，则因为管腔过于狭窄而无法插入分流栓。

　　我们团队使用腔内分流栓时，总是在紧邻靶血管吻合口近端和远端的部位，各缝上一根硅树脂弹力空心缝线（套扎线）。冠状动脉切口长度约 5 mm，因为较大的切口更容易放置分流栓。靶血管切开后，轻轻上提近端的套扎线可以暂时止血，在良好的术野中插入分流栓。然后用镊子夹闭分流栓以防出血，将其远端插入远端冠状动脉。如果仍有出血，分别朝向冠状动脉用血管钳收紧近端的套扎线两头，即可轻柔套扎好内置分流栓的靶血管，以控制出血。收紧吻合口缝线之前，桥血管先排气，然后拔出分流栓。我们通常选择大小合适或者偏小一点的分流栓，以减少冠状动脉损伤；而偏大的分流栓在拔出时还有可能造成桥血管壁撕裂。

　　腔外分流也同样安全和易于操作。阻断靶血管近端之后，将腔外分流管插入冠状动脉切口远端。它损伤冠状动脉内膜的风险与腔内分流栓相同，但腔外分流管在一些方面优于腔内分流栓。首先，腔外分流管的血流量大于腔内分流栓。腔外分流管尚未广泛商业推广，因此我们团队开发了一种原创性的腔外分流管（Coronary perfusion catheter®，Sumitomo Bakelite，日本）（图 11.3）[11]。腔外分流管的血流通常来自患者健康的一侧股动脉。我们有时也将分流管连接在已与升主动脉吻合完毕的静脉桥上，以获得良好血流[12]。腔内分流技术中，血流来自于病变的冠状动脉血管，可能会导致流量减少。以我们的临床经验，在循环稳定时可使用腔内分流栓来预防缺血。但如果系严重狭窄，即使应用了腔内分流

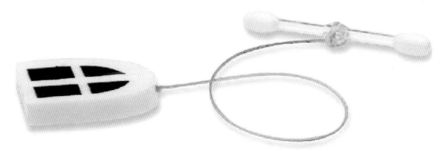

图 11.2　腔内分流栓的代表：Anasta-flow®（Edwards Lifescience）

图 11.3　腔外分流管：Coronary perfusion catheter® (Sumitomo Bakelite Co., Ltd.)

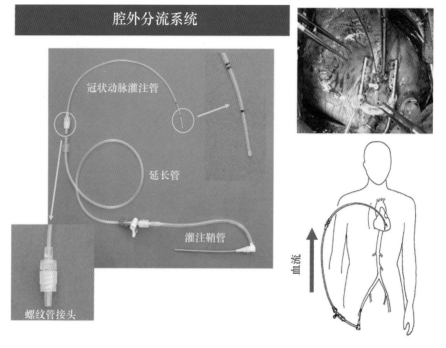

栓，也可能发生缺血。从这一观点出发，腔外分流管提供的血流始终强劲充沛，足以灌注靶血管。为了获得更可靠的冠状动脉灌注，业已开发出一种冠状动脉主动灌注系统。该系统可以在心脏舒张期将动脉血注入冠状动脉内[13-14]。

　　腔外分流管的另一优势则是可以在吻合过程中开始灌注。甚至在使用直接阻断冠状动脉技术开始吻合之后，若是缺血导致血流动力学恶化，也可以在出血很少的情况下轻松向冠状动脉远端插入腔外分流管，从而纠正缺血状态。另外，腔外分流管也可应用于冠状动脉长切口。

　　腔外分流管较易应用于 LAD 和 RCA（♯2 和♯3 之间），但因为术野受限，后降支（PDA）和侧后支（posterolateral branch）使用起来就较为困难。另一方面，冠状动脉灌注只在以下三种情况才是必需的：粗大的 LAD 伴细小的 PDA；LAD 轻度狭窄；RCA（♯2 和♯3 之间）。因此，对于 OP-CAB 来说，术中只要保证 LAD 和 RCA 的灌注可能就足够了。

11.3　薄雾吹嘴

　　即使很好地阻断了冠状动脉靶血管，仍然会有一定量的血从靶血管及其周围组织中溢出来。因此，为了获得吻合时的理想术野，应用 CO_2 薄雾吹嘴就十分重要。血中 CO_2 的溶解度比空气内高 30 倍，于是采用 CO_2 来去除术野中的血液就相当合理。比起压缩空气来，CO_2 更不容易造成冠状动脉内气塞和脑部微栓塞。CO_2 气流可吹走血液，冲开冠状动脉切口和桥血管壁，为从容吻合提供良好的术野。不过，外科医师应当知道过度使用 CO_2 薄雾吹嘴可能导致严重后果。CO_2 高流量气流可能会损伤冠状动脉内膜，有时甚至造成靶血管和动脉桥血管夹层形成。完成近端吻合口时过度使用 CO_2 薄雾吹嘴可能会导致脑栓塞[15]。为避免干燥，需要在 CO_2 气流中加入生理盐水。总而言之，CO_2 薄雾吹嘴应该仅在缝针需要精确穿过冠状动脉管壁、桥血管壁和主动脉壁时才使用。恰当使用 CO_2 薄雾吹嘴非常重要。

参考文献

1. Van Aamhem EE, Nierich AP, Jansen EW (1999) When and how to shunt the coronary circulation in off-pump coronary artery bypass grafting. Eur J Cardiothorac Surg 16[Suppl II]:S2–S6

2. Demaria RG, Fortier S, Carrier M, Perrault LP (2001) Early multifocal stenosis after 2 coronary artery snaring during off-pump coronary artery bypass in a patient with diabetes. J Thorac Cardiovasc Surg 122:1044–1045

3. Hangler HB, Pfaller K, Antretter H, Dapunt OE, Bonatti JO (2001) Coronary endothelial injury after local occlusion on the human

beating heart. Ann Thorac Surg 71:122–127

4. Perrault LP, Menasché P, Bidouard JP, Jacquemin C, Villeneuve N, Vilaine JP, Vanhoutte PM (1997) Snaring of the target vessel in less invasive bypass operations does not cause endothelial dysfunction. Ann Thorac Surg 63:751–755

5. Perrault LP, Desjardins N, Nickner C, Geoffroy P, Tanguay J, Carrier M (2000) Effects of occlusion devices for minimally invasive coronary artery bypass surgery on coronary endothelial function of atherosclerotic arteries. Heart Surg Forum 3:287–292

6. Arai H, Oi K, Tanaka H, Tabuchi N, Sunamori M (2005) Safe coronary artery occlusion with a new tourniquet in off-pump bypass grafting. Ann Thorac Surg 80:1137–1139

7. Yeatman M, Caputo M, Narayan P, Ghosh AK, Ascione R, Ryder I, Angelini GD (2002) Intracoronary shunts reduce transient intraoperative myocardial dysfunction during off-pump coronary operations. Ann Thorac Surg 73:1411–1417

8. Menon AK, Albes JM, Oberhoff M, Karsch KR, Ziemer G (2002) Occlusion versus shunting during MIDCAB: effects on left ventricular function and quality of anastomosis. Ann Thorac Surg 73:1418–1423

9. Wippermann J, Albes JM, Brandes H, Kosmehl H, Bruhin R, Wahlers T (2003) Acute effects of tourniquet occlusion and intraluminal shunts in beating heart surgery. Eur J Cardiothorac Surg 24:757–761

10. Gerosa G, Bottio T, Valente M, Thiene G, Casarotto D (2003) Intracoronary artery shunt: an assessment of possible coronary artery wall damage. J Thorac Cardiovasc Surg 125:1160–1162

11. Arai H, Yoshida T, Izumi H, Sunamori M (2000) External shunt for off-pump coronary artery bypass grafting: distal coronary perfusion catheter. Ann Thorac Surg 70:681–682

12. Arai H, Kozakai A, Manabe S, Kawaguchi S, Shimizu M, Egi K, Tabuchi N, Tanaka H, Sunamori M (2004) Perfusion flow assessment of coronary shunt during off-pump coronary artery bypass grafting. Heart Surg Forum 7:E136–E140

13. Koizumi K, Shin H, Matayoshi T, Yozu R (2008) Comparison of active and passive coronary perfusion in off-pump coronary artery bypass grafting. Interact Cardiovasc Thorac Surg 7:977–980

14. Doi T, Kamiya H, Watanabe G, Misaki T (2008) A coronary perfusion system for off-pump coronary artery bypass grafting in an experimental porcine model: relationship between flow rate and myocardial function. Artif Organ 32:525–530

15. Nollert G, Oberhoffer M, Reichart B, Vicol C (2003) Combination of the HEARTSTRING proximal seal system with a blower mister: a possible source of gas emboli. J Thorac Cardiovasc Surg 126:1192–1194

12

桥血管的设计

Tomoaki Suzuki, Tohru Asai

（焦嘉 彭昊 译 廖晓波 校）

摘 要

　　随着 OPCAB 技术的发展，因为可受益于"主动脉不接触"技术，并带来更佳的远期临床预后，CABG 当前的发展趋势是采用动脉桥原位重建[1]。与静脉桥血管相比，动脉桥血管能提供更高的远期通畅率和更好的患者远期预后。目前，我们有三种可靠的原位动脉桥血管［双侧胸廓内动脉（ITA）和右侧胃网膜动脉（GEA）］，以及一种游离动脉桥［桡动脉（RA）］。众所周知，应用 ITA 与患者死亡率以及再次干预率低有关。此外，最近一些报道证实，采用双侧 ITA（bilateral ITA，BITA）与左前降支（LAD）及左回旋支（LCx）行旁路移植，能够提供最佳的长期存活率及最低的再次手术率[2-4]。最近十年来，自从 Buxton 及其同事[5]和 Lytle 及其同事[6]揭示了 BITA 作为桥血管的长期有效性，它已被心脏外科医师们广泛接受，并且无疑它会提供最好的长期结局。采用 BITA 移植于左侧冠状动脉系统、GEA 移植于右侧冠状动脉远端的 CABG 术式据报道长期预后良好[6-8]。

　　骨骼化（skeletonization）技术能够使得动脉桥血管处于最佳状态，因此该技术对于 OPCAB 保证高质量极为重要。骨骼化具有很多优点，例如避免早期痉挛、易于发现潜在出血、确定血管质量、功能性地延长桥血管和增粗管径并提供最大血流、便于实施序贯吻合，以及保留胸骨血供和静脉引流。

　　本章中，我将讨论使用多根动脉桥的最佳桥血管构建模型。

关键词

主动脉不接触·复合桥血管·原位桥血管

12.1 动脉桥血管的设计：ITA、GEA 和 RA

12.1.1 胸廓内动脉（ITA）

　　ITA 是最可靠的桥血管移植物。其通畅率在 15 年后仍超过 90%，并且被证明能够延长患者的生存期。ITA 是一种弹性动脉，内膜纤薄，内弹力膜发达。血管中层是由弹性纤维板与平滑肌细胞组成。滋养血管见于动脉外膜，却很少见于血管中层。ITA 产生内皮源性的舒张因子以及前列环素，后者有利于保持桥血管的高通畅率和良好功能。CABG 中使用 ITA，其粥样硬化发生率低于 SVG。ITA 非常精细，容易受伤。由于能够保留胸骨血供、增加有效长度以及吻合时流量更高这些优点，采用骨骼化方式获取 ITA 已经被外科医师接受。Higami 等[9]首次描述了采用超声刀骨骼化获取 ITA 的技术，并指出该技术的可行性与优点。他们发现，骨骼化的 ITA 比带蒂的 ITA 平均长 4 cm，其流速超过 100 ml/min，这比带蒂 ITA 至少高了 20%。根据我的经验，超声刀使技术更简便，缩短了血管获取时间，并提高了 ITA 的有效长度和流量。现在，标准的心脏外科医师应该掌握超声刀骨骼化技术，以在 OPCAB 术中有效使用 ITA。

12.1.2 如何使用 BITA

近期一些研究表明，采用 BITA 移植于 LAD 及 LCx 冠状动脉，能够提供最佳的远期存活率，以及最低的再次干预率。最近，使用 BITA 远期效果的临床证据等级有所提高。如果患者需要同时完成 LAD 与 LCx 冠状动脉的重建，则 BITA 应该常规组合使用。

究竟选择 BITA 时构建何种桥血管模式最有效？这一问题的答案尚不清楚。心血管外科医师应当讨论 BITA 的最佳桥血管构建模式。两种最常见的 ITA 组合桥布局包括：①右侧胸廓内动脉（right ITA，RITA）越过中线移植于 LAD，而左侧胸廓内动脉（left ITA，LITA）移植于 LCx；②RITA 通过横窦移植于 LCx，LITA 移植于 LAD。几项报道显示，这两种组合在早期临床结果、桥血管通畅率以及技术难度方面相似。在 CABG 中，LAD 的血运重建最为重要，应该与一支 ITA 单独进行吻合。我们更喜欢 RITA 吻合至 LAD，而将 LITA 吻合至 LCx 的这种组合，因为我们经常遇见需要行 LCx-LCx 序贯移植的情况（图 12.1）。采用骨骼化的 LITA 行 LCx-LCx 序贯移植并非难事。正如他们所言，RITA 由于太短很难移植于 LAD，但这种情况主要发生在带蒂的 RITA。使用超声刀游离的骨骼化 RITA，其长度足以达到 LAD 远端（图 12.2）。从我们的实践来看，仅有 2% 的病例即便是骨骼化了 RITA，其长度还是太短无法到达 LAD。

一些研究表明，将游离的 RITA 连接于原位 LITA 构建成 Y 形桥或 T 形桥，效果均良好。复合桥（composite graft）可以增加吻合口数目，但也可能破坏供血动脉，并使得桥血管血流流经区域更大，但分布并不满意。尽管复合桥血管结果令人满意，但几乎所有报道都显示，原位桥血管的通畅率更好，且长期预后要优于复合桥。因此，只要技术可行，ITA 都应该作为原位桥血管使用。

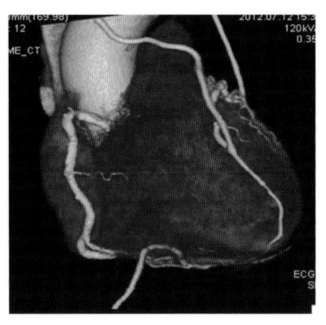

图 12.1　三条原位动脉桥：LITA、RITA 和右侧 GEA

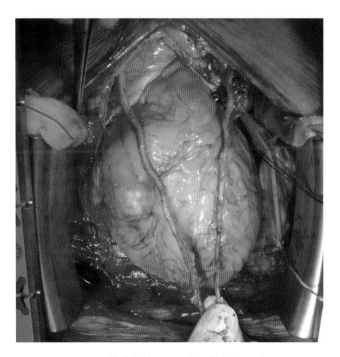

图 12.2　BITA：骨骼化的 RITA 有足够长度到达 LAD 远端

12.1.3 右侧胃网膜动脉

20 世纪 60 年代开始在冠状动脉血运重建中使用右侧胃网膜动脉（GEA）。当时 Bailey 报道，Vineberg 将 GEA 移植到心脏后部。自从 CABG 术式成为外科血运重建的标准术式之后，Pym[10] 和 Suma[11] 于 1987 年都报道过将 GEA 移植至冠状动脉。

GEA 是胃十二指肠动脉的主要分支，而后者起源于右侧肝动脉。GEA 发出分支到胰腺、十二指肠及胃幽门部之后，向胃大弯延伸。与 ITA 相反，GEA 的中层弹性纤维板较少，因此被归类于肌性动脉[12]。

GEA 提供至少长 20 cm 的可使用长度，足以到达心脏的各个区域。采用超声刀骨骼化使得 GEA 更长、更粗，因此与带蒂 GEA 相比，能够被吻合到更靠近端的位置。1998 年，曾报道采用骨骼化的 GEA 作为 CABG 桥血管[13]。但是，采用常规方法如电刀、剪刀、止血夹来完成骨骼化，十分麻烦且费时。2001 年，我们开发了一项简单、安全的技术，采用超声刀（Harmonic Scalpel，Ethicon Endo-Surgery，Cincinnati，Ohio）来获取骨骼化 GEA[14]。自从我们采用上述技术后，所获取的骨骼化 GEA 尺寸令我们震惊。其远端吻合口部位的内径可达到 2.5～6.5 mm（图 12.3）。这与传统方法制备的带周围组织的 GEA 在尺寸上大不相同，早期实践中，后者内径仅为 1.25～2.5 mm。这一差别提示，骨骼化可能在使 GEA 得到最大扩张方面发挥了极为重要的作用。我认为最重要的是在吻合前让每根 GEA 桥血管得到最大程度的扩张。我们实施骨骼化技术后发现，GEA 的第一眼外观并不能预测该动脉的潜在尺寸。术中 GEA 的血管痉挛会使其变化极大。手术开始时，注意不要低估 GEA 的尺寸。只要采用合适的骨骼化技术，所获取的 GEA 从未因太过狭窄而不能使用。原位 GEA 移植的最合适靶血管是右侧冠状动脉远端或

者是 LCx 远端。由于 GEA 拥有足够的长度及直径，可以轻松用于序贯搭桥。

据报道，骨骼化的 GEA 早期功能通畅率要优于非骨骼化的 GEA。Kim 及其同事[15]评估了骨骼化的 GEA 移植于右侧冠状动脉的早期及术后 1 年结果，发现早期通畅率（98.3%）以及 1 年通畅率（92.0%）均非常优异。

关于 GEA 中远期通畅率的研究文献很少。Suma 以及同事[12]报道，他们有 20 年使用 GEA 的经验，结果显示术后 1 个月、1 年、5 年、10 年的累积通畅率分别为 97.1%、92.3%、85.5%、66.5%。该组含有 172 根骨骼化的 GEA 动脉桥，共计 233 个远侧吻合口，术后 1 年与 4 年通畅率分别为 92.9% 和 86.4%。Ali 及其同事[16]收集并评价了 11 篇关于骨骼化 GEA 通畅率的临床研究数据。术后 3 个月总体通畅率为 97.7%。术后 1 年为 92.4%，术后 2 年为 91.5%，术后 4 年为 86.4%。2013 年，我们报道了自己单中心的数据，骨骼化 GEA 术后 30 天、1年、3 年、5 年以及 8 年的累积通畅率分别为 97.8%、96.7%、96.0%、94.7% 以及 90.2%，优于带蒂的 GEA 和 SVG[17]（图 12.4）。可以说，骨骼化的 GEA 是一种可靠的桥血管，在全动脉化 OPCAB 血运重建策略中担负着重要角色。但在全世界范围内，GEA 并未被心脏外科医师广泛接受。不常被使用的原因包括：对其灌注能力不足以及血管痉挛的担心、需要开腹，以及竞争血流导致桥血管失功。我们使用 GEA 时，需要开腹，但皮肤切口仅仅延长 3～

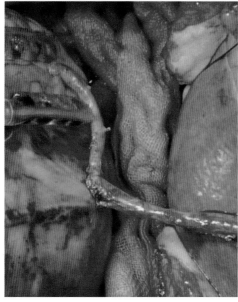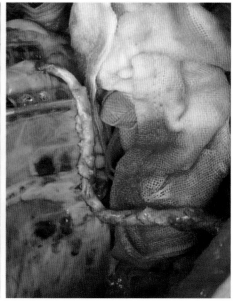

图 12.3　骨骼化 GEA 有足够的长度以及足够粗的管径，易于行序贯移植

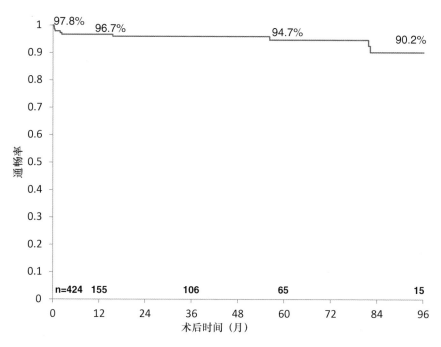

图 12.4　使用 Kaplan-Meier 法统计 GEA 动脉桥的累积通畅率

4 cm。众所周知，当 GEA 被吻合于轻度狭窄的冠状动脉时，将产生竞争血流。一般来说，我们仅在冠状动脉严重狭窄时使用 GEA。我们认为，晚期桥血管堵塞可能与竞争血流有关。我们的研究中，通过多变量分析发现，靶血管轻度狭窄是晚期 GEA 堵塞的一项很强的危险因素。因此，我们再次推荐 GEA 原则上仅用于更重度狭窄（大于 75%）的冠状动脉上。

外科医师仍未足够理解 GEA 的潜在能力，从而导致 GEA 的价值被低估。我们认为，GEA 在 OP-CAB 领域使用全动脉化原位移植中将起到相当关键的作用，外科医师应当讨论并掌握 GEA 潜力的细节技能。

12.1.4　桡动脉（RA）

RA 通常作为 CABG 术中除 ITA 之外桥血管的第二选择。Carpentier[18] 等首次报道 RA 在 CABG 中的应用；然而，因为早期血管造影结果欠佳，很快被弃用。随着获取技术的改进、扩张血管药物与术后钙通道阻滞剂的使用，使得 20 世纪 90 年代出现了一些鼓舞人心的报道，RA 重新得到重视。

RA 非常便利，作为桥血管其优点包括几个方面：易获取，长度充足（几乎能搭到冠状动脉任何分布区域），管径与冠状动脉相匹配。RA 属于肌性动脉，比其他动脉桥更容易痉挛。为了防止桡动脉痉挛，术中及术后必须静脉使用硝酸盐制剂或钙通道阻滞剂，直至患者可以口服药物。RA 的内皮对于防止血管痉挛作用巨大。为保留内皮功能，外科医师应小心避免对 RA 进行过多人工操作，或在获取过程中对其机械性扩张。

RA 还常与 ITA 以端-侧方式连接为复合桥血管。为实现 OPCAB 中的主动脉不接触策略，越来越多的外科医师使用桡动脉构成复合桥血管。尽管桡动脉复合桥的通畅率可接受，但几乎所有研究均显示，直接行主动脉-冠状动脉旁路移植比复合桥更好。因此，当构建桡动脉复合桥时，必须仔细考虑因血管区域不平衡导致的血液灌流分布不佳。

早期（12 个月内）RA 通畅率非常理想，常超过 90%。近期，一项长期研究报道，5 年通畅率波动在 70%～98% 之间。与其他桥血管相比，RA 旁路移植术后通畅率受冠状动脉靶血管区域以及靶血管狭窄程度的影响更明显。若近端狭窄大于或等于 90%，ITA-RA 复合桥与直接行主动脉-冠状动脉旁路移植的 RA 通畅率相当。因此，当自体冠状动脉近端狭窄不严重时，应该将 RA 用于直接主动脉-冠状动脉吻合。

在目前 OPCAB 不接触主动脉策略的氛围下，RA 是 BITA 不够用或 BITA 不足以实现左心冠状动脉区域完全血运重建时的候选桥血管。

12.1.5　隐静脉桥血管（SVG）

SVG 是右冠状动脉或回旋支区域最常用、最易于操作的桥血管，其相关远期临床结果、血流量、通畅率以及远期并发症都为人熟知。由于动脉桥的优点显而易见，SVG 的应用有所减少。现在，在主动脉不接触策略的 OPCAB 时代，SVG 仅被用于有限病例，包括无法获得 GEA、RCA 近端狭窄不重、因透析或肾衰竭无法使用桡动脉，以及血流动力学不稳定的急诊患者。导致 SVG 应用较少的原因如下：伤口并发症，如血肿、蜂窝织炎、伤口延迟愈合引起患者不适；近端吻合时需要在主动脉上进行操作；所谓的桥血管病变导致远期预后不佳。SVG 在早期（1 年内）就可能发生内膜增生，此外，从远期看（>5 年），SVG 比动脉桥更容易出现与桥血管堵塞相关的粥样硬化病变。SVG 通畅率可能随着时间不断变差，据我们所知，CABG 术后 10 年的通畅率为 50%～60%。内镜下静脉获取技术业已发展，其目的在于减少临床并发症，包括伤口感染、下肢水肿、疼痛与住院时间延长。尽管内镜下静脉获取技术已被外科医师广泛使用，但临床结果并不尽如人意。Lopes 等比较了内镜获取与开放式获取的临床结果，发现内镜获取 SVG 与 SVG 失功以及临床不良反应独立相关。因此，内镜静脉获取技术应当仅限于严格挑选的病例。SVG 内皮损伤后经常会启动血小板凝集反应，引起内膜增生，导致桥血管堵塞。近期，SVG 不接触获取技术受到推荐，可制备带蒂桥血管。该方法保留了正常完整的血管外膜、营养血管、平均流量以及内皮功能。血管周围的脂肪组织可保护静脉免受动脉化后血流动力学影响，并避免将来发生动脉粥样硬化。早期 SVG 失功与扩张血管诱发的内皮剥脱相关。近期综述提示带蒂 SVG 有更好的长期通畅率。不论内镜或开放获取静脉手术，获取时重要的是仔细处理 SVG，避免损伤血管内皮。

12.2　主动脉不接触技术以及全动脉化移植

12.2.1　主动脉不接触技术的优点

常规 CABG 术后患者脑卒中发病率为 1%～3%，最常见的原因是升主动脉产生的栓子栓塞。大量研究证实，在插管、阻断或开放升主动脉等操作过程中（尤其是松开主动脉阻断钳时），经颅多普勒超声可以检测到大量栓子脱落。减少脑卒中风险最好的方法是完全避免对主动脉进行操作，即我们所说的主动脉不接触技术。为尽量降低 CABG 术后脑卒中风险，主动脉不接触技术与 OPCAB 技术得以广泛采用。主动脉不接触 OPCAB 的主要指征是严重动脉粥样硬化或瓷器样升主动脉（porcelain ascending aorta）。

Kapetanakis 等[19]报道，体外循环下 CABG 的卒中率是侧壁钳钳夹主动脉 OPCAB 的 1.5 倍（2.2% vs. 1.6%），是主动脉不接触 OPCAB 的 3 倍（2.2% vs. 0.8%）。Kim 及同事[20]报道，采用主动脉不接触技术 OPCAB 的围术期脑卒中发病率更低，但有主动脉操作的 OPCAB 与常规 CABG 的脑卒中发生率相似。Misfeld 等[21]报道，在 5779 例有主动脉操作的 OPCAB 组中 81 例发生脑卒中（1.4%），而在 5619 例主动脉未接触的 OPCAB 组仅有 29 例（0.5%）。Lev-Ran 及同事[22]报道，在连续 429 例主动脉不接触的 OPCAB 患者中仅有 1 例出现神经系统事件（0.2%），这比侧壁钳下 OPCAB 组（卒中率 2.2%）更有优势。另一方面，完全避免主动脉操作能保留主动脉上含有神经源性组织的脂肪垫，从而可以避免自主神经失调，并进一步降低心房颤动的发生率。Kim 等[23]证明，完全避免主动脉操作的 OPCAB 与常规 CABG 相比，术后心房颤动的发生率显著降低（11.4% vs. 21.1%）。

尽管不接触技术可能是最佳的临床策略，但它并不适用于每一位患者，在很多中心也并未常规开展。即使以上证据都支持不接触技术，但现实世界中，许多冠状动脉多支病变患者仍采用主动脉近端吻合完成 SVG 血运重建。

众所周知，CABG 术后神经系统并发症发生率为 3%，而导致脑卒中的原因是多因素的，因此无法仅仅通过减少主动脉操作来避免。需要阐明的是 OPCAB 术中主动脉操作的程度和类型与随后脑卒中的发生是否存在联系。

无论如何，在预防病变升主动脉相关的栓塞并发症方面，主动脉不接触技术的优势毋庸置疑。外科医师应该努力提高自身技术，掌握主动脉不接触技术，以减少额外的可避免的栓塞事件。

12.2.2　使用主动脉不接触技术完成完全血运重建的桥血管设计

12.2.2.1　复合桥血管

从生存率以及不良心血管事件（如晚期心肌梗死、复发性心绞痛和再次手术）免除率的角度考虑，使用 BITA 对左冠状动脉区域完成旁路移植是外科血运重建的最佳策略。BIIA 原位或 Y 形桥就可实施 OPCAB，而无需对升主动脉操作。为实现对 LAD 和 LCx 的血运重建，有几种 BITA 复合桥的构建安排。随着 OPCAB 的出现和日益普及，很多医师目前将离断的 RITA 或 RA 与 LITA 行端-侧吻合，构成 T 形或 Y 形动脉复合桥。常用的处理方式之一是 T 形复合桥，即将离断的 ITA 桥血管近端与原位 ITA 行端-侧吻合。一些研究[24-26]报道复合桥的临床和血管造影结果与单独桥血管移植相当。其他一些研究表明：用于轻度狭窄的靶血管时，复合桥可能容易遭受自体冠状动脉竞争血流带来的不良影响。当三支病变中的所有靶血管都通过一根 ITA 复合桥进行旁路移植时，需要关注的一个问题是单根 LITA 可能无法为再血管化心肌提供足够的血流。使用时差法多普勒技术的研究显示，复合动脉桥的构建使得 LITA 血流量显著增加。每一区域的血流供应量取决于冠状动脉狭窄的严重程度和冠状动脉血管支配面积。复合动脉桥使得 ITA 血流分配到不同的心肌区域。桥血管血流很大程度上受自体冠状动脉血流的影响。Nakajima 及其同事[27]报道，362 例复合 T 形桥患者的血管造影结果显示，14.6％的复合桥存在竞争性血流，3.6％的患者发生堵塞。Sabik 等[28]也通过多变量分析发现，术前冠状动脉近端狭窄程度是 ITA 桥血管堵塞的一项重要因素。Manabe 等[29]指出，复合桥的血管造影结果与冠状动脉靶血管狭窄程度密切相关。当靶血管轻度狭窄时，复合桥的桥血管堵塞或线样征（string sign）发生率高于单根桥血管。他们发现，当靶血管为轻度狭窄时，复合桥是桥血管堵塞或线样征的独立预测因子。因此，他们不建议为靶血管轻度狭窄的病例构建复合桥。复合桥失功的确切机制尚未完全阐明。由于竞争血流导致 ITA-LAD 桥血管失功，这将让患者失去手术可带来的主要收益，而单根原位 ITA 却原本能够实现这一目标。Lev-Ran 及其同事[24]报道，使用 BITA 构建 T 形桥的早期结果可与原位移植 ITA

相媲美；然而，心绞痛增加和中期生存率降低让他们建议在技术条件许可的情况下，推荐尽可能原位移植。但是，复合桥在这些手术中起着至关重要的作用，因为该术式不需要在升主动脉上做近端吻合口，并且延长了动脉桥血管的长度，使其可以用来完成更多的吻合口。因此，我们认为使用 BITA 构成 T 形或 Y 形复合桥，应当用于那些 LAD 和 LCx 边缘支都重度狭窄的患者。

12.2.2.2　原位桥血管

在低血流量条件下，动脉桥血管容易发生弥漫性狭窄或堵塞。然而，即便在狭窄程度低至 50％的血管，ITA 原位移植至 LAD 的通畅率都超过 90％。ITA 原位移植至 LAD 后的这种极佳通畅率可长久保持，术后维持长达 15 年甚至更长时间。尽管复合桥的结果可以接受，但几乎所有报道均显示，原位桥血管比复合桥血管具有更好的通畅率和长期结果。较之复合桥，我们更推荐 ITA 原位移植术。已有研究显示，离断的 RITA 近端与主动脉相吻合的话，其通畅率降低。RITA 原位移植至 LAD 让人疑虑的问题是：长度可能不足，RITA 近段横跨胸骨可能给后续再次手术胸骨切开时带来问题。精致的骨骼化获取 ITA 技术能够延长桥血管，增加远端血流，还可以减少术后胸骨伤口并发症。如果横跨的 RITA 长度不足以松弛地达到 LAD 预期吻合部位，我们则考虑使用 T 形桥。不过，近 2 年来我们实施了 225 例 OPCAB，只有两例应用了 T 形桥（0.9％）。因此，熟练的骨骼化 ITA 获取技术可以解决几乎所有病例因 RITA 长度不足导致的问题。外科医师应该精通采用超声刀来骨骼化获取 ITA 技术。将 RITA 原位移植至左侧冠状动脉系统，既可以经主动脉后方的横窦[30]，也可以经主动脉前方路径。这两种技术都有特定的缺陷。虽然一些医师提倡经主动脉后方径路（通过横窦）行原位 RITA 至 LCx 吻合[30]，但这项技术也有几个缺点：技术难度高、主动脉可能压迫 RITA、无法控制侧支出血，以及因为无法直视，而不能查看桥血管是否扭曲。主动脉后方径路的这些缺陷限制了该技术的广泛应用。

我们更推荐自主动脉前方实施 RITA 原位移植至 LAD，因为该方法技术上更容易完成，并且与 LITA 原位移植至 LAD 的通畅率相当（图 12.5）。胸骨后 RITA 横跨径路的一个主要顾虑是：再次行胸骨切开术时存在动脉桥损伤的潜在风险。我们使

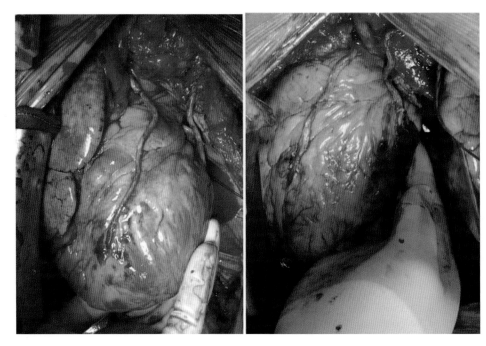

图 12.5   我们最喜欢的旁路移植方案：原位 RITA 经主动脉前方移植于 LAD，原位 LITA 移植于 LCx 区域

用各种方法尽力防止横跨的 RITA 受到损伤。将 RITA 置入右侧心包隧道内，向左侧经升主动脉中线到达 LAD。用纵隔脂肪覆盖在 RITA 之上。因此，为了将来的胸骨再次切开术，横跨的 RITA 和胸骨后缘之间就有一个间隙。这一操作使得主动脉上存在游离空间，并为横跨 ITA 与胸骨之间提供了安全距离。我们以往的经验中，7 例胸骨后存在通畅的 RITA 患者接受了再次胸骨切开，无一例 RITA 受损。所有 7 位病例中，横跨的 RITA 容易做到无损伤性的游离，并且主动脉插管与阻断部位也得到了安全保留。

序贯桥是原位动脉桥移植术中实现完全血运重建的关键所在。BITA 联合右侧 GEA 一共可以提供三条血供来源。计划采取主动脉不接触技术使用 BITA 行 OPCAB 时，右侧冠状动脉可通过原位 GEA 或 ITA 复合桥完成血运重建。LAD 应当使用单根 ITA（主要是 RITA）进行血运重建。我们经常使用原位 LITA 序贯桥来进行 LCx 旁路移植。LITA 可以被允许最多行双吻合口的序贯吻合，但难以完成三个吻合口。由于吻合长度和直径足够，骨骼化的右侧 GEA 是十分适合行序贯搭桥的，甚至可以多达三或四个序贯吻合口。

近 2 年来，在我们 225 位依次接受择期 OPCAB 的病例中，超过 90%（203 位病例）使用完全原位动脉桥移植以及主动脉不接触策略。我们常规使用 BITA 以及右侧 GEA 作为原位血管桥，从不使用桡动脉。因此，在几乎所有病例中，完全再血管化可以通过三条原位动脉桥（BITA 和右侧 GEA）来实现。在特殊情况下（例如既往胃切除术、右侧冠状动脉靶血管仅轻度狭窄或右侧 GEA 严重钙化），我们则使用 SVG。

参考文献

1. Endo M, Nishida H, Tomizawa Y, Kasanuki H (2001) Benefit of bilateral over single internal mammary artery grafts for multiple coronary artery bypass grafting. Circulation 104:2164–2170
2. Rizzoli G, Schiavon L, Bellini P (2002) Does the use of bilateral internal mammary artery (IMA) grafts provide incremental benefit relative to the use of a single IMA graft? A meta-analysis approach. Eur J Cardiathorac Surg 22:781–786
3. Taggart DP, D'Amico R, Altman DG (2001) Effect of arterial revascularization on survival: a systematic review of studies comparing bilateral and single internal mammary arteries. Lancet 358:870–875
4. Lytle BW, Blackstone EH, Loop FD et al (1999) Two internal thoracic artery grafts are better than one. J Thorac Cardiovasc Surg 117:855–872
5. Buxton BF, Komeda M, Fuller JA, Gordon I (1998) Bilateral internal thoracic artery grafting may improve outcomes of coronary artery surgery, risk-adjusted survival. Circulation 98:II-1–II-6
6. Chavanon O, Durand M, Hacini R et al (2002) Coronary artery bypass grafting with left internal mammary artery and right gastroepiploic artery, with and without bypass. Ann Thorac Surg 73:499–504
7. Tavilla G, Kappetein AP, Braum J, Gopie J, Tjien ATJ, Dion RAE (2004) Long-term follow-up of coronary artery bypass grafting in three-vessel disease using exclusively pedicled bilateral internal

thoracic and right gastroepiploic arteries. Ann Thorac Surg 77:794–799

8. Suzuki T, Asai T, Matsubayashi K et al (2011) In off-pump surgery, skeletonized gastroepiploic artery is superior to saphenous vein in patients with bilateral internal thoracic arterial grafts. Ann Thorac Surg 91:1159–1164

9. Higami T, Yamashita T, Nohara H, Iwahashi K, Shida T, Ogawa K (2001) Early results of coronary grafting using ultrasonically skeletonized internal thoracic. Ann Thorac Surg 71:1224–1228

10. Pym J, Brown PM, Charrete EJ, Parker JO, West RO (1987) Gastroepiploic-coronary anastomosis. A viable alternative bypass graft. J Thorac Cardiovasc Surg 94:256–259

11. Suma H, Fukumoto H, Takeuchi A (1987) Coronary artery bypass grafting by utilizing in situ right gastroepiploic artery: basic study and clinical application. Ann Thorac Surg 44:394–397

12. Suma H, Tanabe H, Takahashi A et al (2007) Twenty years experience with the gastroepiploic artery graft for CABG. Circulation 116(1):I-188–I-191

13. Gagliardotto P, Coste P, Lazerg M, Dor V (1998) Skeletonized right gastroepiploic artery used for coronary artery bypass grafting. Ann Thorac Surg 66:240–242

14. Asai T, Tabata S (2000) Skeletonization of the right gastroepiploic artery using an ultrasonic scalpel. Ann Thorac Surg 74:1715–1717

15. Kim KB, Cho KR, Choi JS, Lee HJ (2006) Right gastroepiploic artery for revascularization of right coronary territory in off-pump total arterial revascularization: strategies to improve patency. Ann Thorac Surg 81:2135–2141

16. Ali E, Saso S, Ashrafian H, Athanasiou T (2010) Does a skeletonized or pedicled right gastro-epiploic artery improve patency when used as a conduit in coronary artery bypass graft surgery? Interact CardioVasc Thorac Surg 10:293–298

17. Suzuki T, Asai T, Nota H et al (2013) Early and long-term patency of in situ skeletonized gastroepiploic artery after off-pump coronary artery bypass graft surgery. Ann Thorac Surg 96:90–95

18. Carpentier A, Guemonprez JL, Deloche A, Frechette C, Dubost C (1973) The aorta-to-coronary radial artery bypass graft: a technique to avoid pathological changes in graft. Ann Thorac Surg 16:111–121

19. Kapetanakis EI, Stamou SC, Dullum MKC et al (2004) The impact of aortic manipulation on neurological outcomes after coronary artery bypass surgery: a risk-adjusted study. Ann Thorac Surg 78:1564–1571

20. Kim WS, Lee J, Lee YT, Sung K, Yang JH, Jum TG et al (2008) Total arterial revascularization in triple-vessel disease with off-pump and aortic no-touch technique. Ann Thorac Surg 86:1861–1865

21. Misfeld M, Brereton JL, Sweetman EA, Doig GS (2011) Neurologic complications after off-pump coronary artery bypass grafting with and without aortic manipulation: meta-analysis of 11398 cases from 8 studies. J Thorac Cardiovasc Surg 142:e11–e17

22. Lev-Ran O, Braunstein R, Sharony R, Kramer A, Paz Y, Mohr R et al (2005) No-touch aorta off-pump coronary surgery: the effect on stroke. J Thorac Cardiovasc Surg 129:307–313

23. Kim KB, Kang CH, Chang W-I, Lim C, Kim JH, Ham BM et al (2002) Off-pump coronary artery bypass with complete avoidance of aortic manipulation. Ann Thorac Surg 74:S1377–S1382

24. Lev-Ran O, Paz Y, Penvi D, Kramer A, Shapira I, Locker C, Mohr R (2002) Bilateral internal thoracic artery grafting: midterm results of composite versus in situ crossover graft. Ann Thorac Surg 74:704–711

25. Legare JF, Buth KJ, Sullivan JA, Hirsch GM (2004) Composite arterial grafts versus conventional grafting for coronary artery bypass grafting. J Thorac Cardiovasc Surg 127:160–166

26. Hwang HY, Kim JS, Cho KR, Kim KB (2011) Bilateral internal thoracic artery in situ versus Y-composite graftings: five-year angiographic patency and long-term clinical outcomes. Ann Thorac Surg 92:579–586

27. Nakajima H, Kobayashi J, Tagusari O, Bando K, Niwaya K, Kitamura S (2004) Competitive flow in arterial composite grafts and effect of graft arrangement in off-pump coronary revascularization. Ann Thorac Surg 78:481–486

28. Sabik JF III, Lytle BW, Blackstone EH, Khan M, Houghtailing PL, Cosgrove DM (2003) Does competitive flow reduce internal thoracic artery graft patency? Ann Thorac Surg 76:1490–1497

29. Manabe S, Fukui T, Shimokawa T, Tabat M, Katayama Y, Morita S, Takanashi S (2010) Increased graft occlusion or string sign in composite arterial grafting for mildly stenosed target vessels. Ann Thorac Surg 89:683–688

30. Ura M, Sakata R, Nakayama Y, Aria Y, Oshima S, Noda K (2000) Analysis by early angiography of right internal thoracic artery grafting via the transverse sinus: predictors of graft failure. Circulation 101:640–646

13

争议：复合血管桥 *vs.* 单根血管桥

Toshihiro Fukui

（彭昊　译　廖晓波　校）

摘　要

　　多支动脉化心肌血运重建越来越多地以非体外循环方式、使用多根动脉桥来实施。原位胸廓内动脉桥以其优异的通畅率成为最可靠的桥血管，原位胃网膜右动脉对严重狭窄的右冠状动脉进行旁路移植这一技术也得以确立。但是，为了实现更为复杂的血运重建，有时必须将这些桥血管与另一离断的动脉桥血管组合使用。在这种情况下将原位左胸廓内动脉与离断的右胸廓内动脉及桡动脉进行组合是一种极佳的选择。这些复合桥的优势在于避免了对升主动脉的操作，从而能预防术后卒中的风险，但它们可能存在灌注不足或危害到桥血管通畅性的风险。相反，使用单根离断桥血管并将其近端与主动脉相吻合这一方法仍被广泛使用。在主动脉表面超声和不钳夹吻合装置的帮助下，其安全性不断提高。本章着重介绍单根动脉桥与复合动脉桥的优点与缺点。

关键词

复合桥·单根桥·动脉桥·非体外循环

13.1　引言

　　冠状动脉旁路移植术（CABG）是治疗冠状动脉多支病变的良好方法。CABG 的最重要目标是实现完全血运重建及保证桥血管的长期通畅而避免再次干预。隐静脉桥（SVG）已被证实通畅率不佳，且无法改善长期生存率[1]。相反，左胸廓内动脉（LITA）显示出优异的桥血管通畅率并带来了极佳的临床结果[2]。故推测在 CABG 中使用动脉桥血管能改善远期结果[3]，并将右胸廓内动脉（RITA）[4]、桡动脉（RA）[5]及右侧胃网膜动脉（GEA）[6]作为桥血管来使用。这些动脉桥血管的不同组合都得到了

应用，不论是作为原位桥血管还是复合离断桥血管，其安全性和有效性都得到了许多回顾性研究的支持。

　　复合序贯动脉桥可以在桥血管有限的情况下增加远端冠状动脉吻合的数量，并因此避免其近端与主动脉的吻合。业已提出多种复合桥血管技术，如 Y 形桥、T 形桥、U 形桥和 I 形桥[7-12]。LITA 是普遍采用的首选桥血管，其次是离断的 RITA 或 RA[13-15]，后两者作为次选桥血管时并无优劣之分。这种情况下很少采用离断 GEA 作为复合桥，因为与其他离断动脉桥相比其通畅率较差[16]。复合桥和序贯桥的可能缺陷之一是血流依赖于单独一根原位动脉桥。

　　单根原位动脉桥血管的通畅率和耐久性最为可

靠。将双侧 ITA（bilateral ITA，BITA）以原位桥血管的形式用于左冠状动脉系统通常有两种策略：原位 LITA 搭左前降支（LAD）及原位 RITA 搭左回旋支（LCx），或原位 RITA 搭 LAD 及原位 LITA 搭 LCx；哪种策略更好目前并无共识。原位 BITA 的使用限制了每根桥血管的吻合数目。

当将离断 RITA、RA 及 SV 用作单根血管桥时，其近端常吻合于主动脉，该操作被认为会增加术后卒中发生率。但是，自从多种近端吻合微创器械引入后，报道的卒中发生率不断下降。

13.2　使用动脉桥进行非体外循环冠状动脉手术

非体外循环 CABG 得到推广的原因是与传统 CABG 相比，它有许多临床及经济上的益处[17]。但是，非体外循环 CABG 期间血运重建的质量及彻底性仍备受关注。为了克服这些不足，在非体外循环下进行复合序贯动脉旁路移植得以发展，其以较小损伤、有限的动脉桥血管实现多支血管的再血管化，且无需在主动脉上进行操作。在这种情况下，SV 不能用于与 ITA 联合构成复合动脉桥，因为这一组合的通畅率欠佳[18]，但多支动脉桥血管则被用于复合及序贯旁路移植。一项观察研究及一项前瞻性随机研究提示使用全动脉桥与生存受益相关[19-20]。在 Taggart 等[19]进行的 meta 分析中，BITA 组的生存率较单根 ITA 组显著更好（死亡危险比 0.81；95% 可信区间 0.7~0.94）。

质量、获取技术、桥血管的保存、旁路移植策略及靶冠状动脉的特点，对于动脉桥的长期通畅率都非常重要。

13.3　原位 BITA

LITA 是血运重建中最常用的原位动脉桥。从血流和神经供应的角度来看，以原位桥的形式使用该动脉比离断桥更符合生理。此外，因为没有近端吻合口，因此也不会有相关吻合并发症。骨骼化获取使得 ITA 能完全从附着组织中游离出来，从而获得额外长度；由于能保留胸骨的附属血供，故能避

免纵隔炎的风险。

骨骼化的原位 LITA 可以达到左冠状动脉系统的任一分支，也可以用作多个分支的序贯吻合，例如原位 LITA 至对角支及 LAD，或原位 LITA 至钝缘支及 LCx 的后侧支。

另一方面，原位 RITA 即使骨骼化后其长度仍然有限，使得其可在右冠状动脉近端使用，但应用并不广泛，因为它的通畅率比 LITA 在左冠状动脉系统的通畅率要低。Tatoulis 及同事[21]报道，RITA 搭 LAD 的 5 年通畅率为 95%，而 RITA 搭右冠状动脉仅 83%；原位 RITA 至右冠状动脉的造影通畅率并不比其他桥血管更好。因此原位 RITA 常用于左冠状动脉系统，特别是 LAD 中段、对角支、钝缘支近段，及后降支。

原位 ITA 的通畅率被证实非常优秀，且优于其他离断血管桥。原位 RITA 至 LAD 的长期通畅率与原位 LITA 至 LAD 相当。ITA 很少出现动脉粥样硬化，这被认为是该血管的结构带来的一种特性，甚至在用作离断桥血管时也是如此。ITA 堵塞的主要原因之一是来自狭窄程度不重的自体冠状动脉的竞争血流。ITA 这种因竞争血流而堵塞的趋势与其他动脉桥血管是相似的。

13.3.1　原位 LITA 搭 LAD 及原位 RITA 搭 LCx（图 13.1）

我们常用原位 LITA 搭 LAD，因为其行程很直且平行于 LAD。原位 LITA 的长度足够达到 LAD 的任何部分。但是，因为 ITA 的远端部分很细，且其中层主要为肌性成分，因此应当避免使用 LITA 的远端部分。当 LAD 有长的弥漫病变时，可以用原位 LITA 以覆盖补片移植的方式进行长节段重建[22]。原位 RITA 的长度不足以达到 LAD 的远端来进行长节段重建。原位 LITA 搭 LAD 的另一个选择是可能向对角支行序贯移植。当对角支毗邻 LAD 时，LITA 几乎直行朝向 LAD。当对角支与 LAD 之间的角度较宽时，不建议序贯移植，因为 LITA 容易打弯，因此有扭曲的风险。

当将原位 RITA 吻合至 LCx 区域时，它要经过横窦。当 RITA 的侧支都解剖出来后，不应该对其使用金属夹，因为当 RITA 经过横窦时夹子可能会脱落，并导致主动脉后方的出血。最好是用超声刀骨骼化获取 ITA。从锁骨下静脉水平完全游离 RITA，

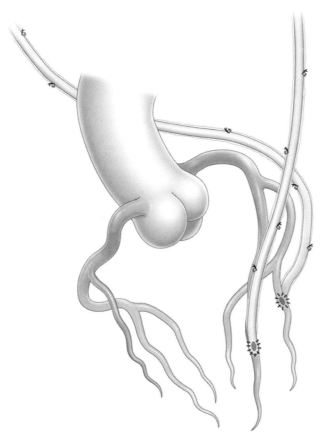

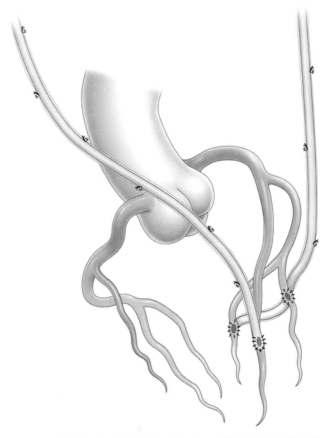

图 13.1 左胸廓内动脉搭向左前降支。右胸廓内动脉搭向回旋支动脉

图 13.2 右胸廓内动脉搭向左前降支。左胸廓内动脉搭向回旋支动脉

右胸廓内静脉在其与头臂静脉相连处予以切断。在右膈神经前方切开心包的右上部。使用非体外循环技术将原位 RITA 的远端与 LCx 的近端部分做吻合是有一定技术难度的。我们常使用一种商用心脏固定器和稳定器，并广泛打开右侧胸膜，以避免对右心的压迫和静脉回流的梗阻。使用 8-0 聚丙烯线以降落伞技术进行吻合。再次手术时，这种桥血管设计远比原位 RITA 搭 LAD 更安全。

　　原位 RITA 偶尔经主动脉前方与高侧支或对角支吻合。这种策略中，在手术结束前应该使用胸腺将原位 RITA 保护起来，以避免再手术时的损伤。

13.3.2 原位 RITA 搭 LAD 及原位 LITA 搭 LCx（图 13.2）

　　当将原位 RITA 吻合至 LAD 时，其直接位于主动脉前方。使用该策略时，应该检查原位 RITA 的长度以确保有足够长度达到 LAD（几乎所有患者都够长）。但有时右心室容量增多会增加 LAD 与 RITA 根部的距离。完全血运重建后右心衰竭患者会有

所改善。Pevni 等建议，当患者 RITA 较短、升主动脉较长、右心室增大、LAD 的吻合处位于较远端、再次手术的概率无法预测或可能性较高（如瓣膜手术）时，不应使用原位 RITA 向 LAD 移植[23]。

　　该策略对于不稳定左主干病变或分叉病变的患者使用非体外循环技术时尤为有用[24]。首先在轻微旋转心脏的情况下使用原位 RITA 对 LAD 行血运重建。LAD 血运重建完成后，使用原位 LITA 对 LCx 行血运重建以保持血流动力学稳定。当与 LAD 吻合时原位 RITA 的通畅率与原位 LITA 相当[25]。此外，根据我们的分析，原位 RITA 搭 LAD 的通畅率优于原位 RITA 搭 LCx[26]。

　　再次手术时原位 RITA 桥血管有时有损伤风险。可以在手术结束时用胸腺组织将 RITA 包裹起来并以纵隔脂肪覆盖以防止再次手术时的损伤[27]。如果再次手术时原位 RITA 和胸骨粘连严重，建议经股动脉或腋动脉插管建立体外循环以放空心脏。

　　当使用原位 LITA 搭 LCx 时，可以做多个序贯吻合。如果 LITA 特别长，可以将其吻合至 RCA 的后侧

支。当使用原位 LITA 进行序贯吻合时，首先应该以侧-侧吻合的方式完成 LCx 最近端分支与 LITA 之间的吻合，因为这样比较容易选择 LITA 的长度和线路。我们更喜欢构建菱形的垂直吻合而不是平行吻合。第二支或第三支可以序贯吻合至远端分支。最末端的吻合口是垂直吻合还是平行吻合由外科医生决定。

13.4 用 BITA 构建复合桥血管

当原位 RITA 无法达到 LAD 或 LCx 时，常将 RITA 用作离断血管桥。当 LCx 有多个病变时，可使用离断 RITA 血管桥行序贯移植。在该策略中，离断 RITA 的近端吻合于原位 LITA、另一根桥血管（RA 或 SVG），或直接吻合于主动脉。与此相反，LITA 仅在很少数情况下才用作离断桥血管，例如获取时损伤、左锁骨下动脉狭窄或放射损伤。

离断 RITA 至主动脉的吻合很少采用，因为离断 RITA 近端吻合于主动脉的通畅率劣于 LITA 吻合于主动脉。离断 RITA 吻合于主动脉的通畅率不佳被认为是由于主动脉与桥血管壁和血流模式存在差异造成的[8]。

因为 BITA 搭左冠状动脉系统的长期生存率优于单根 ITA，离断 ITA 可用于左冠状动脉。可在完成远端吻合之前或之后将离断 ITA 与原位 ITA 做 Y 形或 T 形吻合。我们更喜欢在完成所有远端吻合后创建 Y 形吻合，因为此时离断 ITA 的长度和线路都更容易决定。这种设计的益处之一是需要的桥血管较少。

用非体外循环技术进行离断 ITA 与 LCx 分支的多个序贯远端吻合被认为是更为复杂的手术，因为离断 ITA 比其他桥血管更小、更短。但是，ITA 很少发生粥样硬化且骨骼化后更容易处理。Tatoulis 等显示原位（$n=450$，89%）和离断（$n=541$，91%）RITA 桥血管的 10 年通畅率相似（$P=0.44$）[28]。此外，在我们之前的研究中，序贯桥血管的造影随访结果与单根桥血管一样好[29]。因自身冠状动脉狭窄不重而引起的竞争或反向血流可能是引起复合桥血管堵塞的潜在原因[30]。

13.4.1 原位 LITA 搭 LAD 及离断 RITA 搭 LCx（图 13.3）

我们通常使用 RITA 作为离断桥血管，因为可

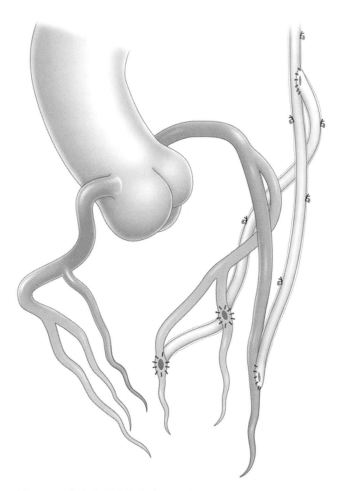

图 13.3 左胸廓内动脉移植于左前降支。离断的右胸廓内动脉或桡动脉吻合于原位左胸廓内动脉以构建 Y 形桥来对回旋支进行多支血运重建

以用它来完成侧壁或后壁血管的多处序贯移植。将一根金属插管插入离断 RITA 的近端并扩张血管，然后将米力农注入其中以扩张桥血管。桥血管的一侧用结晶紫进行标记以预防扭曲。当用离断 RITA 进行远端序贯吻合时，第一个吻合以菱形方式侧-侧吻合于最近端的分支。第二或三个吻合序贯完成于远端的分支。终末端的吻合既可以垂直也可平行。当离断 RITA 的近端吻合于 LITA 时，离断 RITA 可够到后降支[31]。

离断 RITA 近端与原位 LITA 的吻合方式是 T 形或 Y 形。Tector 等显示了 BITA T 形桥的极佳效果[9]，研究认为以直角（T 形）吻合 BITA 时保留了宝贵的近端长度并避免扭曲。T 形吻合可以位于近段或远段，以适应于第一根远端冠状动脉吻合的位置。我们更喜欢 Y 形吻合，因为原位 LITA 和离断 RITA 之间的夹角更小，可能使血流更为平滑。

最佳的吻合部位是在肺动脉水平。Calafiore 等显示用 BITA 构建的 Y 形桥与原位 BITA 的造影和临床结果都一样[32]。两根 ITA 间的吻合并没那么困难，因为两者的冠状动脉血管壁特性是相同的。我们使用 8-0 聚丙烯线以连续缝合的方式完成该吻合。

13.4.2 原位 RITA 搭 LAD 及离断 LITA 搭 LCx

由于 BITA 有相同的解剖特性，用原位 RITA 和离断 LITA 构建复合桥血管也是可能的[23]。但是，这种设计极为少见，仅用于 LITA 因下列原因无法进行原位移植时：在获取时受损、锁骨下动脉狭窄、因纵隔肿瘤或乳腺癌放疗造成的放射损伤。在原位 RITA 和离断 LITA 间进行的 T 或 Y 形吻合位于心脏前面，靠近原位 RITA 的远端吻合口。如果离断 LITA 比较短，注意不要让原位 RITA 扭结或打折。

13.5 ITA 和 RA 复合桥

RA 是排名第二或第三位最常用的动脉桥血管。它是肌性动脉，通常有较厚的大部分由平滑肌构成的中层。因此，它有时有内膜的粥样硬化及肉眼可见的钙化。因为它常常需要抗痉挛处理，我们直接朝桡动脉内注射米力农溶液并全身使用地尔硫䓬。最近，桡动脉的远侧有时会被用于插管以实施冠状动脉造影或冠状动脉介入，因此对于这些患者应注意不要使用其远端部分来进行血运重建。

RA 较容易处理，当骨骼化获取时，能方便与 2～3 处远端冠状动脉进行序贯吻合。RA 近端吻合的不同部位仍有争论。有些人喜欢将 RA 直接吻合于主动脉，其他人则更喜欢 T 形或 Y 形 ITA 复合桥。有些情况下，也可以与原位 RITA 构成直形桥（I 形复合桥）。如果需要使用 RA 进行多个远端吻合，应该考虑复合桥，因为它够不到主动脉。一些作者展示了使用 RA 的良好临床和造影结果[33]。远端分支、竞争血流及近端吻合部位被认为会影响 RA 的通畅率。在我们的分析中，非 ITA 桥血管、靶血管轻度狭窄，及单一供血来源的多根桥血管是桥血管衰败的独立预测因素[30]。换而言之，当 RA 桥血管以复合桥和单一供血来源的多根桥血管形式移植于狭窄程度不严重的靶血管时，就很容易衰败。我

们最近开始限制在非高龄的严重狭窄患者中使用 RA 搭 LCx。

13.5.1 原位 LITA 搭 LAD 及 RA 搭回旋支动脉（图 13.3）

Kobayashi 及 Nakajima 拥有使用原位 LITA 和 RA 复合桥的特殊经验[34-35]。RA 为骨骼化获取的。RA 的长度通常在 20 cm 以上，并且可以如同骨骼化 SVG 一般方便地加工，比离断 RITA 桥血管更容易构建出多根 RA 桥血管。

当用 RA 与原位 LITA 构成 T 形或 Y 形复合桥血管时，应先行远端吻合。当使用 RA 进行序贯吻合时，第一个吻合应该在最近端分支上以侧-侧、菱形方式进行，然后在远端分支序贯开展第二或第三支吻合。终末端吻合可以垂直或平行吻合。因为桡动脉比其他血管更厚，应当注意内膜进针外膜出针，特别是侧-侧吻合时。当近端吻合于 LITA 时，RA 的长度足够达到后降支。尽管 RA 与原位 LITA 的近端吻合并不困难，但由于 ITA 和 RA 的尺寸差异，该操作应特别仔细。ITA 上的切口长度应足够与 RA 匹配（有时需要 5 mm 以上）以避免在 RA-ITA 吻合口以远处造成狭窄。T 或 Y 形吻合口的位置应根据第一个远端吻合口的位置而定。

13.5.2 原位 RITA 联合 RA 搭回旋支动脉（图 13.4）

一些外科医生更喜欢 RITA 与 RA 构成的 I 形复合桥而非 Y 形复合桥[36]。这种设计有许多优点。首先，能确保原位 LITA 搭 LAD，而且不会因为其他桥血管引起的扭结或折曲而造成损伤。另外，I 形复合桥的长度足够达到所有冠状动脉区域。RITA 仅用到其全长的上 1/3，RITA 的其余部分得以保留，保存了右侧胸骨体的血液供应。RITA 和 RA 以端-端或端-侧方式吻合。端-侧吻合由 RITA 的远端和 RA 的侧面构成，可以避免吻合时的荷包线效应，因此更受我们喜爱。I 形复合桥可以同时达到后侧支和下侧支，但是必须决定好桥血管路径（顺时针或逆时针方向）。根据 Kobayashi 等的看法[37]，I 形复合桥的路径应该以与血管桥末端相吻合的终端冠状动脉狭窄程度为基础来决定。终端冠状动脉应该有严重狭窄以避免竞争逆向血流。I 形复合桥的术后早期血管造影通畅率为 99.2%[37]。当 I 形复合桥走行于

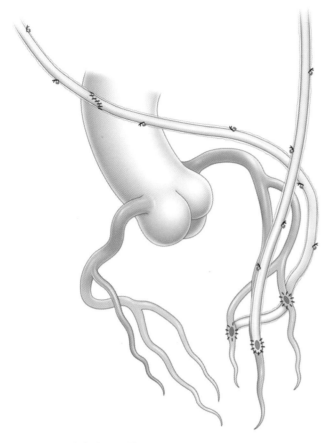

图 13.4 左胸廓内动脉搭至左前降支。原位右胸廓内动脉和桡动脉吻合为 I 形桥，并与回旋支做多个吻合

心脏前方时，应该在手术结束时用胸腺组织将其包裹并覆盖以纵隔脂肪，以避免再次开胸时受损。

13.6 与主动脉的近端吻合

因为主动脉操作被认为是术后卒中的原因之一，非体外循环 CABG 的主动脉不接触（*no-touch*）技术得到发展以减少该风险。Edelman 等开展了一项 meta 分析，对 CABG 期间不同程度主动脉操作（主动脉不接触非体外循环 CABG、使用侧壁钳的非体外循环 CABG、传统 CABG）后的神经损伤进行比较[38]。他们的结果显示当避免对主动脉进行操作时神经损伤显著减少。主动脉不接触 OPCAB 的卒中发生率为 0.41%，而传统 CABG 为 1.98%。但是，即使采用了主动脉不接触技术和全动脉化非体外循环技术，神经并发症的风险仍无法完全消除。这提示有其他因素影响了术后卒中的发生，包括粥样斑块的微栓、灌注不足、颈动脉狭窄及全身炎症。主

动脉表面超声可以检测到升主动脉的粥样斑块并减少微栓，其减少术后神经系统并发症的效力已得到大型观察研究的证实[39]。在主动脉表面超声的帮助下，可以使用非钳夹吻合装置安全地进行离断血管桥的近端吻合，并使卒中发生率与接受主动脉不接触技术及全动脉化旁路移植者相似[40]。我们常规用术前 CT 和术中主动脉表面超声扫描升主动脉。当使用 SVG 行血运重建时，我们根据扫描结果决定使用侧壁钳或非钳夹吻合装置。

我们有时使用 SV 与离断 RITA 构成的复合桥（图 13.5）。该设计确保原位 LITA 搭 LAD 且不被其他血管所损伤，离断 RITA 不直接吻合于主动脉。SV 与离断 RITA 在厚度方面的差异比 SV 与主动脉之间小。但是，应注意将吻合口尽可能地靠近主动脉，因为一旦 SVG 堵塞，RITA 也将同时堵塞。

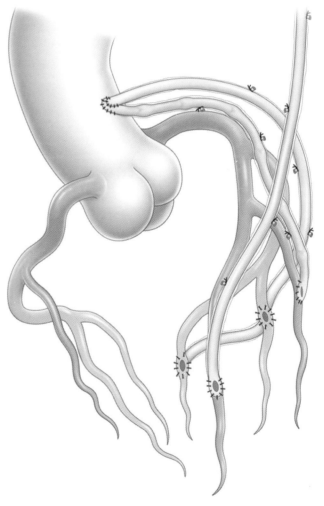

图 13.5 左胸廓内动脉搭于左前降支。通过隐静脉桥行主动脉-冠状动脉旁路移植。离断右胸廓内动脉缝合于隐静脉桥血管头端，向多支回旋支吻合

13.7 复合血管桥 *vs.* 单支血管桥

使用非体外循环技术的复合动脉桥是实现完全血运重建的可靠方法。多个研究显示了该策略的益处，推荐其作为常规使用。该策略的主要优点是避免了主动脉的操作，并因此减少了卒中率。另一个优点是用有限的动脉桥血管在损伤较小的情况下实现了多支血管的血运重建。此外，动脉桥的完全血运重建远期通畅率较 SVG 更好，因此能有更好的生存期。

复合及序贯动脉桥技术还促进了其他术式的发展，如微创 CABG 就是通过有限的入路以非体外循环主动脉不接触技术及全动脉再血管化来进行的[41]。该技术通过第 4 或第 5 肋间来进行。在或不在内镜的引导下，使用超声刀获取 LITA。使用特殊的商用心脏固定器和心脏稳定装置来帮助远端冠状动脉吻合。RA 可通过复合 T 或 Y 形桥技术来到达后降支。因为使用非体外循环 CABG、右臂 RA 获取、T 或 Y 形复合桥，及经胸小切口视野受限等因素影响，这一径路的适应证受限。

复合桥的可能不足之处在于血流依赖于单一动脉桥。若将左锁骨下动脉作为复合桥的供血来源，则必须在术前对其进行评估。应该在术前进行双上肢血压的测量及 CT 和血管造影以检测动脉粥样硬化。由单一血液来源供给的多根桥血管其血流量可能受限，并导致桥血管流量的降低。与单根桥血管比，另一潜在的不足是增加了竞争血流的风险。当自体靶冠状动脉的狭窄程度不严重时，复合桥动脉容易出现线样征（整个桥血管管腔细小）。这种情况下应该以单根血管桥替代复合桥来向仅轻度或中度狭窄的靶冠状动脉进行旁路移植。当接受单根供血源的复合或多根桥血管吻合于轻度狭窄的靶冠状动脉时，动脉桥衰败的发生率特别高[30]。

我们相信每一个机构都应该组合使用复合桥、序贯桥及单根桥技术，在实现完全血运重建的同时减少术后卒中率，使患者受益于高质量的吻合及长期临床结果。

13.8 结论

总而言之，使用非体外循环技术的复合动脉桥

血管可以常规开展，临床及血管造影结果满意。在主动脉表面超声及非钳夹吻合装置的辅助下，可以安全地使用单根桥血管，并降低术后卒中发生率。当进行多根动脉桥时，仔细选择桥血管材料和进行恰当设计，对于充分获得动脉桥的优势极为重要。

参考文献

1. Fitzgibbon GM, Kafka HP, Leach AJ, Keon WJ, Hooper GD, Burton JR (1996) Coronary bypass graft fate and patient outcome: angiographic follow-up of 5,065 grafts related to survival and reoperation in 1,388 patients during 25 years. J Am Coll Cardiol 28:616–626

2. Cameron A, Davis KB, Green G, Schaff HV (1996) Coronary bypass surgery with internal-thoracic-artery grafts–effects on survival over a 15-year period. N Engl J Med 334:216–219

3. Loop FD, Lytle BW, Cosgrove DM et al (1986) Influence of the internal-mammary-artery graft on 10-year survival and other cardiac events. N Engl J Med 314:1–6

4. Lytle BW, Blackstone EH, Loop FD et al (1999) Two internal thoracic artery grafts are better than one. J Thorac Cardiovasc Surg 117:855–872

5. Acar C, Ramsheyi A, Pagny JY et al (1998) The radial artery for coronary artery bypass grafting: clinical and angiographic results at five years. J Thorac Cardiovasc Surg 116:981–989

6. Suma H, Isomura T, Horii T, Sato T (2000) Late angiographic result of using the right gastroepiploic artery as a graft. J Thorac Cardiovasc Surg 120:496–498

7. Tatoulis J, Buxton BF, Fuller JA, Royse AG (1999) Total arterial coronary revascularization: techniques and results in 3,220 patients. Ann Thorac Surg 68:2093–2099

8. Calafiore AM, Di Giammarco G, Luciani N, Maddestra N, Di Nardo E, Angelini R (1994) Composite arterial conduits for a wider arterial myocardial revascularization. Ann Thorac Surg 58:185–190

9. Tector AJ, Amundsen S, Schmahl TM, Kress DC, Peter M (1994) Total revascularization with T grafts. Ann Thorac Surg 57:33–38

10. Barra JA, Bezon E, Mansourati J, Rukbi I, Mondine P, Youssef Y (1995) Reimplantation of the right internal thoracic artery as a free graft into the left in situ internal thoracic artery (Y procedure). One-year angiographic results. J Thorac Cardiovasc Surg 109:1042–1047

11. Weinschelbaum EE, Gabe ED, Macchia A, Smimmo R, Suarez LD (1997) Total myocardial revascularization with arterial conduits: radial artery combined with internal thoracic arteries. J Thorac Cardiovasc Surg 114:911–916

12. Quigley RL, Weiss SJ, Highbloom RY, Pym J (2001) Creative arterial bypass grafting can be performed on the beating heart. Ann Thorac Surg 72:793–797

13. Lemma M, Gelpi G, Mangini A et al (2001) Myocardial revascularization with multiple arterial grafts: comparison between the radial artery and the right internal thoracic artery. Ann Thorac Surg 71:1969–1973

14. Calafiore AM, Di Mauro M, D'Alessandro S et al (2002) Revascularization of the lateral wall: long-term angiographic and clinical results of radial artery versus right internal thoracic artery grafting. J Thorac Cardiovasc Surg 123:225–231

15. Caputo M, Reeves B, Marchetto G, Mahesh B, Lim K, Angelini GD (2003) Radial versus right internal thoracic artery as a second arterial conduit for coronary surgery: early and midterm outcomes. J

Thorac Cardiovasc Surg 126:39–47

16. Cate CM, Gitter R, Jett K (1996) Spasm of the gastroepiploic artery used for coronary artery bypass grafting. Am J Cardiol 77:1022–1023

17. Puskas JD, Williams WH, Mahoney EM et al (2004) Off-pump vs conventional coronary artery bypass grafting: early and 1-year graft patency, cost, and quality-of-life outcomes: a randomized trial. JAMA 291:1841–1849

18. Gaudino M, Alessandrini F, Pragliola C et al (2004) Composite Y internal thoracic artery-saphenous vein grafts: short-term angiographic results and vasoreactive profile. J Thorac Cardiovasc Surg 127:1139–1944

19. Taggart DP, D'Amico R, Altman DG (2001) Effect of arterial revascularisation on survival: a systematic review of studies comparing bilateral and single internal mammary arteries. Lancet 358:870–875

20. Muneretto C, Bisleri G, Negri A et al (2003) Total arterial myocardial revascularization with composite grafts improves results of coronary surgery in elderly: a prospective randomized comparison with conventional coronary artery bypass surgery. Circulation 108(Suppl 1):II29–II33

21. Tatoulis J, Buxton BF, Fuller JA (2004) Patencies of 2127 arterial to coronary conduits over 15 years. Ann Thorac Surg 77:93–101

22. Fukui T, Tabata M, Taguri M, Manabe S, Morita S, Takanashi S (2011) Extensive reconstruction of the left anterior descending coronary artery with an internal thoracic artery graft. Ann Thorac Surg 91:445–451

23. Pevni D, Mohr R, Lev-Ran O et al (2003) Technical aspects of composite arterial grafting with double skeletonized internal thoracic arteries. Chest 123:1348–1354

24. Fukui T, Tabata M, Manabe S et al (2010) Off-pump bilateral internal thoracic artery grafting in patients with left main disease. J Thorac Cardiovasc Surg 140:1040–1045

25. Barner HB, Barnett MG (1994) Fifteen- to twenty-one-year angiographic assessment of internal thoracic artery as a bypass conduit. Ann Thorac Surg 57:1526–1528

26. Fukui T, Tabata M, Manabe S, Shimokawa T, Morita S, Takanashi S (2010) Angiographic outcomes of right internal thoracic artery grafts in situ or as free grafts in coronary artery bypass grafting. J Thorac Cardiovasc Surg 139:868–873

27. Endo M, Nishida H, Tomizawa Y, Kasanuki H (2001) Benefit of bilateral over single internal mammary artery grafts for multiple coronary artery bypass grafting. Circulation 104:2164–2170

28. Tatoulis J, Buxton BF, Fuller JA (2011) The right internal thoracic artery: the forgotten conduit–5,766 patients and 991 angiograms.

Ann Thorac Surg 92:9–15

29. Fukui T, Tabata M, Morita S, Takanashi S (2012) Sequential free right internal thoracic artery grafting for multivessel coronary artery bypass grafting. J Thorac Cardiovasc Surg 144:824–829

30. Manabe S, Fukui T, Tabata M, Shimokawa T, Morita S, Takanashi S (2010) Arterial graft deterioration one year after coronary artery bypass grafting. J Thorac Cardiovasc Surg 140:1306–1311

31. Navia D, Vrancic M, Vaccarino G et al (2008) Total arterial off-pump coronary revascularization using bilateral internal thoracic arteries in triple-vessel disease: surgical technique and clinical outcomes. Ann Thorac Surg 86:524–530

32. Calafiore AM, Contini M, Vitolla G, Di Mauro M, Mazzei V, Teodori G et al (2000) Bilateral internal thoracic artery grafting: long-term clinical and angiographic results of in situ versus Y grafts. J Thorac Cardiovasc Surg 120:990–996

33. Possati G, Gaudino M, Prati F, Alessandrini F, Trani C, Glieca F, Mazzari MA, Luciani N, Schiavoni G (2003) Long-term results of the radial artery used for myocardial revascularization. Circulation 108:1350–1354

34. Nakajima H, Kobayashi J, Toda K et al (2012) Angiographic evaluation of flow distribution in sequential and composite arterial grafts for three vessel disease. Eur J Cardiothorac Surg 41:763–769

35. Kobayashi J (2009) Radial artery as a graft for coronary artery bypass grafting. Circ J 73:1178–1183

36. Sajja LR, Mannam G (2002) Right internal mammary artery and radial artery composite in situ pedicle graft in coronary artery bypass grafting. Ann Thorac Surg 73:1856–1859

37. Nakajima H, Kobayashi J, Tagusari O et al (2007) Graft design strategies with optimum antegrade bypass flow in total arterial off-pump coronary artery bypass. Eur J Cardiothorac Surg 31:276–282

38. Edelman JJ, Sherrah AG, Wilson MK, Bannon PG, Brereton RJ, Ross DE, Vallely MP (2013) Anaortic, total-arterial, off-pump coronary artery bypass surgery: why bother? Heart Lung Circ 22:161–170

39. Rosenberger P, Shernan SK, Löffler M et al (2008) The influence of epiaortic ultrasonography on intraoperative surgical management in 6051 cardiac surgical patients. Ann Thorac Surg 85:548–553

40. Emmert MY, Seifert B, Wilhelm M, Grünenfelder J, Falk V, Salzberg SP (2011) Aortic no-touch technique makes the difference in off-pump coronary artery bypass grafting. J Thorac Cardiovasc Surg 142:1499–1506

41. Lemma M, Atanasiou T, Contino M (2013) Minimally invasive cardiac surgery-coronary artery bypass graft. Multimed Man Cardiothorac Surg 2013: mmt007. doi: 10.1093/mmcts/mmt007

桥血管获取：心得和陷阱 14

Tetsuya Higami，Kazutoshi Tachibana

（解衍博　彭昊　译　廖晓波　校）

摘　要

当前，冠状动脉旁路移植术的主要桥血管材料包括胸廓内动脉、桡动脉、胃网膜动脉和大隐静脉。本章描述了每种桥血管的特性及其获取方法，以及超声刀完全骨骼化游离的精髓所在。

关键词

桥血管·胸廓内动脉·骨骼化

14.1　胸廓内动脉

14.1.1　胸廓内动脉的特性

胸廓内动脉（ITA）是一种弹力血管（血管中膜有弹力组织），动脉粥样硬化的发生率很低，血管直径为 2~3 mm，自锁骨下动脉发出后，向下沿着胸骨背侧走行。其血管直径与冠状动脉直径相当。显然，ITA 的优势在于桥血管长期通畅率以及更好的预后。在现有可获得的桥血管中，ITA 是最佳材料。此外，使用超声刀完全骨骼化（ultrasonic complete skeletonization，UCS）来获取 ITA，具备术中处理的优势。UCS 获取的 ITA，其桥血管有效长度比带蒂获取的 ITA 延长了约 5 cm（30%）。另外，许多病例中自由流量可超过 100 ml/min，较带蒂 ITA 增加约 40%。在长度方面，使用 UCS 获取的桥血管能提供足够长度用于原位吻合。使用左侧骨骼化的 ITA，可够及左前降支及回旋支的所有区域。

通过 UCS 获取右侧 ITA 拓展了它的应用范围，优于带蒂获取。右侧骨骼化 ITA 可以原位吻合至前降支、回旋支的大部分区域（除了回旋支远端）。此外就血流量来看，用 UCS 获取的双侧 ITA 不仅足够应用于左主干病变，也常常用作序贯桥。此外，骨骼化的 ITA 直径更大，尤其适用于 OPCAB 的术中吻合。

很难发现 ITA 的不足之处。但带蒂获取右侧 ITA 会限制其行原位吻合的冠状动脉区域，使其有效性不如左侧 ITA。此外，因为高危群体（包括糖尿病患者）使用双侧 ITA 后可能导致纵隔炎，这引起强烈关注，所以使用右侧 ITA 的缺点也被广泛认识。因此，双侧 ITA 的使用仅限于特定病例。但是，以上两个缺点（带蒂右侧 ITA 不够长，存在引发纵隔炎的风险）通过采用 UCS 获取右侧 ITA 已经基本解决。目前，只要通过 UCS 获取右侧 ITA，操作就变得安全易行。

14.1.2　胸廓内动脉的解剖（图 14.1）

ITA 自锁骨下动脉发出的位置与椎动脉相对，几乎呈直线垂直向下发出。ITA 与膈神经伴行至第一肋骨的上缘。在这一水平，ITA 跨过膈神经与两根伴行静脉一起下行，走行于前胸壁的后表面、肋间肌与胸内筋膜和肋骨之间，距胸骨边缘约 1 cm。

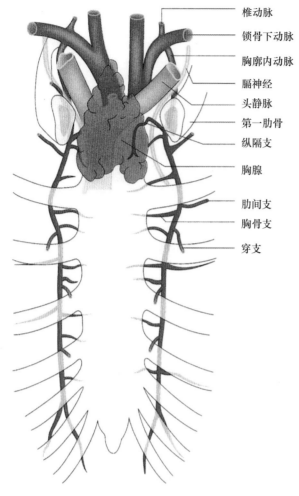

椎动脉
锁骨下动脉
胸廓内动脉
膈神经
头静脉
第一肋骨
纵隔支
胸腺
肋间支
胸骨支
穿支

图 14.1　胸廓内动脉的解剖

不过，这两根伴行静脉在第 1 肋间的头侧合二为一，在 ITA 的远端常常为单根静脉。头臂静脉在第 1 肋骨上缘向头侧和侧方延伸。这根静脉位于 ITA 的内侧（侧面）和前侧（正面）之间。另一方面，由于胸横肌常常自第 4 肋间和第 5 肋的足侧发出，胸横肌的连续性使得胸内筋膜变得解剖不清。ITA 在第 6 肋及其肋间水平分为腹壁上动脉和肌膈动脉。

ITA 主要有三大分支，发向三个不同方向：①胸骨支，向内侧走行（位于胸骨背面）；②穿支，穿过胸骨边缘；③前肋间支，向侧面走行。它们从相应的肋骨处穿出。这些分支在侧支修整时都必须解剖出来。此外，ITA 上段除了发出供应胸壁的分支之外，还会有 1～2 个分支（甲状腺支和纵隔支）朝向纵隔走行，应予小心解剖。有时可以看到相对较粗大的一个分支，自第 1 肋骨向上方和侧方发出。修整该分支能使 ITA 的走行更直，可使有效长度延长。

14.1.3　胸廓内动脉的传统获取技术

行正中开胸。从胸内筋膜解剖纵隔胸膜的反折部，即可看见 ITA 及其伴行静脉。在伴行静脉内侧数毫米处，用电刀纵行切开胸内筋膜。沿着该血管几乎全长，延长切口直至第 6 肋间隙。牵拉血管蒂，显露出伴行静脉与 ITA。轻柔向下牵拉血管蒂，轻柔地钝性分离，用小金属夹夹闭穿支及肋间支，电刀在靠近胸壁处离断各分支，以免损伤 ITA。向上解剖血管蒂直至第 2 或第 1 肋水平。由于膈神经与 ITA 的位置关系多变，所以两侧都要小心解剖，以免损伤膈神经引起膈肌麻痹，而导致术后恢复延迟。所有 ITA 分支必须夹闭，确保长期通畅率。ITA 获取不够长会导致窃血。

14.1.4　使用超声刀骨骼化游离胸廓内动脉

左右胸廓内动脉具备优良的特质（质量和直径），适合作为桥血管。双侧 ITA 的远期桥血管通畅率也更好。但是，传统带蒂获取双侧 ITA 现在不常应用，不仅是考虑长度和血流问题，还应考虑胸骨血流减少而引起纵隔炎。

相反，作者在 1998 年发明"采用超声刀行完全骨骼化游离（UCS）"[1-3]，这是一项安全有益的桥血管获取技术，改变了我们对于使用 ITA 的观点。UCS 可便于实施双侧 ITA 的原位移植（图 14.2）。本章将详细描述采用 UCS 获取 ITA 的要诀。

开始获取之前先在胸骨背侧解剖胸膜，显露出胸内筋膜。在 ITA 走行内侧约 1 cm 的位置切开第 3 肋骨周围的胸内筋膜。胸内筋膜的切口应当靠近胸廓内静脉（与 ITA 伴行）的内侧（从上面观）。这不仅能防止不必要的静脉损伤，也是有效解剖 ITA 的诀窍（图 14.3）。可以应用超声刀（Harmonic Scalpel DH105；Ethicon）快速接触疏松的脂肪及结缔组织，显露出胸廓内静脉。"快速接触（Quick touch）"技术可利用超声刀产生的气穴现象（cavitation phenomenon），安全快捷地去除 ITA 周围组织。"快速接触"技术的要点如下：与 ITA 接触时间不超过 0.2 秒，且不能多次接触同一部位。当胸廓内静脉得以向近端清晰显露，就应该用"快速接触"技术将其向视野上方牵开。在获取 ITA 时，这一技术的要点是一开始就分离静脉，而不引起出血。

显露 ITA 的基本技巧如下。首先，仅在 ITA 上

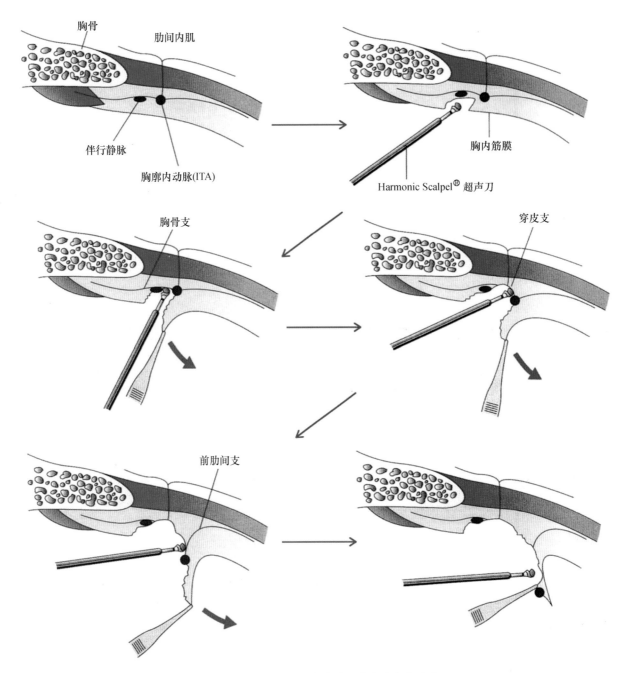

图 14.2　使用超声刀完全骨骼化游离胸廓内动脉

方可直视区域内使用"快速接触"技术。其次，不要触碰 ITA 下方区域，也就是与胸内筋膜相连的边缘部。最后一点是，通过下拉胸内筋膜将 ITA 向己侧及下方旋转。在解剖分支时，先用左手持镊子提着胸内筋膜朝己侧及下方牵拉，"熔断（Melting cut）"前方可见的胸骨支。"熔断"指的是使用超声刀将侧支进行蛋白凝固的外科方法。首先，极为关键的一点是：保持超声刀尖端距离主干 1 mm 并呈三维垂直角度，也就是主干、分支和刀头三者均呈

直角。其次，向下牵拉远端的胸内筋膜，使 ITA 近端旋转 90°。对前方可见的穿支行"熔断"操作。此后，再将动脉旋转 90°，并对出现在前方视野中的前肋间支予以"熔断"。最后，将 ITA 从胸内筋膜上游离下来。该区域就实现了完全骨骼化。在很多病例中，将 ITA 的远端剥离至腹壁上动脉与肌膈动脉的分叉就足够了。与近端相比，ITA 分叉部以远的肉眼和组织学特性显著不同。因此，分叉以远部分不适于作为常规桥血管。

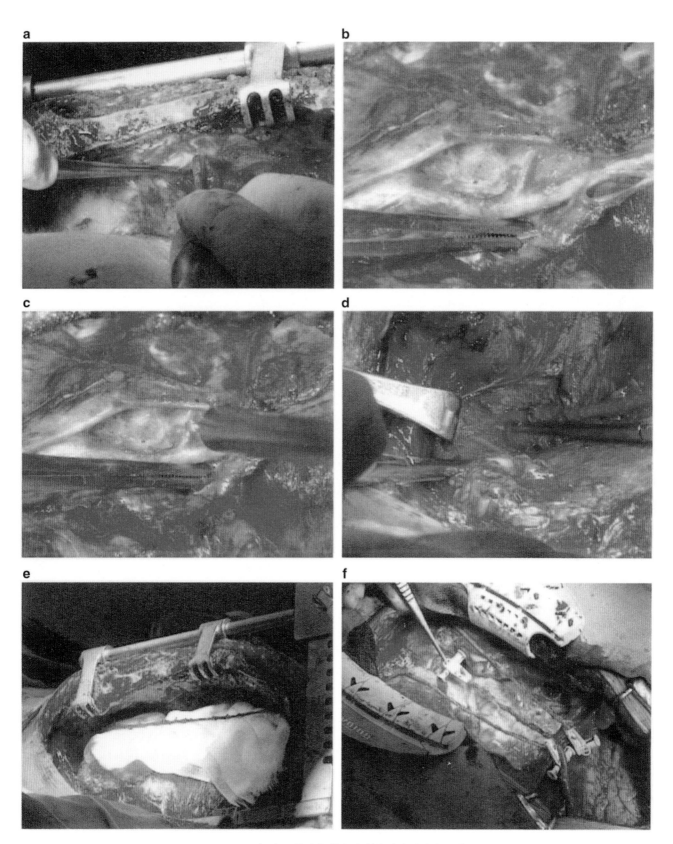

图 14.3 超声刀骨骼化游离胸廓内动脉的术中图像

ITA 近端，特别是第 1 到第 2 肋间隙的近端部分，胸内筋膜变得分界不清，获取技术略有不同。首先，使用 Tuppels 钝性分离 ITA，将其从胸膜侧推向胸骨侧，以明确 ITA 的走行。修剪走向纵隔侧的分支后，将 ITA 从近端可视区向纵隔侧旋转，并采用"熔断"技术处理发向胸壁的分支。最后，确认膈神经的位置，并剥离至与 ITA 交叉的位置。当 ITA 和膈神经的走行显露之后，使用超声刀对于避免损伤膈神经极为重要。

解剖 ITA 后，用 10% 温盐酸罂粟碱浸泡过的纱布包裹游离下来的 ITA。获取 ITA 过程中，因为镊子牵拉或旋转等激惹引起的痉挛，可以通过敷盖罂粟碱纱布得以充分解除。全身肝素化后，切断 ITA 终末外周分支的分叉处，再确认自由流量（free flow）。ITA 终端自由流量常常能超过 100 ml/min。如果自由流量低于 50 ml/min，就应该考虑到 ITA 可能受到损伤。ITA 损伤的主要原因包括：分支处理引起的局部血肿、内膜撕裂引起的管腔压迫，以及"快速接触"技术使用不当或失败导致的中膜、外膜热损伤。

使用这一方法获取的左侧 ITA 可用于左前降支支配区域以及回旋支全程的原位吻合，而右侧 ITA 也可用于左前降支和回旋支大部分区域的原位吻合。

14.2 桡动脉

14.2.1 桡动脉的特性

桡动脉（RA）走行于前臂，是一种相对肌性动脉（muscular artery）。其血管直径 3～4 mm，管壁稍厚于 ITA。因为可发生痉挛，所以临床上未充分使用 RA 作为桥血管。1992 年，有文献报道使用钙通道阻滞剂可预防痉挛。自此，桡动脉已经被视为一种良好的冠状动脉移植桥血管而受到关注。Allen 试验用于检查桡动脉是否与尺动脉不连续，若是该试验结果显示桡动脉通畅，双侧 RA 也可应用。通常选择非优势前臂的 RA。目前，常常采用超声刀实施"骨骼化"技术获取 RA。可以获得足够长的桥血管（大约 20 cm）。就长期通畅率而言，RA 据说不错，但并不优于 ITA。

14.2.2 获取桡动脉的术前评估

术前访视时，要明确患者是右利手还是左利手。

现在，经常进行经桡动脉冠状动脉造影术。因此，必须确认导管手术史以及其置管位置。获取 RA 之后的术后并发症，主要是由于掌弓发育不全和尺动脉形成不良引起的手部缺血症状。据报道，掌弓发育不全率为 6%～34%。通过 Allen 试验证实，尺动脉供应手部的血流没有减少。另外，也可以压迫邻近的外周动脉，并使用多普勒血流仪常规开展改良 Allen 试验，以明确掌弓供应拇指的血流如何。RA 发生粥样硬化的概率高于 ITA。因此，断层扫描和多普勒超声成像对于 RA 的评估（如动脉钙化和缩窄）是有益的。术中行骨骼化获取时，并不需要使用多普勒超声成像来评估。

获取 RA 的禁忌证如下：Allen 试验阳性；患者血肌酐超过 1.5 mg/dl，未来可能需要接受透析治疗者；存在雷诺现象的结缔组织病患者；前臂区域血管外伤或血管炎患者。

14.2.3 桡动脉的解剖

桡动脉是肱动脉的延伸。它在前臂外侧 2/3 区域内走行于肱桡肌和桡侧腕屈肌之间。在前臂的远端 1/3 区域，桡动脉被筋膜鞘包绕并向手腕延伸。前臂外侧皮神经在前臂的近端 2/3 区域位于肱桡肌上方。桡神经分叉为浅支和骨间后神经，后者比 RA 走行得更深更靠外侧，而浅支在 RA 外侧与其并行走向腕部。据报道，由于前臂外侧皮神经和桡神经浅支的损伤或水肿可导致感觉神经损害，其发生率为 2.6%～15.2%。因此，做皮肤切口和解剖时应当小心。

14.2.4 桡动脉获取技术（图 14.4）

先在腕部近端 1～2 cm 和肘关节以远 2～3 cm 处做平行于动脉搏动的两个标记点，以定位皮肤切口。切口位于 RA 正上方、略微或近端稍偏向尺侧，以避免前臂外侧皮神经水肿和感觉损害。其次，在手腕近端 3 cm 处显露筋膜鞘下的 RA。用电刀解剖左右伴行静脉周围的脂肪组织和筋膜。当 RA 近端显露后，牵开器牵开肌肉可以充分暴露它，用高频电刀解剖 RA 上方的筋膜鞘。用外科剪显露 RA 及其伴行静脉的全程。为分离动静脉，用外科剪解剖并剪开动脉上方的纤维囊。由于肘关节附近有很多静脉分支，需要时予以结扎静脉，充分显露动脉。充分显露 RA 正上方区域后，使用超声刀游离。将钩

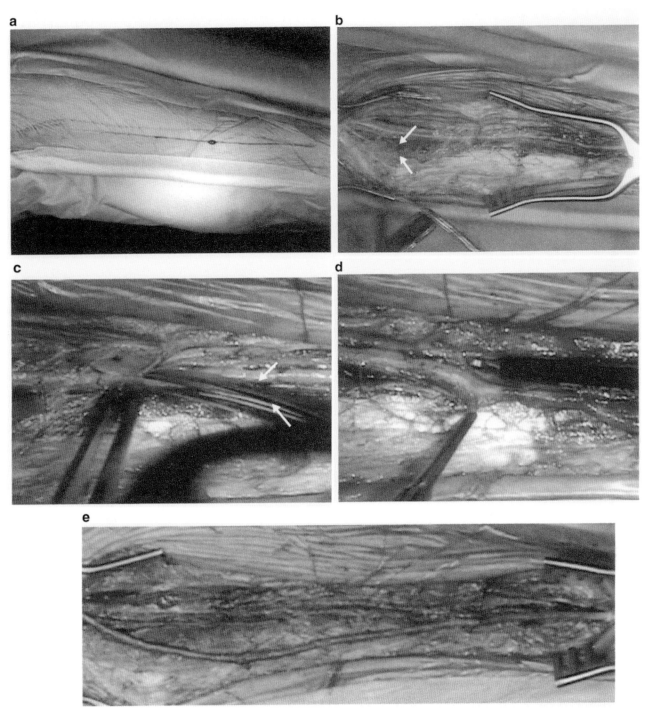

图 14.4　超声刀完全骨骼化游离桡动脉的术中所见

型超声刀输出等级设为 2。基本上，该操作与获取 ITA 的操作相似。轻柔旋转 RA 后，再逐一解剖分支。每一分支应在距 RA 主干 1 mm 以上处切断，采用"熔断"技术完成这一操作以避免牵拉分支。成人男性患者采用 UCS 技术可获取的 RA 长度为 20～23 cm。要保证近端血流足够。同时必须最终确认尺动脉和血管弓通畅。将一根钝头针（如血管插管）

插入所获取的 RA 近端，通过注射"VG 液"扩张 RA 以消除痉挛。使用获取的 RA 之前，应将其浸泡在温罂粟碱液中保存。一项体外试验显示，含有维拉帕米和硝酸甘油的"VG 液"具有更佳的血管解痉特性以及内膜保护作用。该配方对不同血管收缩因素均极为有效（表 14.1）。确切止血后，放置深部引流管，仅缝合深筋膜和皮肤切口。

表 14.1　VG 液的配方

VG 液	
维拉帕米	5 mg
硝酸甘油	1 mg
肝素	500 U
8.4％碳酸氢钠	1 ml
盐水	100 ml（pH 7.4）

14.3　胃网膜动脉

14.3.1　胃网膜动脉的特性

　　胃网膜动脉（GEA）起自腹腔干发出的胃十二指肠分支。GEA 在距胃大弯 1～2 cm 处与胃网膜静脉伴行（图 14.5）。GEA 的血管直径与 ITA 几乎一样粗。不过，GEA 属于肌性动脉，其中膜由平滑肌细胞构成，这与 ITA 不同。1987 年，就曾经报道使用 GEA 进行 CABG 获得有益结果。自此，它常常被用作原位桥血管。但是，引人关注的是，GEA 的

长期桥血管通畅率逊于 ITA，而且当原发灶狭窄率较低时，会与冠状动脉产生血流竞争。自从为了克服上述缺点发展出超声刀骨骼化游离技术，GEA 的粗细、长度和血流得到显著改善。尽管 GEA 是继双侧 ITA 之后最有价值的原位桥血管，但长期通畅率以及血流竞争始终是其不足之处。一般而言，不使用 GEA 施行左前降支（LAD）旁路移植属于明智之举。

14.3.2　GEA 获取技术（图 14.6）

　　GEA 的骨骼化获取与 ITA 不同。GEA 位于游离腹腔内，钩型超声刀并不适于修剪其侧支。良好使用剪刀型超声刀骨骼化游离 GEA，可以取得满意结果。首先，在胃大弯的大网膜附着部精确定位右侧 GEA。套绕血管带。相似步骤是，每 3～4 cm 解剖并显露 GEA。对每一个解剖部位套绕血管带。一共对 6～7 个部位进行套绕血管带。将两个相邻血管套带拎起。最先，用超声刀彻底切除 GEA 上的脂肪组织，而不对 GEA 造成任何损伤。在血管套带之间完成这一步骤，以期完全显露出 GEA 上部。而

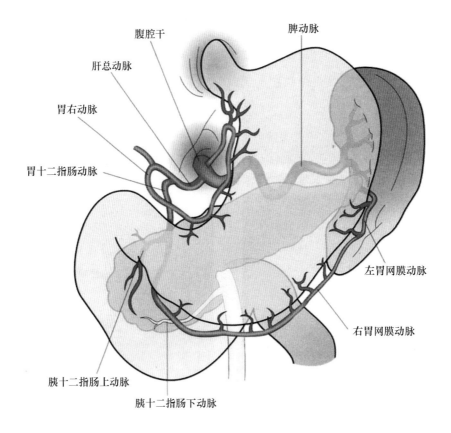

图 14.5　胃网膜动脉的解剖

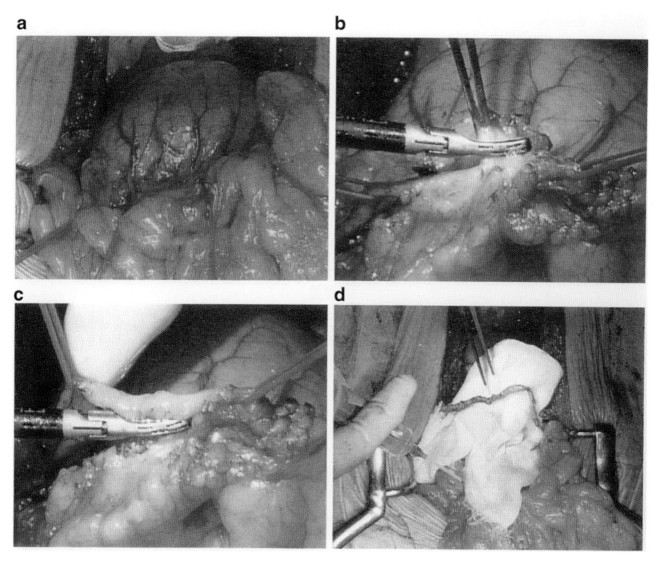

图 14.6　使用超声刀骨骼化获取右胃网膜动脉的术中所见

GEA 的侧支以及侧方的脂肪组织可束状悬于 GEA 下方。然后，钳闭侧支并用超声刀在距 GEA 主干 1 mm 处切断。此时，解剖侧支很重要的一点技巧是：轻柔缓慢地旋转超声刀，将剪型超声刀的活动侧远离 GEA 主干，以免对主干造成热损伤。在每一血管套带处都重复该操作，以完成骨骼化游离。此时，超声刀输出水平设置在 5。有时可见到因凝固不足而引起的出血。只要是使用剪型超声刀实施骨骼化游离，使用较低的输出水平，却采用较长时间的凝固，便可能导致 GEA 热损伤，这就是剪型超声刀常常导致侧方 2～3 cm 范围内热损伤的原因。因此，缩短切割时间更为理想。解剖完 GEA 后，采用 10％盐酸罂粟碱浸泡过的温热纱布将其包裹。该溶液可以充分解除在 GEA 获取期间由于对血管环的牵拉刺激而引起的痉挛。

14.4　大隐静脉

14.4.1　大隐静脉血管桥的特性

大隐静脉桥血管（SVG）使用历史最长，1968 年，Favaloro 就报道了它的应用。目前，除了 SVG 的长期通畅率远逊于动脉桥之外，OPCAB 术中广泛普及主动脉不接触技术，这使得大家对 SVG 的依赖急剧减少。无可争议的是，若是手术时间有限（如急诊手术），以及当条件限制下动脉桥不够用时，SVG 仍然有用。此外，随着外科设备和器材的引进，包括主动脉吻合时采用"heart strings"以及"vein enclosure"装置，使得行 SVG 近端吻合时可以避免局部钳夹主动脉。它们易于在 OPCAB 术中使用。

14.4.2　大隐静脉获取前的评估

在访视患者时应询问是否既往有下肢静脉曲张、静脉炎、深部血栓性静脉炎、下肢创伤以及热灼性烧伤。任何上述提到的疾病都是使用 SVG 的禁忌证。下肢单侧静脉曲张仍然可以使用对侧 SVG。所以，术前察看与触诊 SVG 非常重要。必要情况下，应当使用超声评估 SVG 的可获得性与通畅度。如果扩张后静脉桥管径不足 3 mm，发生早期堵塞的可能性就很高。因此，推荐从大腿根部而非小腿远端开始获取 SVG。下列三点是从小腿远端获取的优点：①与冠状动脉的不匹配率较低；②皮下组织薄，分支较少；③切口愈合更好，术后水肿较少。另一方面，从大腿近端开始获取的优点如下：①SVG 弹性更佳；②口径更大，使用近端吻合装置时通畅率更好。

14.4.3　SVG 获取技术

目前，内镜下获取 SVG 技术业已得到发展。本章描述的是传统的获取技术（皮肤切开）。从小腿远端获取 SVG 是从内踝动脉开始。而大腿近端获取

SVG，则是从腹股沟下方 1 指、股动脉搏动点的内远侧开始。两种 SVG 获取方向都是朝向膝盖。建议做多个皮肤切口以确认静脉走行。如果由于误判 SVG 走行而斜形游离皮下组织，将导致获取困难、伤口愈合不佳以及住院时间延长。使用手术剪平行剪开 SVG 上方的结缔组织囊，可暴露足够长度的 SVG。做皮肤切口时，关键不要在镊子钳夹 SVG 周围组织时触碰到它。在小腿远端，应该非常小心以免损伤隐神经（它与 SVG 伴行）。切断侧支。用 4-0 丝线结扎。此时，应预先轻柔、仔细地解剖分支部位外膜，以免解剖周围组织。由于靠近分支根部结扎会引起 SVG 狭窄，因此应当距离分支根部超过 1 mm 处行结扎。解剖并结扎 SVG 的近端和远端，以获取 SVG。确切止血（特别是大腿）后，确定没有清亮的淋巴液外漏，以免术后淋巴漏。关闭切口时应防止存留死腔。

参考文献

1. Higami T et al (2000) Skeletonization and harvest of the internal thoracic artery with an ultrasonic scalpel. Ann Thorac Surg 70:307–8
2. Higami T et al (2000) Histologic and physiologic evaluation of skeletonized internal thoracic artery harvesting with an ultrasonic scalpel. J Thorac Cardiovasc Surg 120:1142–7
3. Higami T et al (2001) Early results of coronary grafting using ultrasonically skeletonized internal thoracic arteries. Ann Thorac Surg 71:1224–8

OPCAB 术中桥血管与冠状动脉的吻合技术 15

Masami Ochi

（黄磊　符显明　译　彭昊　校）

摘　要

冠状动脉旁路移植术（CABG）是一种在桥血管和冠状动脉之间进行吻合的外科手术。桥血管通畅率是影响患者术后长期预后的最重要因素之一。

在众多影响桥血管通畅率的因素中，最重要的是可靠的吻合技术。无论是体外循环下 CABG 还是 OPCAB，在完成桥血管-冠状动脉吻合时需要小心的基本要点是相同的。然而，外科医师也必须意识到，两种术式在血管吻合方面还是存在很多内在差异。这些差异正是 OPCAB 血管吻合难度高的原因。不过，通过完成大量体外循环下的血管吻合，同时积累 OPCAB 的吻合经验，外科医师可以获得 OPCAB 术中在任何区域的冠状动脉完成精确吻合的能力，正如体外循环下一般。

关键词

桥血管-冠状动脉吻合·运针·端-侧吻合·侧-侧吻合

15.1 体外循环和非体外循环下血管吻合技术的差异

OPCAB 术中运针的特点如下：

1. 运针部位应在桥血管与冠状动脉靶血管远处

OPCAB 时，不可能将桥血管放到吻合口附近的心脏表面上。因此，最初几针必须进针在桥血管和冠状动脉吻合口远处。重要的是掌握两点技能：既要在桥血管上精确进针，又要避免让缝线缠绕。

2. 固定吻合口术野的技巧

尽管冠状动脉由稳定器固定，但仍然会存在轻微活动。喷血及分流栓的存在可能会影响运针动作。使用二氧化碳薄雾喷嘴来确保术野时，需要助手非常理解吻合技术。

3. 使用持针器持针的技巧

体外循环下 CABG 时，能在舒服的位置上完成吻合，而且心脏也能被搬动到容易吻合的位置。但 OPCAB 术中，用稳定器固定好冠状动脉靶血管（桥血管吻合处）后，这使得缝针在吻合口内很难穿透血管壁。与 CABG 不同，对持针器持针（角度）的调整差异化更大。

4. 回旋支区域的吻合技巧

冠状动脉回旋支区域是 OPCAB 术中吻合最困难的部位，在血流动力学稳定的情况下如何确保吻合口术野清晰，既需要技巧，又需要经验。吻合术野显露不充分，将增加吻合不精确的风险。

5. 冠状动脉切口失误处理的困难

即使在体外循环下 CABG 时，修复受损的冠状动脉后壁也非常困难，OPCAB 时就更困难。如果冠状动脉切口在构成吻合口时成角，将会使得 OPCAB 吻合比 CABG 时更加困难。

6. 冠状动脉内膜损伤的风险

为了阻断局部血流，插入冠状动脉内分流栓或硅胶管可能会造成内膜破坏或损伤。

7. 心理负担显著

吻合时，需与麻醉医师沟通并关注血流动力学状况，此时的精神压力比 CABG 吻合时大得多。确保困难条件下精确吻合的技巧，并集中注意力，这两种技能必须具备。

15.2　确保 OPCAB 手术成功的要点

铭记上述 OPCAB 的专业特点，许多要点描述如下：

1. 运针穿透血管壁的原则："直角原则"（图 15.1）

当用一根弯针穿透血管壁（尤其是桥血管）时，尽量减小缝针在血管壁内走行的距离，这样做既能减少组织损伤，又能防止吻合口变形。因为缝针为部分圆弧，必须不遗余力地确保缝针以直角进针，并与针尖呈一条直线。如果能做到这一点，针尖将垂直穿透血管壁，意味着进针时用力更小（图 15.2）。外科医师需要亲自练习，感受针尖精确穿过组织的感觉。

2. 调整持针器持针的方法

在 OPCAB 中，冠状动脉一旦被稳定器固定住，吻合口很难移动。尤其是回旋支或者右冠状动脉末梢区域，吻合口比 CABG 更深，运针会受限。为确保在受限的吻合条件下精确运针，调整持针方式相当重要。为了让每一针都处于最佳进针角度，外科医师必须了解众多不同的持针方法（图 15.3 至图 15.8）。如此一来，吻合时他们几乎不用改变姿势或者手的位置。

3. 凝视吻合口

进针后，用镊子或持针器一取出缝针，就必须把下一针的针法夹好。如果将针放在外科医师的手

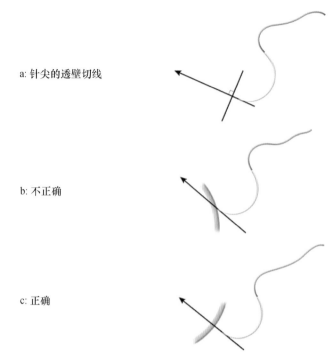

a: 针尖的透壁切线

b: 不正确

c: 正确

图 15.1　（a）针尖的透壁切线必须呈直角。（b）针斜着穿透血管壁。（c）针呈直角穿透血管壁

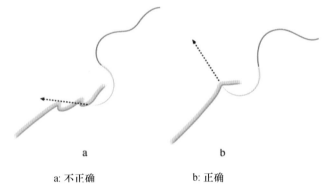

a　　　　　　　　　　　b

a: 不正确　　　　　　　b: 正确

图 15.2　（a）针斜着穿透血管壁。（b）针呈直角穿透血管壁

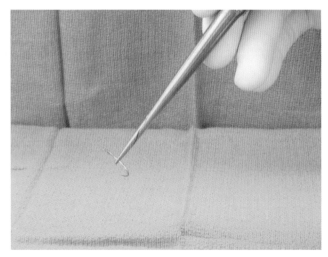

图 15.3　直角持针

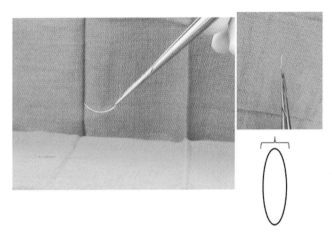

图 15.4 平角持针，适用于缝合远端足尖或足跟处：如括号所示

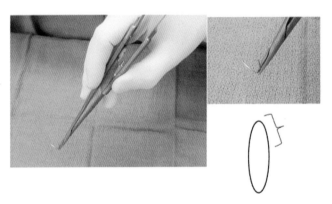

图 15.5 斜角反手持针，适用于远端外侧区：如括号所示

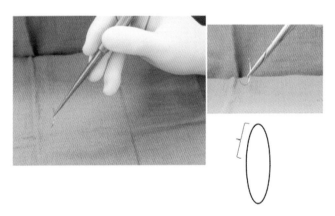

图 15.6 斜角正手持针，适用于远端内侧区：如括号所示

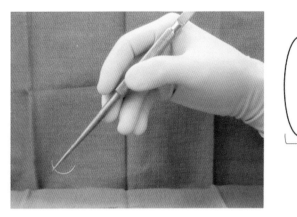

图 15.7 反平角（倒钩）持针，适用于近端足尖或足跟部：如括号所示

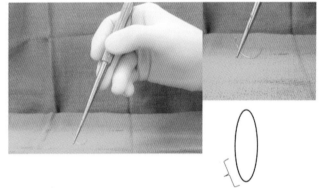

图 15.8 反向斜角正手持针，适用于近端内侧区：如括号所示

4. 始终用同一姿势吻合（图 15.9 至图 15.12）

总是向前直面手术台，不要让上臂移开身体。在 OPCAB 中，这一姿势对确保在最佳位置进针穿透极其细小的血管非常重要。整个手术过程中，应该一直保持相同姿势进行吻合。每一针采用不同的持针方法，恰当地适应吻合方向；同时控制好指尖的精细运动，会有助于精确运针。

5. 运针需要术者和助手共同检查

吻合的基本原则是：术者应当只在自己确有信心时进针，但防止失误的唯一途径则是，在术者和助手都能够查看到吻合口时再开始进针。在运针中若是存在任何焦虑或怀疑，就应该停下来，不再缝合。然后再确定上次的运针是否是最佳进针点和进针方向。大部分失误都能在这一步被发现。

6. 将某一种运针方法定为基本方法

尽管吻合过程中可以采用许多不同的运针方法，但确定一种基本方法，会让助手更容易理解，这意

旁边来夹，那他必须将视野从吻合口移开。如果外科医师学会恰当地使用镊子和持针器运针，并学会当即判断出如何最恰当地夹好针，这就使之无需将目光离开术野，就能运针。这种运针方法，既缩短吻合时间，又有助于防止缝线缠绕。

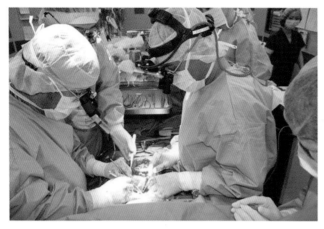

图 15.9   姿势 1：吻合左前降支

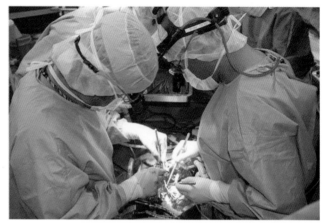

图 15.11   姿势 3：吻合回旋支远端

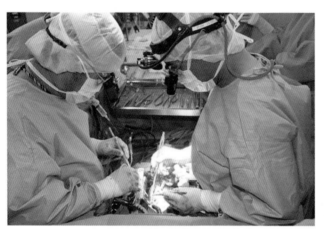

图 15.10   姿势 2：吻合回旋支近端

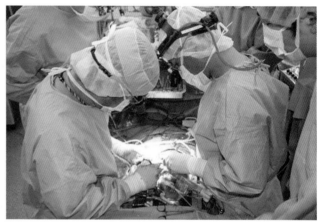

图 15.12   姿势 4：吻合右冠状动脉远端

味着将更少发生失误。

在处理所有吻合时，我们所使用的基本运针方法如图所示。

15.2.1   端-侧吻合技术（图 15.13 a～e）

- 桥血管足跟位于六点钟位置，从五点钟处起针。桥血管从外到内进针，冠状动脉吻合口从内到外进针，缝合 3～4 针后将桥血管放到冠状动脉上，拉紧缝线（a～c）。
- 连续缝合到足尖部吻合口近端（d）。
- 对侧缝针缝合远侧，在足尖处将两股缝线打结（e）。

这种运针方法的优点是所有针均可通过正针完成，且冠状动脉吻合口的足跟和足尖部位都是由内向外出针的。另一个优点则是：当吻合助手一

侧向足尖运针时，可以从内侧面检查主刀一侧的吻合情况。

15.2.2   侧-侧菱形吻合（图 15.14）

运用这种吻合方法时，桥血管和冠状动脉呈垂直相交，要点在于不要把吻合口做得太大。

- 桥血管放在冠状动脉吻合口的对侧。
- 足跟和足尖各缝合 1 针，每一侧缝合 3 针，一共 8 针。
- 图中桥血管的 1 号位上缝针从外到内进针，然后在冠状动脉 1 号位从内到外缝出，缝合完半圈、到达冠状动脉 5 号位时，将缝线拉紧。
- 剩下三针既可以用同一针继续前向缝合，也可以换另一针进针，哪种方法更容易就采用它。

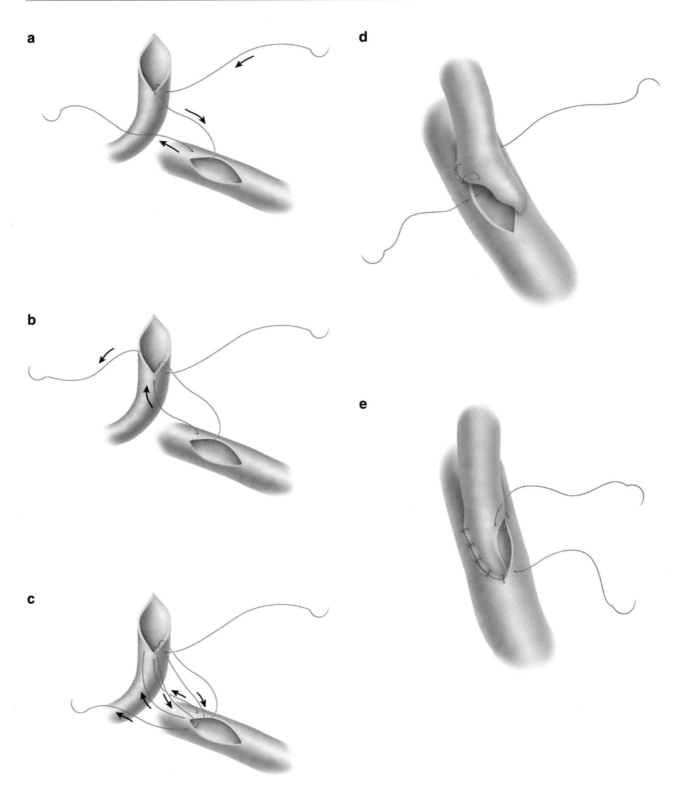

图 15.13 端-侧吻合

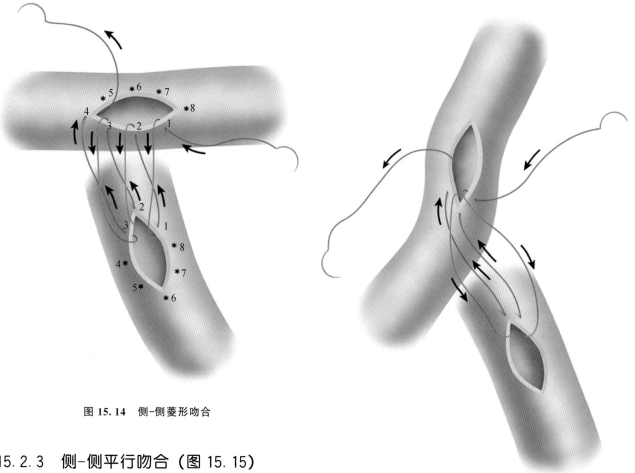

图 15.14　侧–侧菱形吻合

图 15.15　侧–侧平行吻合

15.2.3　侧–侧平行吻合（图 15.15）

这种运针方法与上述的端–侧吻合方法相似。

- 如果足跟位于桥血管切口的 6 点钟位置，从 5 点钟位置由外到内起针；接下来用 3～4 针朝向术者侧缝合，将桥血管和冠状动脉相连。

- 继续吻合直至近端足尖处，换另一针从助手侧开始缝，冠状动脉上由外向内进针，桥血管上由内向外出针，在足尖处收紧打结。

这种吻合方法能在失血很少的情况下吻合大的吻合口。这一吻合方法也被许多外科医师用于桥血管与冠状动脉的端–侧吻合。

冠状动脉内膜剥脱术和长覆盖补片移植术

16

Kosaku Nishigawa，Shuichiro Takanashi

（孙志强　彭昊　译　廖晓波　校）

摘　要

随着经皮冠状动脉介入治疗不断发展，转至外科接受血运重建手术的患者多为复杂或弥漫性冠状动脉病变。弥漫性粥样硬化斑块常使得远端吻合口很难缝合，因此这种病变，冠状动脉外科处理起来具有挑战性。另外，远端存在弥漫性病变的左前降支（LAD），由于弥漫性粥样硬化病灶的影响，传统的远端吻合法无法让依靠侧支（间隔支和对角支）供血的心肌实现完全血运重建。在这些病例中，为改善因弥漫性粥样硬化病灶而由侧支供血区域的心肌缺血，长覆盖补片移植（伴或不伴冠状动脉内膜剥脱术）则是一种有效的外科手段。本章中，我们描述了合并或不合并内膜剥脱术的长覆盖补片移植术，并介绍采用非体外循环技术处理弥漫性 LAD 病变时我们的手术方案。

关键词

弥漫性冠状动脉病变·冠状动脉内膜剥脱术·长覆盖补片移植术

16.1　弥漫性冠状动脉病变的手术处理

随着经皮冠状动脉介入（PCI）治疗的应用不断增多，越来越多的患者因冠状动脉复杂病变或弥漫性病变需要行外科血运重建。在冠状动脉外科研究（Coronary Artery Surgery Study，CASS）中，4.9%的病变冠状动脉因广泛钙化病变而无法接受外科治疗[1]。无论是心脏介入科医师，还是心脏外科医师，针对弥漫性病变冠状动脉进行血运重建都是一种挑战，因为弥漫性粥样病变常常并不适合传统的远端桥血管吻合。

1957 年，Bailey 等首次介绍采用冠状动脉内膜剥脱术（coronary endarterectomy）来处理弥漫性冠状动脉病变[2]。尽管最初报道的手术死亡率和并发症高，这使得很多心脏外科医师并不情愿实施该术式，但外科技术与围术期处理近期的进步，改善了冠状动脉内膜剥脱术的治疗效果[3]。冠状动脉内膜剥脱术有两种术式：闭式（牵拉法）和开放式（直视切除法）。闭式内膜剥脱术存在以下风险：①远端血管内的粥样斑块去除不全；②分支血管中的斑块拉断。与此相反，开放式内膜剥脱术有利于在直视下从冠状动脉主干及分支中完整去除斑块。弥漫性冠状动脉病变处理的关注要点就是如何给弥漫性病变的左前降支（LAD）重建血运。LAD 有很多分支，如间隔支（septal perforators）和对角支（diagonal branches），它们在两个不同平面发出；因此，

LAD 的内膜剥脱应该采用开放式方法，通过一个长长的动脉切口充分显露，以彻底清除粥样斑块内核（粥核）。

另一方面，当斑块钙化并不十分严重时，Barra 及其同事[4]率先报道，剔除 LAD 管腔内的粥样斑块再重建冠状动脉血运，也是一种替代冠状动脉内膜剥脱术的外科手段。

迄今为止，对弥漫性病变 LAD，我们尽可能采用非体外循环下长覆盖补片移植（伴或不伴冠状动脉内膜剥脱）技术[5]。在下一部分，我们将介绍这类术式的外科技巧。

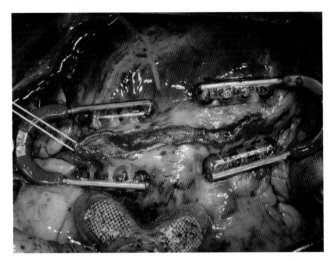

图 16.1　在冠状动脉长切口的近端和远端各放置一套组织稳定器

16.2　弥漫性冠状动脉病变的外科技术

16.2.1　不伴内膜剥脱术的长覆盖补片移植术（斑块清除技术）

当弥漫性粥样病变累及多处侧支，简单的 LAD 远段吻合口无法改善那些病变分支所供应的缺血心肌时，我们会应用长覆盖补片移植技术。当粥样斑块钙化并不十分严重时，弥漫性病变 LAD 的血运重建可以采用长覆盖补片移植技术，同时清除斑块，用以取代冠状动脉内膜剥脱术。

正中开胸后，应用超声刀将左胸廓内动脉（LITA）骨骼化获取，常规应用市售的心脏稳定器和固定器。为了获得一个稳定的术野，以期在弥漫性病变 LAD 上行长段动脉切口并吻合，分别在 LAD 近端和远端各放置一套组织稳定器［双稳定器（Octopus）技术］（图 16.1）[6]。近端用硅胶弹力缝线套扎，合用二氧化碳薄雾吹管可以获得无血的手术野。

在病变 LAD 中点纵向切开血管，并向近端和远端延长切口。不应切开最近端的狭窄处以避免竞争性血流，而切口远端应延伸到 LAD 的非病变部位。纵向切开 LITA 以匹配 LAD 切口长度。用数针 7-0 或 8-0 聚丙烯线连续缝合将 LITA 与 LAD 吻合，以避免荷包效应。缝合缘应置于斑块内侧，以便将粥样硬化斑块隔离在冠状动脉管腔之外。注意避免将

间隔支和对角支开口缝闭。重建的管腔最后主要由 LITA 的完整内膜构成。

16.2.2　长覆盖补片移植术合并内膜剥脱术

当缝针无法穿过严重钙化的斑块组织，或者存在软斑块可能破裂造成远端栓塞时，有指征实施冠状动脉内膜剥脱术。另外，内膜剥脱术还可用于 PCI 术后长段的支架内再狭窄[7]。我们直视下通过冠状动脉长切口完成内膜剥脱术（开放式），再用 LITA 行长覆盖补片移植；而不会对 LAD 采用闭式内膜剥脱术[8]。

在病变 LAD 中点纵向切开，并向近端和远端延长切口。使用精细剥离子和镊子将粥核从冠状动脉外膜上仔细剥除。直接观察所有的侧支，仔细游离侧支的内膜，并与粥核一并剥除（图 16.2）。为避免 LITA 和自身冠状动脉之间形成竞争性血流，不应去除最近端的狭窄病变。在正常内膜组织水平锐性切断粥核的远端，然后用 8-0 聚丙烯线连续缝合法将内膜断端予以固定。切除内膜后的 LAD 表面用生理盐水冲洗，彻底清除残余的内膜组织与斑块碎片。此后，将骨骼化的 LITA 纵形切开，并用数根 8-0 聚丙烯线以连续缝合的方式与 LAD 吻合。与清除斑块技术一样，小心不要堵塞间隔支和对角支的开口，重建的管腔大部分由 LITA 的完整内膜组成（图 16.3）。

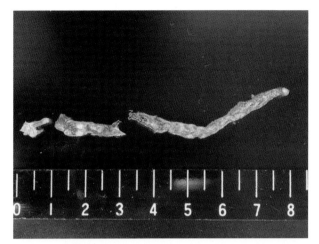

图 16.2　内膜剥脱术取出的粥核（内有再狭窄的冠状动脉支架，侧支呈现锥状）

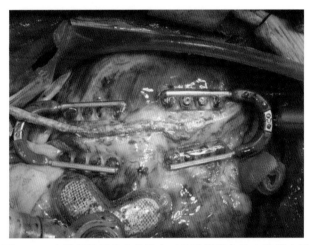

图 16.3　内膜剥除后的左前降支（采用骨骼化的左胸廓内动脉长覆盖补片法重建）

16.3　冠状动脉内膜剥脱术的术后管理

与传统旁路移植在远端非病变节段不同，伴或不伴内膜剥脱术的长覆盖补片移植适用的是弥漫性冠状动脉病变。这类术式需要对病变冠状动脉进行直接操作，因此具有一些特殊的风险。其中，内膜剥脱术后冠状动脉发生急性血栓栓塞是最危急的并发症[9]。内膜剥脱后的血管缺乏内皮，导致内皮下组织暴露于血流之中，从而触发管腔内发生凝血级联反应和血栓形成。为预防内膜剥脱术后急性血栓形成，必须予以积极的抗凝及抗血小板联合治疗。然而迄今为止，尚未公布针对内膜剥脱术后患者最佳抗血小板或抗凝治疗的指南或方案。我们中心按以下方案进行术后抗凝和抗血小板治疗：胸管引流液减少后，开始静脉输注低分子肝素（5000 U/d），并维持至华法林起效。可经口进食后，开始给予小剂量的阿司匹林（100 mg/d）、氯吡格雷（75 mg/d）以及华法林（国际标准化比值保持在 2.0）。华法林和氯吡格雷可以分别在术后 3 个月和 1 年停用，但阿司匹林需终身服用。

这里介绍一位我们近期的病例。术后早期造影显示：内膜剥脱术后的 LAD 表面粗糙。然而术后 1 年随访时，冠状动脉造影显示：重建的 LAD 管腔变得光滑，其管径也已减小，并与 LITA 管径匹配（图 16.4）。

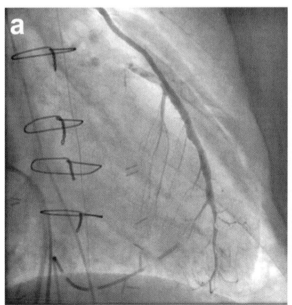
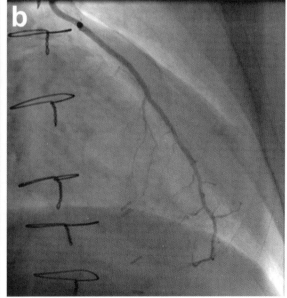

图 16.4　弥漫性病变的左前降支内膜剥脱术后早期（a）和术后 1 年（b）的造影图像示例

16.4　结论

　　CABG 的首要目标是达到完全的心肌血运重建。然而在弥漫性病变冠状动脉中，弥漫性粥样斑块常使得传统的远端移植操作困难。尤其是当弥漫性粥样斑块累及侧支时，单纯吻合在 LAD 的非病变节段，仍无法减轻侧支供血区的心肌缺血。随着复杂或弥漫性冠状动脉病变发病率的增加，弥漫性病变 LAD 无法通过 PCI 或传统 CABG 来治疗，伴或不伴冠状动脉内膜剥脱术的长覆盖补片移植术可能是实现完全血运重建的唯一外科选择。

参考文献

1. Principal CASS, Investigators and their Associates (1983) Coronary Artery Surgery Study (CASS): a randomized trial of coronary artery bypass surgery. Survival data. Circulation 68:939–950

2. Bailey CP, May A, Lewman WM (1957) Survival after coronary endarterectomy in man. JAMA 164:641–646

3. Shapira OM, Akopian G, Hussain A, Adelstein M, Lazar HL, Aldea GS et al (1999) Improved clinical outcomes in patients undergoing coronary artery bypass grafting with coronary endarterectomy. Ann Thorac Surg 68:2273–2278

4. Barra JA, Bezon E, Mondine P, Resk A, Gilard M, Mansourati J et al (2000) Surgical angioplasty with exclusion of atheromatous plaques in case of diffuse disease of the left anterior descending artery: 2 years' follow-up. Eur J Cardiothorac Surg 17:509–514

5. Fukui T, Takanashi S, Hosoda Y (2005) Long segmental reconstruction of diffusely diseased left anterior descending coronary artery with left internal thoracic artery with or without endarterectomy. Ann Thorac Surg 80:2098–2105

6. Takanashi S, Fukui T, Hosoda Y, Shimizu Y (2003) Off-pump long onlay bypass grafting using left internal mammary artery for diffusely diseased coronary artery. Ann Thorac Surg 76:635–637

7. Fukui T, Takanashi S, Hosoda Y (2005) Coronary endarterectomy and stent removal in patients with in-stent restenosis. Ann Thorac Surg 79:558–563

8. Takanashi S, Fukui T, Miyamoto Y (2008) Coronary endarterectomy in the left anterior descending artery. J Cardiol 52:261–268

9. Uchimuro T, Fukui T, Mihara W, Takanashi S (2009) Acute thrombosis after endarterectomy of stented left anterior descending artery. Interact Cardiovasc Thorac Surg 8:663–665

OPCAB 的近端吻合

17

Hirofumi Takemura

（隋润铃　彭昊　译　廖晓波　校）

摘　要

CABG 中，胸廓内动脉（ITA）作为桥血管实现了极佳的远期疗效；尤其对年轻患者而言，双侧 ITA 比单侧 ITA 更能改善远期疗效。此外，胃网膜动脉的原位应用，让 OPCAB 术中实现主动脉不接触技术成为可能。不过，真正最优的桥血管选择会随着患者情况（如患者年龄、合并症、血液透析、体质虚弱等）而不同。主动脉操作是 CABG 术后最大的风险因素之一。在日本，大隐静脉桥血管仍然被应用于许多患者中。这意味着升主动脉经常作为近端血供来源。我们应该认识到主动脉表面超声检查对升主动脉的重要作用，也应该选择好近端吻合技术和吻合装置，以取得良好效果，并避免 CABG 术后发生卒中。

关键词

近端吻合·主动脉侧壁钳夹·主动脉吻合装置·主动脉不接触技术

17.1　近端吻合

在 CABG 中，胸廓内动脉（ITA）桥血管提供了良好的远期疗效；尤其是对于年轻患者，双侧 ITA 比单侧 ITA 更能改善远期疗效[1-3]。原位胃网膜动脉的应用也使得在 OPCAB 术中可以开展主动脉非接触技术[4]。胃网膜动脉已被报道为排名第三的理想桥血管选择[5]。然而在真实世界，即使在日本，仍然有许多患者需要采用大隐静脉（SVG）作为桥血管。这意味着升主动脉常常被作为近端血供来源。

因为冠心病患者存在全身动脉粥样硬化的高风险（包括升主动脉上的钙化与易碎斑块），推荐对这些疾病进行术前评估。虽然在美国或欧洲并不常规开展术前 CT 检查，但在日本，通常采用 CT 平扫来检测动脉粥样硬化病灶、冠状动脉钙化、肺部疾病（尤其是肺气肿）以及外周动脉疾病（包括腹主动脉瘤）。不过，CT 平扫无法检测到软斑块或升主动脉的中度增厚。增强 CT 发现主动脉增厚或升主动脉内膜不规则的能力会更强。但考虑到对肾功能的影响与成本问题，该项检查并非常规应用。推荐采用术中主动脉表面超声来检测升主动脉上的粥样硬化和软斑块[6]。超声检查可以检测到 CT 平扫甚至增强 CT 都无法发现的主动脉严重粥样硬化（图 17.1）。当主动脉表面超声显示主动脉上存在粥样硬化时，应该选择一项合适的近端吻合术式。

不论是 SVG、桡动脉（RA）或者其他游离动脉桥血管，主动脉侧壁钳夹都常规应用于桥血管的近端吻合。主动脉侧壁钳会使得升主动脉变形、扭曲、受压，从而可能挤压斑块、导致栓塞，这主要取决于主动脉的特性。Lev-Ran 等报道，侧壁钳的应用是术后脑梗死的一项危险因素[7]。Edelman 等报道，侧壁钳夹组与非钳夹组相比，术后脑梗死的发生率

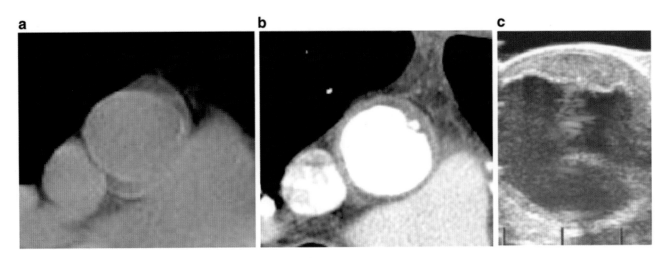

图 17.1　升主动脉采样图像。(a) CT 平扫图像；(b) 对比剂增强 CT；(c) 主动脉表面超声图像

显著更多[8]。另一方面，Yamaguchi 报道，如果术中超声显示升主动脉上无斑块，术后脑梗死的发生率在钳夹组与非钳夹组之间并没有显著差别[9]。在日本，许多外科医师推荐并使用术中主动脉表面超声。

升主动脉通常作为近端吻合的部位。其他选择还包括：头臂动脉和 ITA 桥血管构建为 Y 形或 I 形桥，或者主动脉-冠状动脉桥血管（SVG 或 RA）连接为 Y 形血管桥。I 形桥可能会牺牲 ITA 的远期通畅能力，然而 Y 形桥则需要仔细考虑每个分支对血流的贡献情况，以避免出现窃血现象或者线样征[10]。

17.2　单纯主动脉侧壁钳夹

主动脉侧壁钳通常在完成冠状动脉远端吻合，松开主动脉阻断钳，心脏复跳时放置好。侧壁钳放置在升主动脉前侧，在侧壁钳夹部分的升动脉脊上用尖刀做一个小切口，然后用打孔器做一小孔，避免损伤主动脉。

与回旋支动脉相吻合的桥血管，在升主动脉上做近端吻合口时应该稍偏左侧壁。近端吻合能够被设置在升主动脉前壁，使桥血管平行于主动脉发出，或者沿右心房右侧腔隙向下走行。对于静脉桥，打孔器的大小一般是 4.5 mm，而对于游离的 ITA 或者 RA 桥血管，一般是 3.5 mm。打孔过大使桥血管的足跟侧容易狭窄，桥血管的足尖侧则张力过大。血压应控制在较低水平，通过体外循环机减低灌注流量，或者应用血管扩张剂，以避免主动脉损伤或

夹层。同时，麻醉师压迫双侧颈动脉，这可能有助于避免钳夹侧脱落的碎片进入主动脉弓分支。

17.3　近端吻合技术的选择

对于那些主动脉存在一定程度粥样硬化的患者，主动脉不接触技术可能降低脑卒中的发生风险。一些外科医师建议使用吻合装置[11-13,17-19,22-25]。然而，这些主动脉不接触技术或者吻合装置是否应该应用于所有患者呢？是否有证据表明这些技术对于主动脉正常患者脑梗死的发生有影响？Yamaguchi 报道，术中主动脉表面超声检查提示升主动脉无动脉粥样硬化改变时，单纯行主动脉侧壁钳夹，并不显著增加脑梗死的发生[9]。然而，若是存在一定程度的动脉粥样硬化改变、易碎斑块、增厚或碎片时，应该仔细权衡并改用其他可以避免主动脉操作的技术。

17.4　对称型主动脉连接器（St. Jude Medical，Minneapolis，MN）

作为日本上市的第一种近端吻合装置，2002 年就引进了主动脉连接器。该装置的短期和长期通畅率研究结果尚无定论[11-13]。但 Farhat 报道，该装置会造成 SVG 的组织学损伤，使其于 2006 年退出日本[14]。

17.5 PAS-Port 系统 (Cardiac, Menlo Park, CA)

2004 年，PAS-Port 系统被引入日本，在某些特定条件下得以应用。当升主动脉上存在严重动脉粥样硬化，但主动脉某处壁薄且光滑时，则可以使用该装置。其支架将 SVG 外表面锚定在主动脉壁上，而对称型主动脉连接器的支架则位于 SVG 内。尽管 Izutani 报道了 1 例患者术后 4 个月出现吻合口狭窄[15]，但该装置可能降低桥血管内血栓发生的风险，根据 Kawasaki 的研究，形态学上也是可接受的[16]。许多团队报道，相比传统 CABG，应用 PAS-Port 系统进行无钳夹 OPCAB 的术后结果更佳[17-19]（图 17.2）。

这两种吻合装置将桥血管与主动脉自动连接。然而，由于需要金属支架锚定，其对吻合质量的影响仍引人关注。以下两种新的吻合装置则允许手工吻合。

17.6 Heartstring 系统 (MAQUET, San Jose, CA)

2003 年，Heartstring 装置被引入日本。先用打孔器打孔，然后用一个手指压住孔洞止血，再将密封伞插入主动脉内。血压将伞推向主动脉壁，就实现了止血效果[20]。一旦止血满意，就可以采用标准的手工缝合技术完成 SVG 或 RA 的吻合。手工吻合完成后，可以将单根密封绳（密封伞）从缝线中间抽出。有时候，无法完全控制出血，但这种情况下，薄雾喷嘴可以用来让孔洞无血。Thourani 报道，Heartstring 近端吻合装置可以安全用于各种程度的主动脉粥样硬化，特别是主动脉病变为中度时[21]。应用该装置的 OPCAB 患者中，也曾报道过脑卒中病例[22-25]（图 17.3）。

17.7 易扣 Ⅱ 系统 (Novare Surgical Systems, Cupertino, CA)

这是另一种手工近端吻合装置，便于外科医师在不上侧壁钳的条件下完成近端手工吻合。先在吻合口位置上方 2 cm 处，用 14 G 针穿刺主动脉，再将该装置的下颚从该孔中插入主动脉。将下颚推向吻合口，张开下颚的膜，再将上颚朝向主动脉壁下调，以压住位于主动脉内面的下颚。在主动脉（吻合口）上做一小切口，使用 3.5 mm 打孔器去除主动脉上的多余组织。近端吻合可以按常规方式完

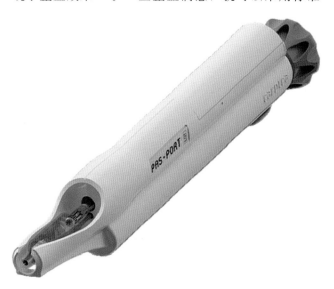

图 17.2 PAS-Port 系统（http://www.cardica.com/pas-port-system.php）

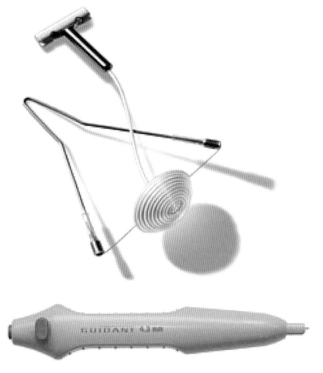

图 17.3 Heartstring Ⅲ 系统（http://www.maquet.com/int/product/HEARTSTRING-III-Proximal-Seal-System-with-Aortic-Cutter? parent NodeId＝hcqmzcnz♯tab＝Gallery）

成。缝针过深可能会撕裂下颚上的膜。完成第一个
吻合口后，该装置可以重新放置到下一个吻合口部
位。这一技术并非真正意义上的主动脉不接触技
术。应该使用主动脉表面超声，以避免在粥样硬
化部位穿刺打孔或做吻合口。许多报道显示该装
置结果很好，因此在日本得到广泛应用[25-28]（图
17.4）。

对于OPCAB，从桥血管长期通畅率和避免脑
卒中的角度看，使用原位动脉桥血管（包括双侧
ITA和GEA）的主动脉不接触技术，可能是一种
最佳的桥血管设计。然而，真正最佳的桥血管选择
应根据患者的个体特点决定，例如年龄、合并症、
血液透析、体质虚弱程度等。主动脉操作属于
CABG术后发生脑卒中的最高危险因素之一。我
们应该知道主动脉表面超声检查升主动脉具有重
要意义，并且应该选择合适的近端吻合技术和吻
合装置，以获得最佳效果，避免CABG术后脑卒
中的发生。

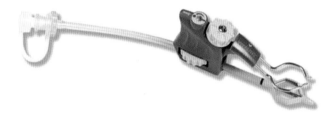

图 17.4　Enclose Ⅱ 系统（http://www.vitalitecusa.com/items.
php? path=/Anastomosis/Enclose%20II&id=24&tpl_id=24）

参考文献

1. Boylan MJ, Lytle BW, Loop FD et al (1994) Surgical treatment of isolated left anterior descending coronary stenosis. Comparison of left internal mammary artery and venous autograft at 18 to 20 years of follow-up. J Thorac Cardiovasc Surg 107:657–662

2. Lytle BW, Blackstone EH, Sabik JF, Houghtaling P, Loop FD, Cosgrove DM (2004) The effect of bilateral internal thoracic artery grafting on survival during 20 postoperative years. Ann Thorac Surg 78:2005–2012; discussion 2012

3. Puskas JD, Sadiq A, Vassiliades TA, Kilgo PD, Lattouf OM (2012) Bilateral internal thoracic artery grafting is associated with significantly improved long-term survival, even among diabetic patients. Ann Thorac Surg 94:710–715; discussion 715

4. Nishida H, Tomizawa Y, Endo M, Koyanagi H, Kasanuki H (2001) Coronary artery bypass with only in situ bilateral internal thoracic arteries and right gastroepiploic artery. Circulation 104:I76–I80

5. Suzuki T, Asai T, Matsubayashi K et al (2011) In off-pump surgery, skeletonized gastroepiploic artery is superior to saphenous vein in patients with bilateral internal thoracic arterial grafts. Ann Thorac

Surg 91:1159–1164

6. Das S, Dunning J (2004) Can epiaortic ultrasound reduce the incidence of intraoperative stroke during cardiac surgery? Interact Cardiovasc Thorac Surg 3:71–75

7. Lev-Ran O, Braunstein R, Sharony R et al (2005) No-touch aorta off-pump coronary surgery: the effect on stroke. J Thorac Cardiovasc Surg 129:307–313

8. Edelman JJ, Yan TD, Bannon PG, Wilson MK, Vallely MP (2011) Coronary artery bypass grafting with and without manipulation of the ascending aorta–a meta-analysis. Heart Lung Circ 20:318–324

9. Yamaguchi A, Adachi H, Tanaka M, Ino T (2009) Efficacy of intra-operative epiaortic ultrasound scanning for preventing stroke after coronary artery bypass surgery. Ann Thorac Cardiovasc Surg 15:98–104

10. Kawamura M, Nakajima H, Kobayashi J et al (2008) Patency rate of the internal thoracic artery to the left anterior descending artery bypass is reduced by competitive flow from the concomitant saphenous vein graft in the left coronary artery. Eur J Cardiothorac Surg 34:833–838

11. Kachhy RG, Kong DF, Honeycutt E, Shaw LK, Davis RD (2006) Long-term outcomes of the symmetry vein graft anastomosis device: a matched case-control analysis. Circulation 114:I425–I429

12. Bergmann P, Meszaros K, Huber S et al (2007) Forty-one-month follow-up of the symmetry aortic connector system for proximal venous anastomosis. J Thorac Cardiovasc Surg 134:23–28

13. Verberkmoes NJ, Mokhles MM, Bramer S et al (2013) Long-term clinical outcome of the symmetry aortic connector system in off-pump coronary artery bypass grafting. Thorac Cardiovasc Surg 61:669–675

14. Farhat F, Chalabreysse L, Diab C, Aubert S, Jegaden O (2004) Histological aspects of the saphenous vein damage with the use of the symmetry aortic connector system. Interact Cardiovasc Thorac Surg 3:373–375

15. Izutani H, Yoshitatsu M, Kawamoto J, Katayama K (2005) A case of ostial stenosis with the PAS-Port proximal anastomosis system in off-pump coronary artery bypass grafting. Interact Cardiovasc Thorac Surg 4:341–343

16. Kawasaki M, Fujii T, Hara M, Sasaki Y, Katayanagi T, Okuma S, Watanabe Y (2015) Morphological evaluation of proximal anastomosis by PAS-Port(®) system in patients with long-term patent grafts. Ann Thorac Cardiovasc Surg 21(2):172–177

17. Bassano C, Bovio E, Sperandio M et al (2014) Five-year clinical outcome and patency rate of device-dependent venous grafts after clampless OPCAB with PAS-port automated proximal anastomosis: the PAPA Study. J Card Surg 29:325–332

18. Verberkmoes NJ, Mokhles MM, Bramer S et al (2013) Clinical outcome of the PAS-Port(R) proximal anastomosis system in off-pump coronary artery bypass grafting in 201 patients. J Cardiovasc Surg (Torino) 54:389–395

19. Puskas JD, Halkos ME, Balkhy H et al (2009) Evaluation of the PAS-Port Proximal Anastomosis System in coronary artery bypass surgery (the EPIC trial). J Thorac Cardiovasc Surg 138:125–132

20. Takemura H, Fukumoto Y, Miyauchi T, Shimabukuro K, Imaizumi M, Ishida N (2007) Easy technique for mounting the Heartstring system into the sheath. Asian Cardiovasc Thorac Ann 15:444–445

21. Thourani VH, Razavi SA, Nguyen TC et al (2014) Incidence of postoperative stroke using the Heartstring device in 1,380 coronary artery bypass graft patients with mild to severe atherosclerosis of the ascending aorta. Ann Thorac Surg 97:2066–2072; discussion 2072

22. Emmert MY, Grunenfelder J, Scherman J et al (2013) HEARTSTRING enabled no-touch proximal anastomosis for off-pump coronary artery bypass grafting: current evidence and technique. Interact Cardiovasc Thorac Surg 17:538–541

23. Wilhelm MJ, Syburra T, Furrer L et al (2011) Avoidance of aortic side-clamping for proximal bypass anastomoses: better short-term outcome? Heart Surg Forum 14:E360–E365

24. El Zayat H, Puskas JD, Hwang S et al (2012) Avoiding the clamp during off-pump coronary artery bypass reduces cerebral embolic events: results of a prospective randomized trial. Interact Cardiovasc Thorac Surg 14:12–16

25. Manabe S, Fukui T, Miyajima K et al (2009) Impact of proximal anastomosis procedures on stroke in off-pump coronary artery bypass grafting. J Card Surg 24:644–649

26. Kikuchi K, Tambara K, Yamamoto T, Yamasaki M, Hirose H, Amano A (2010) The use of enclose((R))II anastomosis assist device for the proximal coronary branch anastomosis to vascular graft. Ann Vasc Dis 3:84–86

27. Seto Y, Yokoyama H, Takase S et al (2012) The results of the enclose II proximal anastomotic device in 178 off-pump coronary artery bypass surgeries. Innov (Phila) 7:242–246

28. Shimokawa T, Manabe S, Sawada T, Matsuyama S, Fukui T, Takanashi S (2009) Intermediate-term patency of saphenous vein graft with a clampless hand-sewn proximal anastomosis device after off-pump coronary bypass grafting. Ann Thorac Surg 87:1416–1420

日本术中对 OPCAB 桥血管的评估

Takeshi Kinoshita，Tohru Asai

（熊巍　彭昊　译　周新民　校）

摘　要

早期桥血管失功（early graft failure）并不罕见，因此术中桥血管评估非常重要。多位研究者报道，术后1年桥血管失功率约为20%，而术中即刻发生失功的桥血管约占所有桥血管的3.2%（占患者总数的7.6%）。这种早期失功常常与技术问题相关，如果术中明确诊断，可以得到迅速解决。瞬时流量测定（transit-time flow measurement，TTFM）以及术中荧光成像（intraoperative fluorescence imaging，IFI）是目前术中桥血管评估最常用的系统。这两种系统都能够可靠地检测到桥血管堵塞，但对于较小的、非堵塞性异常，却无法稳定地检测出来。IFI系统的优点在于，它是一种安全、简单和可重复的技术，但其缺陷是只能提供一种半定量的桥血管血流检测，并且无法精确显示出吻合质量。另一方面，TTFM为桥血管血流提供了更为客观的测量，但更容易低估或是高估桥血管再吻合的需求。高频心外膜超声能有效帮助外科医师应对以下术中挑战：①识别靶血管位置；②选择最佳吻合部位；③评估吻合质量。

关键词

术中桥血管评估·瞬时流量测定·术中荧光成像·高频心外膜超声

18.1　术中桥血管的评估：如何做，做什么？

早期桥血管失功并不罕见，因此术中确认桥血管的通畅程度是冠状动脉旁路移植术（CABG）的一个关键步骤。最近发表的研究显示，术后造影评估桥血管，发现术后1年的桥血管失功率约为20%[1-7]。桥血管失功不仅是心脏外科并发症发生率和死亡率的主要原因，也会导致远期结果不佳[8]。有报道表明，术中即刻桥血管失功发生于3.2%的桥血管（7.6%的患者）中[9]。PREVENT Ⅳ 试验报道，术后1年的SVG桥失功率为25%。尽管这个试验强调的是动脉桥的潜在优势，但我们也需要知道：甚至ITA的失功率也有8%[10]。此外，动脉桥和非体外循环技术的改进，改善了长期结果[11-12]，并且减少了体外循环的并发症[13]，但这两项技术的难度较高[14]。ROOBY试验提示，OPCAB时血管通畅率可能会下降[15]。许多这类早期失功继发于技术问题，如果在术中充分诊断，可以得到迅速解决。作为PCI的补充手段，心脏外科医师应该致力于如何最优化自己所提供治疗的质量。

表 18.1 术中桥血管评估的技术

技术	优点	不足
传统血管造影	精确测定桥血管通畅率，金标准	具有侵入性，需要造影剂、复合手术室和心导管技术
瞬时流量测定仪	精确的桥血管血流值	不可视，不能定义狭窄的程度
热成像血管造影	无造影剂或辐射	需要温差以成像，随着深度增加会逐渐模糊
术中荧光成像	实时血管造影成像	仅为半定量，经验有限

18.1.1 术中桥血管通畅率评估的技术

冠状动脉造影是桥血管评估的金标准。Hol 及其同事[16]报道，根据术中血管造影结果对 4.2% 的桥血管进行了重新吻合（1.1% 发生在体外循环下 CABG 之后，6.4% 发生于 OPCAB 之后）。该项技术的局限性在于需要额外的设备、人力资源、造影剂潜在的肾毒性以及额外的手术时间。冠状动脉热成像血管造影（thermal coronary angiography）通过推注冷盐水、热盐水或停搏液，使用红外线来检测心肌和冠状动脉间温差，不过成像分辨率常不尽如人意[17]。在现有可行的评估桥血管通畅率的技术中，最常用的系统是瞬时流量测定（TTFM）[18]与术中荧光成像（IFI）[19]。这两个系统都能可靠检测到桥血管堵塞，但无法稳定地检测出更小的非堵塞性病变。IFI 系统的优点在于它是一种安全、简单、可重复的技术，但其缺点是只提供一种半定量的桥血管血流评估方法，不能精确显示吻合质量。另一方面，TTFM 可以更客观地测量桥血管血流，但更有可能低估或高估桥血管重新吻合的需要。表 18.1 总结了其他术中桥血管通畅率评估技术的优点和不足。

18.2 瞬时流量测定

18.2.1 原理

瞬时流量测定以瞬时原理为基础。它使用一个流量探头，放置于血管周围，制造出一个跨血管的均匀超声场。两个分离的压电晶体分别位于探头的同侧，发射超声脉冲。探头的另一侧有一个反射器，

与两个晶体的距离相等。超声脉冲穿过血管并反射回晶体。超声脉冲从一个晶体发出、穿过血管后，被（探头另一面的反射器）反射回另一个晶体所花的时间称为"渡越时间（transit time）"。穿过上游血流的超声波将比穿过下游血流的超声波流得更慢。经过上游和下游脉冲的"渡越时间差"被用于精确测量流经探头的血流容积。

18.2.2 实践

如图 18.1 所示，TTFM 提供了一个同步流量波形和多种衍生计算值，包括桥血管平均流量、血流曲线模式及搏动指数。

桥血管平均流量以 ml/min 来度量，该值依赖于多种因素，如平均动脉压、桥血管-冠状动脉阻力以及远端微血管径流（run-off）。血管阻力通过以下公式计算：$R = \frac{8L\eta}{\pi r^4}$，其中 η 指血液黏度，L 指桥血管长度，r 指桥血管半径。每秒的平均血流值不应被视为评估吻合质量的良好指标，因为即便吻合质量极佳，该值也经常变化。因此，总是需要结合其他参数来综合解释[20]。

血流曲线是桥血管血流动力学功能的视觉显现。它提供了收缩期和舒张期的血流百分比，以及舒张期和收缩期血流的曲线下总面积。这些曲线应当与心电描记相关联，以正确区分收缩期和舒张期。

舒张期充盈百分比（diastolic filling percentage，DF%）显示的是舒张期冠状动脉灌注的比例（舒张期充盈的血容量除以一个心动周期的全部血容量）。血流曲线模式可以根据充盈优势来分类，当收缩期血流峰值超过舒张期峰值的 10% 时为收缩期优势型，当舒张期血流峰值超过收缩期峰值 10% 时为舒张期优势型或均衡性[21]。血流模式的不同可能与靶血管和桥血管相关。当超声探头放置在桥血管远端时测量到的舒张期流量比例会增加。舒张期血流优势在左冠状动脉系统更为明显，这是由于右室跨壁压力阶差较低，引起右冠状动脉系统收缩期流量比例相对更大。

反向血流百分比（percentage of backward flow，%BF）是流量曲线提供的另一个参数。它是同一个心动周期中桥血管内反向流动血流量与全部顺向血流量之比。反向血流比率越低，桥血管的质量越好。

搏动指数（pulsatility index，PI）是血管阻力

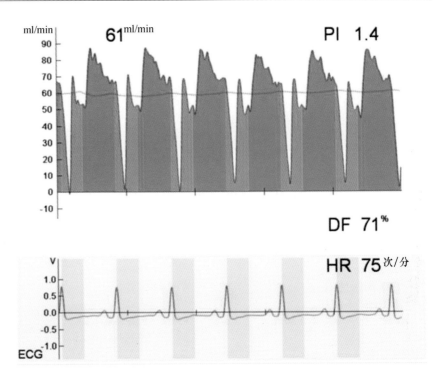

図 18.1 瞬時流量测定仪（Medistim ASA，Oslo，Norway）显示了单根 RITA-LAD 的血流波形，桥血管平均流量为 61 ml/min，搏动指数（PI）为 1.4，舒张期流量比例（DF）为 71%。作为辅助选项的同步心电图（ECG）也有显示

的评估指标，通过下列公式汇总计算出的绝对值来表述：Qmax－Qmin/Qmean，其中平均流量通过 5 个心动周期计算出来（Qmean），最大流量在一个心动周期中记录到（Qmax），而最小流量在一个心动周期中记录到（Qmin）。PI 受到多种增加血流阻力的因素影响，包括桥血管狭窄或堵塞、远端自体冠状动脉狭窄，及远端微血管床径流不佳。一般而言，若是搏动指数超过 5，则认为桥血管流量不佳。

18.2.3 目前的经验和结果

一篇近期发表的 meta 分析总结了 TTFM 的临床结果[22]。该研究对 509 例患者的 1411 根桥血管进行了评估；根据 TTFM 结果，8.8% 的患者中，对 3.2% 的桥血管进行了重新吻合。许多作者尝试定义不同 TTFM 的阈值，并借以区分桥血管通畅和堵塞。平均流量低于或等于 15 ml/min，PI 大于或等于 5，BF 大于或等于 4，这三项似乎是预测桥血管早期失功的最佳临界标准[23-25]。收缩期优势血流曲线模式则是左冠状动脉系统桥血管（发生早期失功）的危险因素[25]。

18.2.4 缺陷

尽管瞬时流量测定仪能够可靠地测出大部分血流良好的桥血管通畅程度，但某些病例的 TTFM 参数解读起来困难，也确实无法确定桥血管通畅率。Hirotani 及其同事[26]将 171 例患者术中 TTFM 结果（291 根 ITA 与 190 根 SVG）与出院前的术后冠状动脉造影图像进行比较。他们报道，尽管桥血管流量与桥血管灌注区域以及冠状动脉靶血管直径显著相关，但无论有无堵塞或线样征，ITA 的流量并无显著差异。Hol 等[27]研究了 72 例患者（124 根桥血管）的 TTFM 测量值与冠状动脉造影，结果显示 TTFM 并未检测出动脉桥和静脉桥的血管造影性异常（包括乳内动脉桥堵塞），并认为单独使用 TTFM 可能会低估桥血管失功率。

18.3 术中荧光显像

18.3.1 原理

术中荧光显像（intraoperative fluorescence imaging，IFI）是一种基于吲哚菁绿（indocyanine green，ICG）染料的荧光特性的新型血管成像技术。静脉注射后，ICG 快速与血浆蛋白相结合，在 806 nm（近红外）的单色光照射下发出波长为 830 nm 的光。该荧光随后被装有电荷耦合器件的录像机所捕捉和分析。激光的总输出为 2.7 W，相机放置于心脏上方 30 cm，分析的区域为 7.5 cm×7.5 cm 大小。激光对组织的穿透深度约 1 mm，已被证明不会引起心肌热损伤。该激光源被证明是安全的。无需任何护眼装置，ICG 的安全性也得到了超过 40 年的证明。ICG 过敏反应发生率与剂量强烈相关，当剂量超过 0.5 mg/kg 时达到最大，据报道这一发生率约为 1 : 40 000，尤其是对碘过敏者[28]。

18.3.2　实践

相机用消毒过的聚乙烯帘盖住，放置于心脏上方 30 cm 处。ICG 配制浓度为 2.5 mg/ml。完成远端吻合后，将 1 ml 的 ICG 推注入升主动脉[29]或中心静脉压力导管（如果实施 OPCAB）或在体外循环手术时直接注入氧合器。用 10 ml 生理盐水快速冲洗染料入血。静脉注射完染料即刻（或经氧合器注射染料 5 s 后），激光被激活，并将捕捉到的图像记录于电脑硬盘上。荧光 ICG 染料顺行经桥血管与冠状动脉树灌注心肌的影像证实桥血管的通畅性（图 18.2）。每根桥血管实施一次该操作需要约 3 min。与带蒂桥血管相比，骨骼化桥血管的染料荧光可视性更好。可重复注射 ICG 染料。

18.3.3　目前的经验和结果

2002 年，Rubens[30]报道了第一例冠状动脉外科术中荧光成像。如表 18.2 所列，多位研究者报道过该技术的使用经验[19,31-37]。评估过 783 例患者的 2197 根桥血管后，结果显示：总的桥血管重新吻合率为 2.0%，占患者总数的 6.2%。IFI 检测桥血管堵塞或超过 50% 狭窄的敏感性和特异性分别为 83%～100% 和 100%。

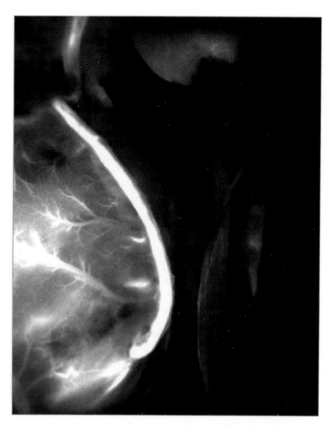

图 18.2　术中荧光成像显示出 LITA-LCx 桥血管（SPY，Novadaq，多伦多，加拿大）

18.3.4　优点

IFI 的最大优点在于，它使得桥血管血流变得可见，如果桥血管内没有荧光增强，显然就需要进行重新吻合。此外，它较传统血管造影更接近桥血管血流的生理状态，因为该方法不用选择性加压注射造影剂入桥血管，从而不会导致基础生理状态的改变。

表 18.2　使用 IFI 的研究

| 年 | 第一作者 | 患者数 | 桥血管数 | 接受重新吻合的桥血管 | | | 敏感性 | 特异性 |
				数目	占桥血管的比例	占患者的比例		
2002	Rubens[23]	20		1	N/A	N/A	N/A	N/A
2003	Reuthebuch[24]	38	107	4	3.7	10.5	N/A	N/A
2003	Taggart[11]	84	213	4	1.9	5	N/A	N/A
2004	Balacumaraswami[25]	200	533	8	1.5	4	N/A	N/A
2004	Takahashi[26]	72	290	4	1.4	5.6	N/A	N/A
2005	Desai[27]	120	348	5	1.4	4.2	83.3	100
2009	Handa[28]	39	116	2	1.7	5.1	100	100
2010	Handa[29]	51	153	4	2.6	7.8	85.7	100
2012	Kuroyanagi[30]	159	437	12	2.1	7.5	N/A	N/A
		783	2197	44	2	6.2		

18.3.5 缺陷

荧光成像不能给出桥血管通畅时血流的确切测量值，而是给出半定量、单平面的桥血管通常率评估。用于评估桥血管质量的"荧光增强"和"未增强"之间并没有清晰的中间标准，当 IFI 呈阳性，但桥血管荧光缓慢增强时，仍然难以决定是否需要进行重新吻合（图 18.3）。在 IFI 中，增强效应来源于从静脉导管注射的 ICG，ICG 经过上腔静脉、右心、肺血管，最后出现在左心。因此，桥血管或其他血管增强时间受到不同因素的影响，例如动脉解剖路径长度和血流速度（涉及心排血量、体循环血管阻力，以及任何对桥血管血流速度的限制，如经过吻合口的血流速率）。举例而言，GEA 一般比 ITA 的增强效应来得更迟，因为其距离心脏更远。

但一旦增强开始，它到达每根桥血管的速度应该由经过吻合口的血流速度决定。基于同样的原因，术中荧光成像的到达时间非常重要。鉴于路径长度不同，使用荧光增强显示的延迟来评估桥血管质量似乎并不合适。不过，当 RITA 和 LITA 同时使用时，增强出现的延迟就非常重要了。它们到心脏的路径长度相似，如果血流以相似速度流经两者，则增强出现的时间应该相似。实践中，增强延迟对发现有问题的桥血管非常有帮助。

因为该系统要求直接"视线内（line-of-sight）"成像，所以需要将心脏从其自然位置搬出，以观察桥血管与吻合口。因此，评估时桥血管并非处于自然状态，理论上还是存在桥血管已扭曲、但将心脏搬出以便相机拍照时，反而扭曲消失的可能。这对于回旋支桥血管尤其是个问题。

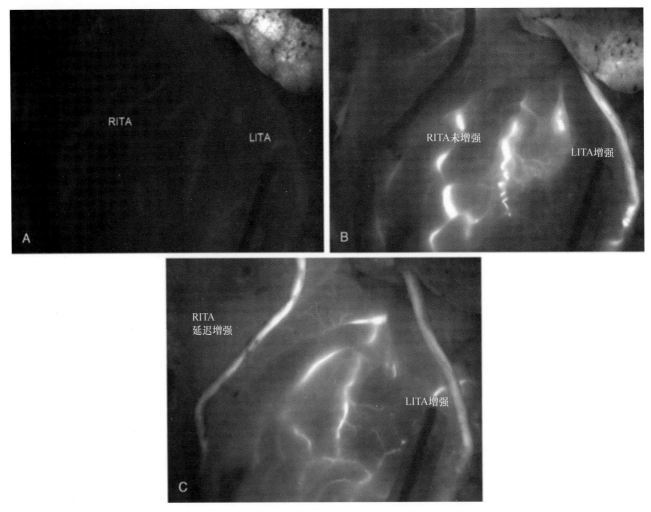

图 18.3 双侧 ITA 增强，但 RITA 和 LITA 之间存在一些时间延迟。LITA-Lcx 桥血管血流比 RITA 快。a，b 和 c：按时间先后顺序排列

由于组织穿透性有限，成像要求在吻合口正上方，无法提供吻合质量的精确评估。当吻合口位于心外膜下或当 ITA 或 GEA 没有完全骨骼化时，该问题尤为突出。

荧光成像可能无法完整看到桥血管全长，只要桥血管上某一点远离激光时，就会显现为异常（压迫、扭曲或打折），其结果可能会被误读为桥血管失功。

当自体血流形成竞争血流时，造成桥血管血流不佳的原因可能无法马上明晰，荧光成像可能会导致对桥血管状态的错误解读。如果怀疑竞争血流是其原因，套扎吻合口近端的自体冠状动脉，可以帮助明确可疑结果。

18.3.6　IFI 和 TTFM 的前瞻性比较

在一项比较 IFI 和 TTFM 的前瞻性研究中，Balacumaraswami[38] 比较了同时采用 IFI 和 TTFM 来评估桥血管通畅率的结果，发现尽管这两种技术都能有效明确大部分患者的桥血管通畅程度（91% 的桥血管），但在 3.8% 的桥血管（10% 的患者）中，TTFM 持续显示血流不佳，但 IFI 却显示血流满意。他们认为，单独使用 TTFM 可能会导致不必要的桥血管重新吻合。Desai 研究了 46 例患者的 139 根桥血管，发现桥血管失功（定义为术后标准血管造影显示堵塞或狭窄超过 50%）的敏感性和特异性在 IFI 分别为 83.3% 和 100%，而在 TTFM 分别为 25% 和 95%[39]。IFI 和 TTFM 在检测桥血管失功的敏感性上存在统计学差异（$P = 0.023$），作者得出结论认为，IFI 在桥血管失功检测方面能提供更好的诊断准确率。Kuroyanagi 则调查了 159 例 OPCAB 患者的 435 根桥血管，研究认为若一根 ITA 较另一根荧光增强延迟，这提示存在自体竞争血流或桥血管问题[37]。

18.4　心外膜超声

高频（6.5～15 MHz）心外膜超声（epicardial ultrasound，ECUS）有助于外科医师应对下列术中挑战：①发现冠状动脉靶血管的位置；②选择最佳吻合口；③评估已完成吻合的质量。

18.4.1　设备和扫描

线阵传感器的成像频率（6.5～15 MHz）高，可以仔细观察细小冠状动脉。探头的影像分辨率在 0.10～0.25 mm 之间，穿透深度约 4 cm。传感器的大小从杆型传感器（24 cm×2.5 cm）逐步减小到 3 cm×1 cm 大小（图 18.4）。迷你传感器可以达到心脏的所有部分，能轻易通过腔镜手术的套管针（trocar）送入。传感器需要用无菌套覆盖或是本身直接消毒。稳定器固定好不停跳的心脏，这就为仔细观察提供了理想条件，因为它显现出生理血压以及冠状动脉和吻合口的血流状况。若没有稳定器，传感器不断移动会使得精确成像更困难。在心外膜表面使用温盐水或消毒凝胶有助于接触和清晰成像。评估靶血管和（或）吻合口仅需几分钟。使用 ECUS 的指征包括：冠状动脉造影解读困难（尤其是慢性完全堵塞性病变）、大量心外膜脂肪、心肌壁内血管、弥散性冠状动脉病变及术前造影与术中发现不符。

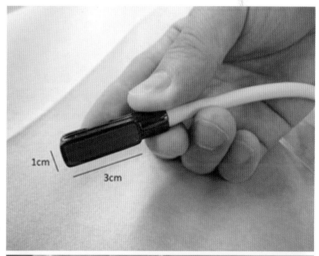

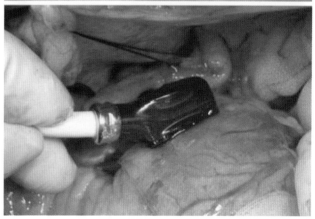

图 18.4　心外膜超声迷你探头（上图）。沿左回旋支冠状动脉放置（下图）

18.4.2 识别靶冠状动脉

当血管上方覆盖厚厚的心表脂肪组织或心肌时，仅通过肉眼或触诊来识别血管，具有较强的挑战性。如果无法通过视觉观察或触诊来发现，外科医师常需要花几分钟寻找靶血管，也可能会不必要地切开心外膜或心肌组织。肝素化后不必要的解剖是危险的，有时会导致无法控制的出血而妨碍吻合。这种技术失误可能会迫使从 OPCAB 中转为 CABG。依靠 ECUS 发现靶血管仅需数分钟，将风险和耗时降至最低。识别 LAD 时，其下方的室间隔和室间隔穿支的存在可作为心脏超声的显著标志。通过钙化和斑块可以轻易将动脉与伴行静脉区分开来（图 18.5）。图 18.6 显示了走行在心肌内的 LAD，它距心表的深度为

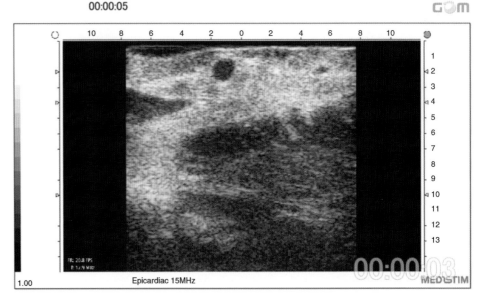

图 18.5 ECUS 显示 LAD 钙化并伴声影

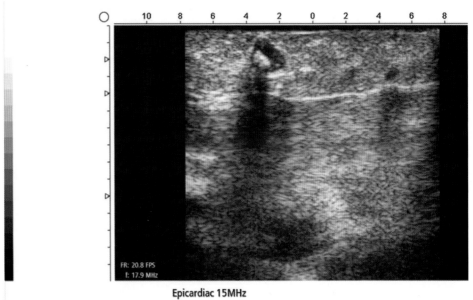

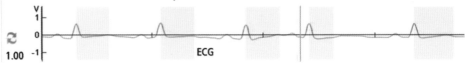

图 18.6 ECUS 显示埋藏在心肌内的左前降支，其深度距表面 4 mm

4 mm。当使用超声传感器轻轻压迫时，静脉较动脉更容易受压（图 18.7）。对于冠状动脉造影显示不佳的部位（如慢性完全堵塞性病变），ECUS 评估尤其有用。

一些研究者报道了他们使用 ECUS 观察冠状动脉的经验。Isringhaus 对 112 例患者的 630 个冠状动脉节段使用了 ECUS，检查了血管直径、有无狭窄、血管壁条件以及堵塞的位置[40]。其中 50 根桥血管无法用肉眼看见（8%），但可以通过 ECUS 成像。Hayakawa 及其同事评估了 89 例连续 OPCAB 患者的 299 根靶血管，发现 12 根（4%）无法通过直视或触诊识别的桥血管，均可通过 ECUS 来定位[41]。

18.4.3 最佳吻合部位的选择

外科医师常常依赖视觉信息和触诊来发现冠状动脉病变，并选择最佳吻合口。但是，冠状动脉造影常不能准确描述所有的狭窄或斑块[42]。指尖触诊是主观性的，很容易漏诊软斑块。此外，因为切开冠状动脉之前，很难通过传统手段发现穿隔支或侧支，来自这些小血管的血液从冠状动脉切口涌出，会严重干扰缝合，特别是在 OPCAB 时[43]。有时切开冠状动脉后才发现吻合口并非最佳。ECUS 能够快速、准确地评估靶血管的质量，并创造机会转换至更合适的缝合位置[44]。据报道，经 ECUS 扫描后，吻合部位从事先传统选择的位置做了术中调整的病例数约占所有病例的 24%[40,43-45]。

18.4.4 评估吻合质量

对已完成吻合的桥血管进行术中质量评估有助于增加其通畅率，因为可以在关胸前对欠理想的吻合口进行重新吻合。ECUS 可以提供吻合口的丰富细节的图像（图 18.8 和图 18.9）。在使用 ECUS 进

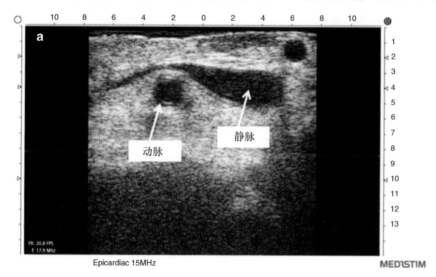

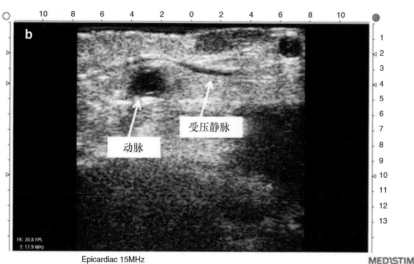

图 18.7　动脉和静脉的辨别。(a) 正常条件下；(b) 用传感器轻压时

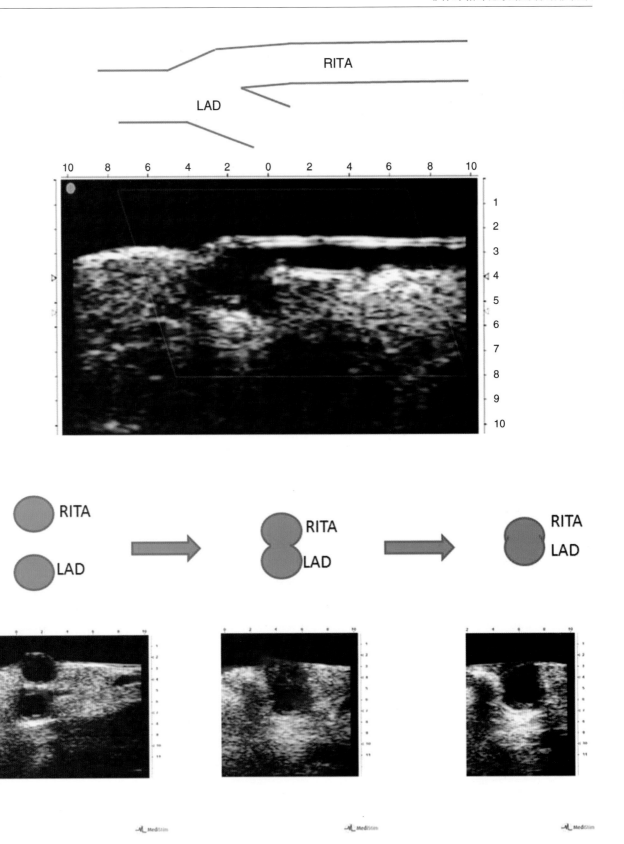

图 18.8　一名患者的右胸廓内动脉（RITA）至左前降支（LAD）的心外膜超声显像：纵向显像（上图）以及相应的横截面显像（transverse image，下图）

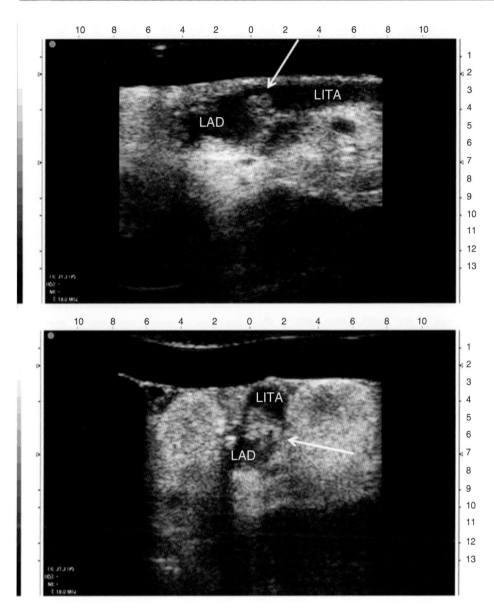

图 18.9　在与 LAD 吻合的 LITA 管腔内发现一个活动性团块（箭头）：纵向显像（上图）及相应的横截面显像（下图）

行质量评估的研究中[42-57]，基于异常发现（包括缝线错位、血栓、夹层和钙化），约有 2% 的远端吻合口做了改进。微小失误发现率为 5%。可以通过 ECUS 发现夹层[58]。基于离体猪心及人心的研究显示，ECUS 在检测出吻合失误方面有很高的敏感性（0.98）和特异性（1.00），比作为金标准的冠状动脉造影（敏感性 0.75，特异性 0.81）都显著增高[59]。

18.4.5　评论

许多术后血管造影证实的吻合缺陷实际上与吻合部位选择欠佳相关，而不是缝合失误所致，这种解释似乎合理。ECUS 是一种有前景、多用途的术中诊断工具，可能会使 CABG 患者受益，但它还需要做大量患者的相关研究，以明确 ECUS 的哪种影像学发现能够预测出随访期发生的桥血管狭窄或堵塞，从而为术中吻合口重建提供依据。

参考文献

1. Poirier NC, Carrier M, Lesperance J et al (1999) Quantitative angiographic assessment of coronary anastomoses performed without cardiopulmonary bypass. J Thorac Cardiovasc Surg 117:292–297

2. Nathoe HM, van Dijk D, Jansen EW et al (2003) A comparison of on-pump and off-pump coronary bypass surgery in low-risk patients. N Engl J Med 348:394–402

3. Widimsky P, Straka Z, Stros P et al (2004) One-year coronary bypass graft patency: a randomized comparison between off-pump and on-pump surgery angiographic results of the PRAGUE-4 trial. Circulation 110:3418–3423

4. Lingaas PS, Hol PK, Lundblad R et al (2004) Clinical and angiographic outcome of coronary surgery with and without cardiopul-

monary bypass: a prospective randomized trial. Heart Surg Forum 7:37–41

5. Khan NE, DeSouza A, Mister R et al (2004) A randomized comparison of off-pump and on-pump multivessel coronary artery bypass surgery. N Engl J Med 350:21–28

6. Puskas JD, Williams WH, Mahoney EM et al (2004) Off-pump vs conventional coronary artery bypass grafting: early and 1-year graft patency, cost, and quality-of-life outcomes: a randomized trial. JAMA 291:1841–1849

7. Alexander JH, Hafley G, Harrington RA et al (2005) Efficacy and safety of edifoligide, an E2F transcription factor decoy, for prevention of vein graft failure following coronary artery bypass graft surgery: PREVENT IV: a randomized controlled trial. JAMA 294:2446–2454

8. Yusuf S, Zucker D, Peduzzi P et al (1994) Effect of coronary artery bypass graft surgery on survival: overview of 10-year results from randomised trials by the Coronary Artery Bypass Graft Surgery Trialists Collaboration. Lancet 344:563–570

9. D'Ancona G, Karamanoukian HL, Ricci M et al (2000) Graft revision after transit time flow measurement in off-pump coronary artery bypass grafting. Eur J Cardiothorac Surg 17:287–293

10. Magee MJ, Alexander JH, Hafley G, Ferguson TB Jr, Gibson CM, Harrington RA, Peterson ED, Califf RM, Kouchoukos NT, Herbert MA, Mack MJ, PREVENT IV Investigators (2008) Coronary artery bypass graft failure after on-pump and off-pump coronary artery bypass: findings from PREVENT IV. Ann Thorac Surg 85:494–499

11. Lytle B, Blackstone E, Loop F et al (1999) Two internal thoracic artery grafts are better than one. J Thorac Cardiovasc Surg 117:855–872

12. Taggart DP, D'Amico R, Altman DG (2001) Effect of arterial revascularisation on survival: a systematic review of studies comparing bilateral and single internal mammary arteries. Lancet 358:870–875

13. Abu-Omar Y, Taggart DP (2002) Off-pump coronary artery bypass grafting. Lancet 360:327–330

14. Parolari A, Alamanni F, Polvani G et al (2005) Meta-analysis of randomized trials comparing off-pump with on-pump coronary artery bypass graft patency. Ann Thorac Surg 80:2121–2125

15. Shroyer AL, Grover FL, Hattler B, Collins JF, McDonald GO, Kozora E, Lucke JC, Baltz JH, Novitzky D, Veterans Affairs Randomized On/Off Bypass (ROOBY) Study Group (2009) On-pump versus off-pump coronary-artery bypass surgery. N Engl J Med 361:1827–1837

16. Hol PK, Lingaas PS, Lundblad R et al (2004) Intraoperative angiography leads to graft revision in coronary artery bypass surgery. Ann Thorac Surg 78:502–505

17. Falk V, Walther T, Philippi A et al (1995) Thermal coronary angiography for intraoperative patency control of arterial and saphenous vein coronary artery bypass grafts: results in 370 patients. J Card Surg 10:147–160

18. Canver CC, Dame NA (1994) Ultrasonic assessment of internal thoracic artery graft flow in the revascularized heart. Ann Thorac Surg 58:135–138

19. Taggart DP, Choudhary B, Anastasiadis K et al (2003) Preliminary experience with a novel intraoperative fluorescence imaging technique to evaluate the patency of bypass grafts in total arterial revascularization. Ann Thorac Surg 75:870–873

20. D'Ancona G, Karamanoukian HL, Ricci M et al (2000) Graft revision after transit time flow measurement in off-pump coronary artery bypass grafting. Eur J Cardiothorac Surg 17:287–293

21. Kim KB, Kang CH, Lim C (2005) Prediction of graft flow impairment by intraoperative transit time flow measurement in off-pump coronary artery bypass using arterial grafts. Ann Thorac Surg 80:594–598

22. Balacumaraswami L, Taggart DP (2007) Intraoperative imaging techniques to assess coronary artery bypass graft patency. Ann

Thorac Surg 83:2251–2257

23. Kim KB, Kang CH, Lim C (2005) Prediction of graft flow impairment by intraoperative transit time flow measurement in off-pump coronary artery bypass using arterial grafts. Ann Thorac Surg 80:594–598

24. Di Giammarco G, Pano M, Cirmeni S et al (2006) Predictive value of intraoperative transit-time flow measurement for short-term graft patency in coronary surgery. J Thorac Cardiovasc Surg 132:468–474

25. Tokuda Y, Song MH, Ueda Y et al (2007) Predicting early coronary artery bypass graft failure by intraoperative transit time flow measurement. Ann Thorac Surg 84:1928–1933

26. Hirotani T, Kameda T, Shirota S et al (2001) An evaluation of the intraoperative transit time measurements of coronary bypass flow. Eur J Cardiothorac Surg 19:848–852

27. Hol PK, Fosse E, Mork BE et al (2001) Graft control by transit time flow measurement and intraoperative angiography in coronary artery bypass surgery. Heart Surg Forum 4:254–257

28. Speich R, Saesseli B, Hoffmann U et al (1988) Anaphylactoid reaction after indocyanine-green administration. Ann Intern Med 109:345–346

29. Yasuda T, Watanbe G, Tomita S (2005) Transaortic injection technique in fluorescence imaging: novel intraoperative assessment of anastomosis in off-pump coronary artery bypass grafting. J Thorac Cardiovasc Surg 130:560–561

30. Rubens FD, Ruel M, Fremes SE (2002) A new and simplified method for coronary and graft imaging during CABG. Heart Surg Forum 5:141–144

31. Reuthebuch O, Haussler A, Genoni M et al (2004) Novadaq SPY: intraoperative quality assessment in off-pump coronary artery bypass grafting. Chest 125:418–424

32. Balacumaraswami L, Abu-Omar Y, Anastasiadis K et al (2004) Does off-pump total arterial grafting increase the incidence of intraoperative graft failure? J Thorac Cardiovasc Surg 128:238–244

33. Takahashi M, Ishikawa T, Higashidani K et al (2004) SPYTM: an innovative intra-operative imaging system to evaluate graft patency during off-pump coronary artery bypass grafting. Interact CardioVasc Thorac Surg 3:479–483

34. Desai ND, Miwa S, Kodama D et al (2005) Improving the quality of coronary bypass surgery with intraoperative angiography: validation of a new technique. J Am Coll Cardiol 46:1521–1525

35. Handa T, Katare RG, Nishimori H, Wariishi S, Fukutomi T, Yamamoto M, Sasaguri S, Sato T (2010) New device for intraoperative graft assessment: HyperEye charge-coupled device camera system. Gen Thorac Cardiovasc Surg 58:68–77

36. Handa T, Katare RG, Sasaguri S, Sato T (2009) Preliminary experience for the evaluation of the intraoperative graft patency with real color charge-coupled device camera system: an advanced device for simultaneous capturing of color and near-infrared images during coronary artery bypass graft. Interact Cardiovasc Thorac Surg 9:150–154

37. Kuroyanagi S, Asai T, Suzuki T (2012) Intraoperative fluorescence imaging after transit-time flow measurement during coronary artery bypass grafting. Innov (Phila) 7:435–440

38. Balacumaraswami L, Abu-Omar Y, Choudhary B et al (2005) A comparison of transit-time flowmetry and intraoperative fluorescence imaging for assessing coronary artery bypass graft patency. J Thorac Cardiovasc Surg 130:315–320

39. Desai ND, Miwa S, Kodama D et al (2006) A randomized comparison of intraoperative indocyanine green angiography and transit-time flow measurement to detect technical errors in coronary bypass grafts. J Thorac Cardiovasc Surg 132:585–594

40. Isringhaus H (1990) Epicardial coronary artery imaging. Echocardiography 7:253–259

41. Hayakawa M, Asai T, Kinoshita T, Suzuki T, Shiraishi S (2013) Target vessel detection by epicardial ultrasound in off-pump coronary bypass surgery. Innov (Phila) 8:249–252

42. Sahn DJ, Barratt-Boyes BG, Graham K, Kerr A, Roche A, Hill D, Brandt PWT, Copeland JG, Mammana R, Temkin LP, Glenn W (1982) Ultrasonic imaging of the coronary arteries in open-chest humans: evaluation of coronary atherosclerotic lesions during cardiac surgery. Circulation 66:1034–1044

43. Eikelaar JHR, Meijer R, van Boven WJ, Klein P, Gründeman PF, Borst C (2002) Epicardial 10-MHz ultrasound in off-pump coronary bypass surgery: a clinical feasibility study using a minitransducer. J Thorac Cardiovasc Surg 124:785–789

44. Budde RPJ, Bakker PFA, Meijer R, Borst C, Gründeman PF (2006) Ultrasound mini-transducer with malleable handle for coronary artery surgery. Ann Thorac Surg 81:322–326

45. Suematsu Y, Takamoto S, Ohtsuka T (2001) Intraoperative echocardiographic imaging of coronary arteries and graft anastomoses during coronary artery bypass grafting without cardiopulmonary bypass. J Thorac Cardiovasc Surg 122:1147–1154

46. Stein H, Smith JM, Robinson JR, Katz MR (2006) Target vessel detection and coronary anastomosis assessment by intraoperative 12-MHz ultrasound. Ann Thorac Surg 82:1078–1084

47. Hiratzka LF, McPherson DD, Lamberth WC Jr, Brandt B 3rd, Armstrong ML, Schröder E, Hunt M, Kieso R, Megan MD, Tompkins OK, Marcus ML, Kerber RE (1986) Intraoperative evaluation of coronary artery bypass graft anastomoses with high frequency epicardial echocardiography: experimental validation and initial patient studies. Circulation 73:1199–1205

48. Hiratzka LF, McPherson DD, Brandt B 3rd, Lamberth WC Jr, Sirna S, Marcus ML, Kerber RE (1987) The role of intraoperative high-frequency epicardial echocardiography during coronary artery revascularization. Circulation 76:V33–V38

49. Oda K, Hirose K, Nishimori H, Sato K, Yamashiro T, Ogoshi S (1998) Assessment of internal thoracic artery graft with intraoperative color Doppler ultrasonography. Ann Thorac Surg 66:79–81

50. Ishikura F, Matsuwaka R, Sakakibara T, Sakata Y, Hirayama A, Kodama K (1998) Clinical application of power Doppler imaging to visualize coronary arteries in human beings. J Am Soc Echocardiogr 11:219–227

51. Arruda AM, Dearani JA, Click RL, Ishikura F, Seward JB (1999) Intraoperative application of power Doppler imaging: visualization of myocardial perfusion after anastomosis of left internal thoracic artery to left anterior descending coronary artery. J Am Soc Echocardiogr 12:650–654

52. Suematsu Y, Ohtsuka T, Miyairi T, Motomura N, Takamoto S (2002) Ultrasonic evaluation of graft anastomoses during coronary artery bypass grafting without cardiopulmonary bypass. Ann Thorac Surg 74:273–275

53. Haaverstad R, Vitale N, Williams RI, Fraser AG (2002) Epicardial colour-Doppler scanning of coronary artery stenoses and graft anastomoses. Scand Cardiovasc J 36:95–99

54. Haaverstad R, Vitale N, Tjomsland O, Tromsdal A, Torp H, Samstad SO (2002) Intraoperative color Doppler ultrasound assessment of LIMA-to-LAD anastomoses in off-pump coronary artery bypass grafting. Ann Thorac Surg 74:S1390–S1394

55. Miwa S, Nishina T, Ueyama K, Kameyama T, Ikeda T, Nishimura K, Komeda M (2004) Visualization of intramuscular left anterior descending coronary arteries during off-pump bypass surgery. Ann Thorac Surg 77:344–346

56. Hol PK, Andersen K, Skulstad H, Halvorsen PS, Lingaas PS, Andersen R, Bergsland J, Fosse E (2007) Epicardial ultrasonography: a potential method for intraoperative quality assessment of coronary bypass anastomoses? Ann Thorac Surg 84:801–807

57. Schiller W, Rudorf H, Tiemann K, Probst C, Mellert F, Welz A (2007) Detection of coronary arteries and evaluation of anastomoses with a commercially available 15-MHz, broadband, linear array transducer. Heart Surg Forum 10:E387–E391

58. Suematsu Y, Takamoto S, Ohtsuka T, Motomura N, Miyairi T (2002) Power Doppler imaging for detection of harvest injury of internal mammary artery. Asian Cardiovasc Thorac Ann 10:89–91

59. Budde RPJ, Meijer R, Dessing TC, Borst C, Gründeman PF (2005) Detection of construction errors in ex-vivo coronary artery anastomoses by 13 MHz epicardial ultrasonography. J Thorac Cardiovasc Surg 129:1078–1083

脑卒中

19

Yoshitaka Okamura

（薛志鹏　彭昊　译　周新民　校）

摘　要

CABG 术后脑卒中是最严重的并发症之一。

因为脑卒中不仅会增加术后早期/远期死亡率，还会影响生活质量，因此要采取必要的措施预防术后脑卒中。

神经功能障碍既可以发生在术中，也可以出现于术后。依据发病时间可将脑卒中分为两类：早发型和迟发型。早发型脑卒中于术后立即出现，而迟发型脑卒中出现在全身麻醉平稳复苏后。近年来，外科技术（包括 OPCAB 技术）的进步为早发型脑卒中发病率的降低做出了贡献。不过，一半以上的术后脑卒中被认为是迟发型。因此，术后管理在降低术后脑卒中患病率方面也扮演着重要角色。

关键词

脑卒中 • OPCAB

19.1　背景

神经功能障碍是 CABG 术后最严重的并发症之一，因为它不仅影响术后生活质量，还会使死亡率升高 10 倍[1]。

已有数项研究报道了 CABG 术后神经功能障碍的危险因素。2011 年美国心脏病学会基金会（American College of Cardiology Foundation，ACCF）/美国心脏协会（American Heart Association，AHA）发布的 CABG 手术指南表明，高龄、高血压、脑梗死病史、颈动脉病变、升主动脉病变、升主动脉部位的操作、左心室引流、术后心房颤动、高凝状态以及术后低心排血量综合征被证实是冠状动脉旁路移植术后脑卒中的危险因素[1]。

近年来，外科技术在避免或最大程度减少主动脉操作方面的进步，降低了巨大栓塞或微栓塞的发生率，从而减少了术后早期神经系统并发症。正基于此，OPCAB（尤其是主动脉不接触的 OPCAB）被认为是预防早发型脑卒中的最佳技术之一。

相反，迟发型脑卒中的发生与手术并不相关。低血压、高凝状态以及心房颤动被认为会引起迟发型脑卒中，因此术后管理在降低这一类型脑卒中方面起到重要作用。

19.2　病因学

CABG 术后脑卒中的病因学机制非常复杂，而且与多种因素相关。已经发现全身炎症反应、脑部低灌注以及由主动脉操作引起的脑栓塞与术后脑卒中有关[2]。在体外循环（CPB）下 CABG 术中，体温的快速改变、血细胞比容的快速降低以及 CPB 引起的搏动血流消失，也与术后神经功能障碍相关[3]。

19.3　脑卒中类型

术后脑卒中有两种分类方式。

一种是根据脑卒中发生的时间来分类（早发型和迟发型）[2]。

早发型脑卒中包括全身麻醉恢复后立即发生的神经功能障碍，迟发型脑卒中则指全身麻醉平稳恢复之后再出现的神经功能障碍。

另一种分类方式的依据则是神经功能障碍的严重程度（1 型和 2 型）[4]。1 型脑卒中包括局灶损伤导致神经功能障碍，或是出院时出现的麻木或昏迷，2 型脑卒中包括智力减退、记忆障碍或癫痫发作。

19.4　发生率

术后脑卒中的发生率在 0～4.4％之间，根据患者特点以及诊断标准的不同而异[5-6]。

一般认为，OPCAB 术后脑卒中的发生率比传统 CABG（conventional CABG，CCAB）低。

日本冠状动脉外科协会的年度报告显示，2012 年术后脑卒中发生率占全部 CABG 的 1.05％。就不同术式而言，OPCAB 的脑卒中发生率最低，为 0.81％；心脏停跳下 CCAB 则为 1.19％，体外循环下心脏不停跳 CABG 是 1.62％。由 OPCAB 中转为 CCAB 的术中脑卒中发生率最高，达 3.24％。

19.5　主动脉表面超声扫描的应用

从外科手术的角度来看，升主动脉本身的性质极其重要。应评估升主动脉的性质，并就是否在升主动脉上进行操作制订相应的手术策略。CT 能为术前升主动脉评估提供最为丰富的信息。

最近的一项研究认为，使用主动脉表面超声扫描来评估升主动脉是否存在动脉粥样硬化、粥样硬化的位置及严重程度是合理的。在动脉粥样硬化的高危患者中，主动脉表面超声扫描可以减少升主动脉的巨大栓塞或微栓塞引起的术后脑卒中。

19.6　CABG 中的微栓塞信号

经颅多普勒超声监测已在体外循环心脏手术中发现了微栓塞信号（microembolic signal，MSE）。Braekken 等[7]报道，在所有接受体外循环心脏手术的患者中均发现了脑微栓塞信号。而且这些 MSE 在术后阶段也可以发现，这是术中主动脉操作所导致的[8]。OPCAB 有可能减少这些 MSE，并且它能降低术后脑卒中的发生率。

19.7　OPCAB 的优点

OPCAB 的优点包括失血更少，输血更少，术后脑卒中发生率更低以及术后肾功能不全更少[10]。血流动力学的稳定保证了脑部灌注。据报道，OPCAB 术后的心房颤动发生率最低，而心房颤动是术后发生脑卒中的主要原因之一，因此 OPCAB 被认为是最佳的术式。

19.8　减少脑卒中的手术策略

如前所述，OPCAB 的术后脑卒中发生率低于 CCAB。应该采取其他手术技巧，尽可能减少或避免主动脉操作以减少脑卒中发生率。

在体外循环下 CABG 中，主动脉插管、停搏液抽吸管的置入、主动脉阻断以及血管桥的主动脉近端吻合，是必须在升主动脉部位进行的操作。然而所有这些操作都有可能引起大栓子或微栓塞而导致脑卒中。

OPCAB 不要求主动脉插管或者插入停搏液抽吸管。而且近端吻合装置的发展使得 OPCAB 术中进行近端吻合时，不再需要在升主动脉上侧壁钳。这些技术有助于降低冠状动脉术后脑卒中的发生率[11-12]。Wilhelm 等报道，采用无侧壁钳技术后，冠状动脉手术后脑卒中发生率为 0.8%。另一项技术是主动脉不接触技术，可在升主动脉条件差的患者中使用。

主动脉不接触手术策略中，I 形复合桥和 Y 形复合桥也是非常实用的技术。在主动脉不接触手术中，I 形复合桥和 Y 形复合桥用于避免血管桥形态方面的限制。I 形桥、Y 形桥以及其他桥血管技术使得在桥血管和升主动脉吻合部位有限的情况下实现多支血管的血运重建成为可能。

之前的一些报道表明，采用这些主动脉不接触技术后，术后脑卒中的发生率以及短期死亡率都变得更低，而且血管通畅率和长期生存率也非常好[10,12-13]。

19.9 OPCAB 中转为 ONCAB

与传统 CABG 相比，OPCAB 术后脑卒中发生风险更低。然而，如果实施 OPCAB 的患者因意外情况中转为传统 CABG 后，其术后脑卒中的发生率高于没有中转术式的患者（中转术式，2.02%；不中转术式，0.96%）。应该避免计划外中转术式，若是中转 CCAB 的可能性增高时，术式的转变应在血流动力学稳定时进行[14]。

19.10 术后心房颤动

术后心房颤动治疗的有效性得到了 ACCF/AHA 指南的肯定[1]。心房颤动极大地增加术后脑卒中的患病率和死亡率，术后心房颤动会使栓塞性脑卒中的风险增加 3~4 倍。ACCF/AHA 指南在术后心房颤动处理中指出：胺碘酮和 β 受体阻滞剂可以有效维持窦性心律，指南尤其强烈推荐使用 β 受体阻滞剂治疗术后心房颤动[1]。

19.11 OPCAB 术后血液高凝状态

凝血障碍和血小板功能异常是体外循环下冠状动脉手术术后面临的主要问题。与 CCAB 术后的出血倾向相比，OPCAB 术后主要关注的是促凝活性的增加。术后促凝活性升高最早由 Mariani 等在 1999 年报道，他们发现凝血酶原因子 1、2 水平的升高和凝血酶原因子 7 水平的降低诱发了促凝活动。因此，OPCAB 处理中必须预防性地使用相应的药物。

19.12 团队治疗

在 2011 年 AHA/ACC 指南中，对拟实施冠状动脉手术且存在颈动脉严重病变的患者推荐采取团队治疗，该治疗团队包括心脏外科医师、心内科医师、血管外科医师和神经病学医师。

19.13 个人观点

手术技术和设备的进步，例如非体外循环技术、主动脉不接触技术以及近端吻合装置，已经降低了术后脑卒中的发生率。尽可能减少甚至避免升主动脉操作是防止脑卒中发生的关键因素，但它并非唯一因素。脑卒中并不仅仅发生于术中，也可以发生在术后住院期间。图 19.1 展示了各种导致脑卒中的原因。

心房颤动、低血压、血液高凝状态以及其他因素可导致术后脑卒中的发生。强调术后管理对于降低术后脑卒中发生率极为重要。

对于那些有多种冠状动脉危险因素的患者，任何时候都有可能发生脑卒中。SYNTAX 试验的 5 年随访结果表明：脑卒中发生率随时间推移自发增高，术后 1 年为 2.2%，3 年为 3.4%，5 年为 3.7%[15]。

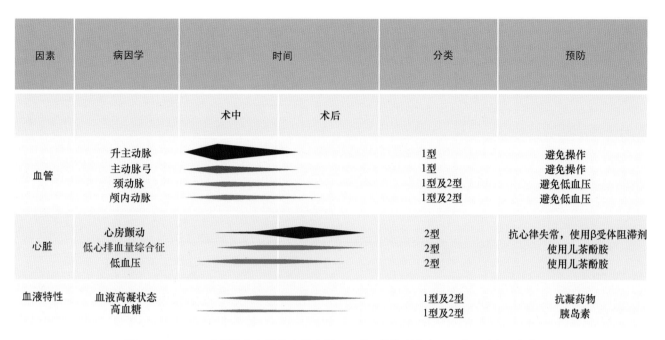

因素	病因学	时间		分类	预防
		术中	术后		
血管	升主动脉			1型	避免操作
	主动脉弓			1型	避免操作
	颈动脉			1型及2型	避免低血压
	颅内动脉			1型及2型	避免低血压
心脏	心房颤动			2型	抗心律失常，使用β受体阻滞剂
	低心排血量综合征			2型	使用儿茶酚胺
	低血压			2型	使用儿茶酚胺
血液特性	血液高凝状态			1型及2型	抗凝药物
	高血糖			1型及2型	胰岛素

图 19.1 CABG 术后脑卒中的发生及病因。1 型：早发型卒中；2 型：迟发型卒中

参考文献

1. Hillis LD, Smith PK, Anderson JL et al (2011) 2011 ACCF/AHA guideline for coronary artery bypass graft surgery : a report of the American College of Cardiology Foundation/American Heart Association Task Force on Practice Guidelines. Ciruculation 124:e652–e735

2. Doi K, Yaku H (2010) Importance of cerebral artery risk evaluation before off-pump coronary artery bypass grafting to avoid perioperative stroke. Eur J Cardiothorac Surg 38:568–572

3. Takami Y, Masumoto H (2006) Brain magnetic resonance angiography-based strategy for stroke reduction in coronary artery bypass grafting. Interact Cardiovasc Thorac Surg 5:383–386

4. Roach GW, Kanchuger M, Magano CM et al (1996) Adverse cerebral outcomes after coronary bypass surgery. N Engl J Med 335:1857–1863

5. Bergman P, Hadjinikolaou L, Dellgren G et al (2004) A policy to reduce stroke in patients with extensive atherosclerosis of ascending aorta undergoing coronary surgery. Interact Cardiovasc Thorac Surg 3:28–32

6. Houlind K, Kjeldesen BJ, Madsen SN et al (2012) On-pump versus off-pump coronary artery bypass surgery in elderly patients: results from the Danish on-pump versus off-pump randomization study. Ciruculation 215:2431–2439

7. Braekken SK, Russell D, Brucher R et al (1997) Cerebral microem-bolic signals during cardiopulmonary bypass surgery. Frequency, time of occurrence, and association with patient and surgical characteristics. Stroke 28:1988–1992

8. Kumral E, Balkir K, Yagdi T et al (2001) Microembolic signals in patients undergoing coronary artery bypass. Tex Heart Inst J 28:16–20

9. Motallebzadeh R, Bland JM, Markus HS et al (2007) Neurocognitive function and cerebral emboli: randomized study of on-pump versus off-pump coronary artery bypass surgery. Ann Thorac Surg 83:475–482

10. Huffmyer J, Raphael J (2011) The current status of off-pump coronary bypass surgery. Curr Opin Anesthesiol 24:64–69

11. Seto Y, Yokoyama H, Takase S et al (2012) The results of the enclose II proximal anastomotic device in 178 off-pump coronary artery bypass surgeries. Innov (Phila) 7:242–246

12. Wilhelm MJ, Syburra T, Furree L (2011) Avoidance of aortic side-clamping for proximal bypass anastomosis: better short –term outcome. Heart Surg Forum 14:360–365

13. Ramadan ASE, Stefanidis C, N'Gatchou W (2010) Five years follow-up after Y-graft arterial revascularization: on pump versus off pump; prospective clinical trial. Interact Cardiovasc Thorac Surg 10:423–427

14. Zhongmin L, Timothy D, Khung K et al (2010) Off-pump bypass surgery and postoperative stroke: California coronary bypass outcome reporting program. Ann Thorac Surg 90:753–759

15. Mohr FW, Morice MC, Kappetein AP et al (2013) Coronary artery bypass graft surgery versus percutaneous coronary intervention in patients with three-vessel disease and left main coronary disease: 5-year follow-up of the randomised, clinical SYNTAX trial. Lancet 381:629–638

20

OPCAB 的患者管理

Mitsuaki Sadahiro

（孔德森　彭昊　译　周新民　校）

摘　要

OPCAB 术后的患者管理十分重要，尤其是在术后高凝状态以及术后偶发的心房颤动方面。

OPCAB 术后高凝状态可能潜在影响桥血管的早期通畅性，同时还可能导致与深静脉血栓相关的肺栓塞与脑卒中（尤其当心房颤动时）。因此，有些中心术后尝试采用积极的抗凝方案，即术后持续使用肝素 2～5 天，同时早期给予阿司匹林或阿司匹林联合氯吡格雷。此外，当选择静脉桥血管进行冠状动脉血运重建时，大多数外科医师会使用华法林抗凝，将 INR 值控制在 2.0 左右。

为预防 OPCAB 术后心房颤动的发生，日本开展了几项关注于围术期使用 β 受体阻滞剂效果（包括静脉注射盐酸兰地洛尔）的试验及研究。

日本 CABG 患者逐年都在变化，80 岁以上的患者从 2000 年的 5% 逐步增加到 2012 年的 11%。在高龄患者的术后管理方面，防治呼吸系统并发症、切口愈合不良与感染、精神混乱和谵妄显得非常重要。

关键词

OPCAB・抗凝治疗・心房颤动・高龄患者・脑卒中・兰地洛尔

20.1　OPCAB 患者的围术期抗凝管理

体外循环手术患者已被证实会发生血小板减少和血小板功能障碍，这与下述多种因素相关，包括血液稀释、机械破坏、体外循环管道表面黏附、器官隔离（sequestration）、凝血酶生成以及肝素/鱼精蛋白的使用[1]。血小板计数减少和血小板功能异常则与许多术后出血性并发症相关。

与传统的体外循环手术相反，OPCAB 不采用体外循环管路，避免了上述血小板功能受影响的问题，因此相对地保留了止血功能。目前针对 OPCAB 术中止血功能变化的研究很有限[2-3]。有些研究者报道，与体外循环手术相比，OPCAB 术后血液丢失减少，并推测 OPCAB 与 CABG 的术后凝血-纤溶激活模式不同[3]。

学界日益关注可能与 OPCAB 术式相关的促凝活性，从而导致围术期静脉血栓形成和桥血管早期堵塞的风险较高。

此外，还需关注 OPCAB 导致的"高凝状态"，这可能与手术相关的全身炎性反应以及远端吻合时局部心肌热缺血/再灌注有关[4-6]。

动物实验表明，短至 15 min 的热缺血即可诱导产生凝血酶[7-8]。Kon 等[9]的初步研究结果也证实，OPCAB 术后心肌的局部血液凝固性增强。

OPCAB 术后的这种高凝状态可能潜在危害桥血管的早期通畅性，同时还诱发与深静脉血栓相关的肺栓塞，以及心源性血栓导致的脑卒中，特别是心房颤动患者。因此，OPCAB 术后采取积极的抗凝方案非常重要。对于 CABG 患者，围术期的抗凝策略以及围术期与长期的抗血小板治疗非常关键。体外循环下心脏手术的标准化抗凝方案已经清晰确立，但迄今为止，尚未清晰确定 OPCAB 手术的此类处理策略。

虽然西方国家与日本的不同中心之间所采用的围术期抗凝方案可能差异很大，但如下内容是大部分日本外科医师接受的抗凝策略共识。

20.1.1 肝素的应用

在日本，术中使用合适剂量的肝素以及手术结束时中和肝素所需的鱼精蛋白量依然是需要进一步研究的问题。与体外循环 CABG 术中应用的标准肝素剂量相比，OPCAB 术中所用剂量较低似乎是一种趋势。

肝素的初始剂量为 100～200 U/kg。一些医院单次静脉注射 10 ml 一支的肝素，或是采用另一种替代方案：采用体外循环时肝素常规剂量的一半。不过，没有医疗机构会采用体外循环所用的肝素全量。活化凝血时间（ACT）通常每 30 min 或 60 min 监测一次，并追加肝素使 ACT 水平保持在 200 s 以上。OPCAB 结束时，大多数外科医师使用 1：1 或 1：2 比例的鱼精蛋白来中和肝素。

日本的一些医院则在术后持续使用肝素 2～5 天，直到口服华法林起效，监测 INR 值达到 1.5～2.0。这一治疗方案常规用于所有病例，或是那些慢性心房颤动以及冠状动脉严重粥样硬化性狭窄、存在桥血管早期堵塞风险的患者。此外，许多医院对术后新发心房颤动的患者会采用重启肝素抗凝方案以防血栓栓塞性卒中。Okabayashi 等[10] 报道，OPCAB 患者的脑血管事件发生率为 1.9%，所有事件均发生在术后 7 天内，尤其是在未使用肝素的那段时期中。从这一观点来看，推荐术后持续应用肝素 7 天。如果这一时期未发生脑卒中事件，总体脑血管事件发生率将会降低到 0.5%（表 20.1）。

20.1.2 口服抗血小板治疗

当前，不同医院之间围术期抗血小板治疗方案也

表 20.1 OPCAB 中的脑血管事件

	OPCAB 术后肝素（一） N=412	OPCAB 术后肝素（＋） N=193
CVA 总计	8 (1.9%)	1 (0.5%)
术中 CVA 发生率	0	0
术后 CVA 发生率	8	1

脑血管疾病发病率为 1.9%，绝大部分发生在术后。术后使用肝素后，该发病率降至 0.5%。
CVA：脑血管意外
摘自参考文献 [11]

存在较大差异。OPCAB 患者术后早期使用阿司匹林，这一观念已经被大部分外科医师所采纳。一些医院倾向于联合应用氯吡格雷与阿司匹林，尤其是复杂粥样硬化病变、冠状动脉或桥血管本身狭窄，以及接受过经皮冠状动脉介入治疗（PCI）置入药物洗脱支架的患者。此外，大多数外科医师对采用静脉桥行冠状动脉血运重建的患者，会使用华法林，并将 INR 值控制在 2.0 左右。这一方法可能可取，因为 OPCAB 患者显然不存在由体外循环导致的血小板功能障碍。基本上没有外科医师会在 OPCAB 术前当天让患者口服氯吡格雷。

众所周知，体外循环 CABG 患者术前服用氯吡格雷会显著增加术后出血、围术期输血与再次开胸探查的风险。相反，体外循环 CABG 术后使用氯吡格雷在心肌梗死、脑卒中以及桥血管通畅率这三项终点事件方面优于阿司匹林[11]。另外，最近的大多数据显示，OPCAB 术后早期使用氯吡格雷是安全的[12]。

至今在日本尚没有开展关于 OPCAB 抗凝管理策略的调查研究。但在欧洲，Englberger[13] 等曾对 750 位心胸外科医师做过一次问卷调查，以确定 OPCAB 的抗凝策略。该研究回收并分析了 325 份（43.7%）问卷。应答的外科医师采用的围术期抗血小板治疗方案各有不同，这一点与日本情况类似。术中肝素使用量在 70～300 U/kg 之间，60% 的被调查者倾向于低剂量肝素（150 或 100 U/kg）。相应地，24% 的外科医师术中可接受的 ACT 最低值为 200 s，18% 可接受 250 s，26% 则接受 300 s。91% 的被调查者会使用鱼精蛋白，而 52% 的被调查者按照 1：1 的比例中和肝素。不同的外科医师围术期选择的抗血小板方案也存在显著区别。76% 的 OPCAB 患者术后口服阿司匹林，但其中 30% 术前就开始口

服。15%的患者口服氯吡格雷，其中半数与阿司匹林联合使用。

日本有必要针对 OPCAB 的抗凝策略开展类似的调查，因为 OPCAB 在日本很多医院占主导地位。

20.2 OPCAB 患者术后心房颤动的管理

心房颤动（atrial fibrillation，AF）是 OPCAB 术后最常见的并发症之一，它与脑卒中风险增高以及住院时间延长相关。Hosokawa 等[14]回顾性分析了 296 例依次接受 OPCAB 的患者，AF 发生率占 32%。为研究 OPCAB 术后发生 AF 的预测因素，该研究团队进行了逐步多因素回归分析，结果显示年龄渐增（比值比 1.44/每增加 10 岁；95%可信区间 1.06~1.95）、术中核心体温（比值比 1.64；95%可信区间 1.05~2.56）、ICU 内的平均心脏指数（比值比 0.37；95%可信区间 0.19~0.71）、术中液体平衡（比值比 0.96/每增加 100 ml；95%可信区间 0.93~0.99）是 AF 发生的独立预测因素。

为预防 OPCAB 术后 AF 的发生，日本现已开展了多项关于围术期 β 受体阻滞剂疗效的临床试验和研究。Fujii 等[15]进行了一项随机前瞻性试验，具体方案是：OPCAB 术后早期静脉使用兰地洛尔，随后口服卡维地洛。该研究目的在于确定这一方案是否可以预防 AF 的发生，有 70 例患者依次纳入这项研究。治疗组患者术后回 ICU 立即静脉给予兰地洛尔 [5 $\mu g/(kg \cdot min)$]，直至口服卡维地洛。所有患者均在拔除气管插管后口服卡维地洛，这一治疗甚至一直持续到出院后。治疗组（兰地洛尔组）的 36 例患者中，有 4 例术后出现 AF（11.1%）；而对照组的 34 例患者中，则有 11 出现 AF（32.3%）。结果提示，兰地洛尔治疗可以明显抑制 AF 的发生（$P=0.042$）。

Wakamatsu 等[16]报道，术中静脉使用低剂量的盐酸兰地洛尔 [4.7±4.3 $\mu g/(kg \cdot min)$]，可将 OPCAB 术后 AF 发生率从 37.8%降低至 18.6%。此项研究中，输注盐酸兰地洛尔过程中，未出现诸如严重低血压或心动过缓等副作用。

除了口服 β 受体阻滞剂之外，抗心律失常药以及术前使用他汀类等药物也被认为属于具有前景的

AF 预防措施。Ito[17]等评估了术后早期使用抗心律失常药盐酸普罗帕酮的疗效。78 例单独 OPCAB 的患者被分成 2 组：盐酸普罗帕酮组（P 组）与对照组（C 组）。P 组患者从手术当天开始连服 10 天的盐酸普罗帕酮（150~450 mg/d，口服）。AF 的发生率在 P 组为 12%，而在 C 组为 35%（$P=0.0337$）。多元 logistic 回归分析显示，盐酸普罗帕酮是预防 OPCAB 术后发生 AF 的唯一因素（比值比 0.207；95%可信区间 0.053~0.804；$P=0.0229$）。

Kinoshita 等[18]评估了术前使用他汀类药物对择期单独 OPCAB 患者的 AF 预防作用。在 584 位患者中，364 例患者在术前至少接受 5 天的他汀类药物治疗，而另外 220 例患者未服用他汀类药物。他们确定了 195 对倾向指数（propensity score）匹配的患者。他汀组 AF 发生率是 14.4%，而非他汀组则为 24.6%（$P=0.01$）。多变量 logistic 回归分析（包括潜在单变量预测因素）发现，他汀治疗（比值比 0.49；95%可信区间 0.22~0.81；$P=0.01$）、年龄（比值比 1.33/每增加 10 岁；95%可信区间 1.04~1.69；$P=0.02$）、输血（比值比 2.21；95%可信区间 1.38~3.55；$P=0.01$）是术后出现 AF 的独立预测因子。

当前，许多外科医师意识到 OPCAB 术后 AF 与脑卒中并发症密切相关。需要达成一个共识，当 AF 发生时，应启动静脉注射肝素或者口服华法林的抗凝治疗方案，以预防严重的脑部并发症。

20.3 OPCAB 高龄患者的管理

日本人口也像西方一样逐渐老龄化，"高龄（elderly）"的认定年龄已经逐渐从＞65 岁增加到＞80 岁。随着日本和西方高龄人群年龄的逐渐提高，导致大量的高龄患者需要接受 CABG。日本冠状动脉外科协会组织的 2012 年年度调查，报道了当年 9252 例 CABG 患者（79.6%为男性，20.4%为女性）的年龄分布。这些患者中，1009 例患者的年龄超过 80 岁（占总例数的 11%），其中男性高龄患者占男性总病例数的 9.2%，而女性高龄患者则高达女性总病例数的 17.5%（图 20.1）。CABG 患者的年度变化也显示，80 岁以上的患者从 2000 年的 5% 逐渐增加到 2012 年的 11%，高龄患者的比例 10 年间

增加了 1 倍（图 20.2）。

这种高龄手术人群相对更容易合并脑血管疾病、左心室功能不全、糖尿病、慢性阻塞性肺疾病、肾功能损害及外周动脉疾病。因此，手术效果不佳可以预期[19-21]。但 Tanaka 等报道，八旬高龄患者的手术死亡率和并发症发生率尚可接受[22]。作者比较了年龄≥80 岁（n=15）与 70～79 岁（n=64）两组患者的围术期结果。八旬组患者充血性心力衰竭的发生率更高（40% $vs.$ 9%），OPCAB 的比例也更高

（80% $vs.$ 42%）。然而八旬组却没有纵隔炎、脑卒中或手术死亡，但切口非严重并发症的发生率较高（20% $vs.$ 3%，P=0.01）。

对于高龄患者的术后管理，预防呼吸系统并发症，尤其是呼吸机相关或吸入性肺炎非常重要。对于择期手术患者，术前呼吸锻炼、术后快通道拔管、早期呼吸康复咨询、每日的口腔卫生护理都极为关键。对于老年患者，应当更加关注切口愈合和感染、精神错乱及谵妄。

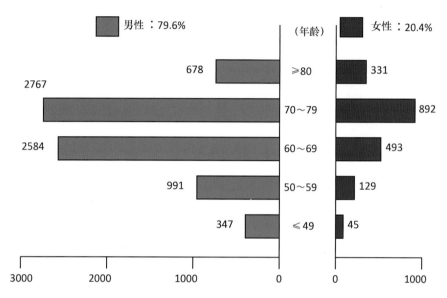

图 20.1　CABG 患者的年龄分布。日本冠状动脉外科协会年度调查表明，2012 年有 9252 例 CABG 患者。其中八旬患者有 1009 例，占所有患者的 11%（八旬男性患者占总体男性患者的 9.2%，而八旬女性患者高达总体女性患者的 17.5%）（经日本冠状动脉外科协会的许可）

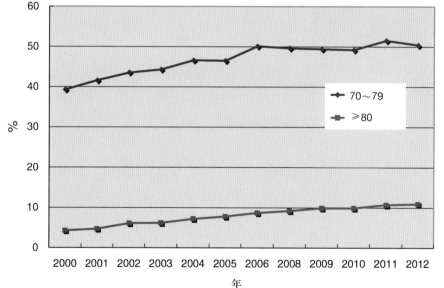

图 20.2　每年 70～79 岁以及八旬 CABG 患者所占比例的改变。70～79 岁的老年患者所占比例逐渐增加至 50.4%，而八旬患者所占的比例 10 年间增加了 1 倍（经日本冠状动脉外科协会许可）

参考文献

1. Muriithi EW, Becker PR, Day SPA, Menus VC, Wheatley DJ (2000) Heparin-induced platelet dysfunction and cardiopulmonary bypass. Ann Thorac Surg 69:1827–1832

2. Paparella D, Galeone A, Venneri MT, Coviello M, Scrascia G, Marraudino N, Quaranta M, Luca Tupputi Schinosa L, Brister SJ (2006) Activation of the coagulation system during coronary artery bypass grafting: comparison between on-pump and off-pump techniques. J Thorac Cardiovasc Surg 131:290–297

3. Englberger L, Immer FF, Eckstein FS, Berdat PA, Haeberli A, Carrel TP (2004) Off-pump coronary artery bypass operation does not increase procoagulant and fibrinolytic activity: preliminary results. Ann Thorac Surg 77:1560–1566

4. Raja SG, Dreyfus GD (2006) Impact of off-pump coronary artery bypass surgery on postoperative bleeding: current best available evidence. J Card Surg 21:35–41

5. Diegeler A, Doll N, Rauch T, Haberer D, Walther T, Falk V et al (2000) Humoral immune response during coronary artery bypass grafting: a comparison of limited approach, "off-pump" technique, and conventional cardiopulmonary bypass. Circulation 102(19 Suppl 3):III95–III100

6. MacGillivray TE, Vlahakes GJ (2004) Patency and the pump–the risks and benefits of off-pump CABG. N Engl J Med 350:3–4

7. Czerny M, Baumer H, Kilo J, Lassnigg A, Hamwi A, Vukovich T et al (2000) Inflammatory response and myocardial injury following coronary artery bypass grafting with or without cardiopulmonary bypass. Eur J Cardiothorac Surg 17:737–742

8. Chong AJ, Pohlman TH, Hampton CR et al (2003) Tissue factor and thrombin mediate myocardial ischemia-reperfusion injury. Ann Thorac Surg 75:S649–S655

9. Kloner RA, Jennings RB (2006) Consequences of brief ischemia: stunning, preconditioning, and their clinical implications: Part 2. Circulaton 104:3158–3167

10. Kon ZN, Kwon MH, Collins MJ et al (2006) Off-pump coronary artery bypass leads to a regional hypercoagulable state not detectable using systemic markers. Innov (Phila) 1:232–238

11. Okabayashi H (2007) Text book of postgraduate course of the 60th annual meeting of Japanese Association for Thoracic Surgery, pp 7–13

12. Bhatt DL, Chew DP, Hirsch AT, Ringleb PA, Hacke W, Topol EJ (2001) Superiority of clopidogrel versus aspirin in patients with prior cardiac surgery. Circulation 103:363–368

13. Halkos ME, Cooper WA, Petersen R, Puskas JD, Lattouf OM, Craver JM, Guyton RA (2006) Early administration of clopidogrel is safe after off-pump coronary artery bypass surgery. Ann Thorac Surg 81:815–819

14. Englberger L, Streich M, Tevaearai H, Carrel TP (2008) Different anticoagulation strategies in off-pump coronary artery bypass operations: a European survey. Interact Cardiovasc Thorac Surg 7(3):378–382

15. Hosokawa K, Nakajima Y, Umenai T et al (2007) Predictors of atrial fibrillation after off-pump coronary artery bypass graft surgery. Br J Anaesth 98:575–580

16. Fujii M, Bessho R, Ochi M et al (2012) Effect of postoperative landiolol administration for atrial fibrillation after off pump coronary artery bypass surgery. J Cardiovasc Surg (Trino) 53:369–374

17. Wakamatsu H, Takase S, Sato Y, Seto Y, Kurosawa H, Yokoyama H (2010) Effect of intra-operative low dose infusion of landiolol hydrochloride on post-operative atrial fibrillation after off-pump coronary artery bypass grafting. Kyobu Geka 63(9):764–768

18. Ito N, Tashiro T, Morishige N et al (2010) Efficacy of propafenone hydrochloride in preventing postoperative atrial fibrillation after coronary artery bypass grafting. Heart Surg Forum 13:E223–E227

19. Kinoshita T, Asai T, Nishimura O et al (2010) Statin for prevention of atrial fibrillation after off-pump coronary artery bypass grafting in Japanese patients. Circ J 74:1846–1851

20. Peterson ED, Cowper PA, Jollis JG et al (1995) Outcomes of coronary artery bypass graft surgery in 24,461 patients aged 80 years or older. Circulation 92(Suppl):II85–II91

21. Williams DB, Carrillo RG, Traad EA et al (1995) Determinants of operative mortality in octogenarians undergoing coronary bypass. Ann Thorac Surg 60:1038–1043

22. Stamou SC, Dangas G, Dullum MKC et al (2000) Beating heart surgery in octogenarians: perioperative outcome and comparison with younger age groups. Ann Thorac Surg 69:1140–1145

23. Tanaka H, Narisawa T, Masuda M, KIshi D, Suzuki T (2004) Coronary artery bypass in patients 80 years and older: comparison with a younger age group. Ann Thorac Caridovasc Surg 10(2):85–89

第三部分
困难局面：我如何才能解决这一难题？

再次手术

21

Yuji Maruyama，Masami Ochi

（申康均　廖晓波　译　周新民　校）

摘　要

　　再次冠状动脉旁路移植术（CABG）比初次 CABG 有更高的死亡率和并发症发病率。与再次 CABG 相关的难题包括：①再次开胸；②游离时损伤通畅的桥血管或心脏；③来自病变静脉桥的动脉粥样斑块栓塞；④心肌保护不充分；⑤桥血管的质量与可获得性较差；⑥血运重建不完全。此外，接受再次 CABG 的患者群体特征已经改变，动脉桥血管仍通畅与更高风险的患者人数在增加。

　　随着过去 20 余年非体外循环冠状动脉旁路移植术（OPCAB）的发展，OPCAB 已经应用于再次冠状动脉手术。一些报告显示，再次 OPCAB 降低了死亡率和围术期心肌梗死、脑血管意外及其他并发症的发生率。不过，也有一些证据表明，与传统的再次 CABG 患者相比较，再次 OPCAB 患者的远端桥血管数量较少，血运重建不完全。避免再次正中开胸的替代入路包括：①左前小切口开胸（left anterior small thoracotomy，LAST）；②左胸侧切口开胸；③经膈肌入路；④左侧开胸和经膈肌入路联合。这些入路可以减少因游离心脏和对通畅或病变桥血管进行操作所带来的风险。这一技术对那些仍有通畅桥血管、且不适合传统冠状动脉再次手术的择期再次手术患者，是一种颇有前景的选择。

关键词

再次 CABG·再次 OPCAB·替代入路·左侧开胸·经膈肌入路

21.1　与再次传统 CABG 相关的问题

　　再次 CABG 与初次 CABG 相比，有更高的死亡率和并发症发病率，大多数再次手术的死亡率会增加 3～5 倍[1-5]。再次手术存在一些技术挑战，这使得它们与初次手术有很大区别。此外，接受再次 CABG 的患者常常射血分数更低、既往有心肌梗死病史、冠状动脉病变严重和弥漫，且伴有更多合并症，这些都增加了并发症发生的风险[4-5]。与再次 CABG 相关的问题如下：①再次开胸；②游离时损伤通畅桥血管或心脏；③对病变静脉桥血管操作可造成粥样碎屑栓塞；④心肌保护不充分；⑤桥血管的质量及可获得性较差；⑥血运重建不完全。

　　围术期心肌梗死和心功能不全显著增加了再次 CABG 的风险[6]。在 Cleveland 医学中心一项包括 1500 例再次冠状动脉手术的研究中，大多数死亡（74%）与心肌功能不良有关[1]。在多伦多总医院的一篇综述中，Yau 及其同事比较了初次 CABG 和再次 CABG 的结果后发现，再次手术患者的围术期心肌梗死发生率（7.4% *vs.* 3.7%）、低心排血量综合征（24.0% *vs.* 9.0%）和死亡率（6.8% *vs.* 2.4%）均显著增加[4]。再次 CABG 术中无法充分保护心脏可能与以下 3 个主要因素相关：①通畅桥血管的损伤；②来自病变静脉桥血管的粥样碎屑栓塞；③心肌保护不充分。冠状动脉再次手术必须设计好，避免上述导致心肌梗死的因素，才能取得持续成功。

21.1.1　通畅桥血管的损伤

尽管是否存在 LITA 桥血管，可能并非再次手术死亡率和并发症发病率的一个独立预测因素[7-8]，但在再次手术中损伤与左前降支冠状动脉（LAD）相连接且通畅的左胸廓内动脉（LITA）桥血管将导致灾难性的后果。游离并控制 LITA 桥血管极具挑战性且非常危险，一些研究者报道，16%～38% 的冠状动脉再次手术中会发生 LITA 桥血管损伤[9-10]。随着再次冠状动脉手术操作技术的提高和经验积累，LITA 桥血管损伤的发生率已降至 5%；但是，LITA 桥血管受损的患者中有 40% 会发生持续的围术期心肌梗死[11]。为防止 LITA 桥血管的损伤，在初次手术时将 LITA 桥血管放置在合适的位置非常重要[12]。具体来说，LITA 桥血管应该通过垂直切开的心包，放置在靠后的位置，紧邻膈神经前方和肺动脉侧方。

21.1.2　病变静脉桥来源的粥样斑块栓塞

在病变大隐静脉桥血管（SVG）上进行操作，会产生粥样碎屑，可能导致冠状动脉循环栓塞[6]。Keon 等在尸检中发现，再次手术时，因操作病变但仍通畅的 SVG 造成致命性围术期心肌梗死的发生率为 2.3%[13]。已有多种策略应用于再次手术的病变 SVG，以降低远端粥样斑块栓塞的发生率。Grondin 及同事介绍了一项新技术，包括在体外循环（CPB）开始时，尽可能少地解剖并迅速结扎病变 SVG；与标准操作相比较，小样本患者的围术期心肌梗死（5/12 *vs.* 0/6）和死亡（3/12 *vs.* 0/6）例数均有所减少[14]。反之，在 387 例连续入组再次 CABG（因 SVG 吻合在完全堵塞的 LAD 后发生狭窄）的患者中，中断原有静脉桥血管并进行 LITA-LAD 旁路移植是术后低灌注的一项独立预测因素[15]。结扎病变但仍通畅的桥血管，存在引发栓塞并让存活心肌血流断流的自身风险。追加一根胸廓内动脉（ITA）

与 LAD 吻合，并原封不动保留狭窄的 SVG，这一策略可降低围术期心肌梗死的风险[16]。另外，长期临床预后也令人满意，随访时复查冠状动脉造影提示，来自狭窄 SVG 的严重竞争性血流并不常见[16]。一根仍通畅的粥样硬化 SVG 可能最好采取"非接触"技术来处理。

21.1.3　心肌保护不充分

再次 CABG 患者在顺行灌注停搏液时，其心肌分布无法预测。通畅的 LITA 桥血管灌注的心肌区域，即便顺灌停搏液也可能无效，除非阻断 LITA 或是采用中度低温[6]。然而，钳夹通畅的原位动脉桥可能增加这些桥血管损伤的风险，而中度到深低温停循环，则会延长 CPB 总时间，导致血液学异常和组织水肿[4]。心肌保护不充分是患者无法脱离 CPB 的主要原因。通过冠状静脉窦逆行灌注停搏液，可以为冠状动脉病变以远部位提供更好的心肌保护[17]，当患者 LITA 桥血管仍通畅时，推荐使用逆灌[7]。此外，逆行灌注可能会降低来自病变静脉桥的粥样碎屑栓塞风险[18]；因此，停搏液逆行灌注已被建议作为降低再次 CABG 风险的一种方法[19-20]。Lytle 及其同事发现，通畅的 ITA 动脉桥和粥样硬化静脉桥并非增加再次手术风险的特定因素，这应归功于使用停搏液逆行灌注以及手术经验的增加[7]。在一篇多伦多总医院的综述中，停搏液逆行灌注更多使用于伴有桥血管狭窄的再次手术患者中，且与生存率改善相关；他们得出结论认为，未成功使用逆行灌注是死亡率最强的独立预测因素[18]。但是，此前已有研究显示，与顺行灌注相比，单一逆行灌注可能导致心肌灌注不充分，进而引起心肌乳酸产生增加，肌酸激酶 MB 释放增加以及腺苷三磷酸（ATP）水平下降[17]。另外，冠状静脉窦插管的充分置入常需要大幅移动右心房及其周围组织，包括吻合至右冠状动脉（RCA）的病变静脉桥血管[6]。因此，再次 CABG 手术最佳的心肌保护策略可能是停搏液逆行灌注联合经新的 SVG 顺行灌注，特别是对 RCA 而言[17-18]。

21.2　再次 CABG 患者的特征变化

21.2.1　再次 CABG 的趋势

此前研究指出，再次 CABG 患者逐渐增多[21-22]，

在膈神经后方打开心包。LITA-LAD 桥血管仍通畅时，从心包上将肺前内侧游离开，只要足够地定位 LCx 靶血管即可。在这种情况下，通常不会碰到 LITA 桥。确定离断桥血管（SVG 或 RA）的最优长度可能特别困难。如果这些桥血管太长，可能扭曲；若太短，左下肺叶呼吸运动时，又可能被牵拉[67]。桥血管应该呈松弛的环状放置于已游离的下肺韧带下方。关胸前膨肺，确保桥血管未被拉伸。

21.4.3　经膈肌入路

不论是初次或再次手术，若仅需血运重建 RCA 系统，则经膈肌入路使用原位骨骼化 GEA 作为桥血管，开展 OPCAB 都很有益[63,69-71]。该方法尤其适用于具有合适靶血管、但胸骨再次正中劈开或 CPB 极为危险的再次手术患者，特别是那些 ITA 桥血管仍通畅的患者。

作为原位动脉桥，GEA 仅次于 ITA，骨骼化 GEA 最近已经证实具有良好的远期通畅率[78]。必须行术前 GEA 造影，因为 GEA 不像 ITA 那样具有连续一致的管腔直径和长度，因此，常常会导致血流贮备受限[79]。当 GEA 已经被切断或太小，不能作为有效桥血管时，可以从近端切断 GEA，并通过 RA 或 SV 桥血管延伸，或者使用胃十二指肠动脉或肝总动脉作为供血来源[70-71]。

为完成经膈肌入路手术，确保术野舒适非常重要。患者仰卧位，在患者肝水平放置一个枕头，垫在背部与手术台之间。在上腹部正中线，沿着此前的胸骨正中切口做一个长 10～15 cm 的切口，以便从胸骨下 3 cm 处切除剑突，以及必要时切除下段胸骨。在左右肋弓处放置 Kent 牵开器，向头侧牵拉，以在肝和膈肌之间创造一个大空间。垂直切开膈肌，以便显露心脏下壁，使用牵引线牵开膈肌边缘。通常，沿着以前的桥血管很容易找到 RCA。固定好靶血管后，就可以按常规方法完成后续操作。

21.4.4　左侧开胸与经膈肌入路联合

对于特定的再次手术患者，采用替代入路对靶血管进行血运重建，以避免胸骨再次劈开，这种术式非常有用。不过，血运重建不完全仍是再次 CABG 手术的难题之一。RCA 远端分支甚至可以通过左胸侧切口仔细游离加以暴露。再次 OPCAB 术中选择左侧开胸与经膈肌入路联合时，冠状动脉所有区域——包括 RCA 的后降支动脉（PDA）均可以显露，以避免对通畅或病变桥血管进行操作以及游离心脏[71-72]。Shennib 等完成了 5 例经这种联合入路实施的再次多根血管 OPCAB，SVG 或 RA（一根连接 PDA，另一根连接到 LCx 分支）被拉入左胸，并采用侧壁钳夹，吻合于胸降主动脉[72]。Takahashi 及其同事报道，79 例患者经替代入路接受再次 OP-CAB，以避免再次正中开胸，这些病例超过 15 年无重大并发症；其中 13 例患者（16%）采用的是这种联合入路，完成了再次多根血管 OPCAB[71]。这种方法在技术上比较简单，对于 LAD 桥血管仍通畅或因为某些原因存在再次正中开胸禁忌时，它比再次正中开胸风险低。对于桥血管仍通畅并且需要进行多支血管再次 CABG 的特定患者，这种技术是一项有吸引力的选择。

21.5　我们医院的再次 OPCAB

1997 年 3 月至 2009 年 12 月，我们回顾了 37 例在日本医学院医院行再次 OPCAB 的患者。同期还有 4 例患者接受再次经胸骨正中切口 CCAB。再次 CCAB 完成于早期阶段（直到 2002 年），那时我们的 OPCAB 才刚开始。患者术前特征列于表 21.1。该组患者包括 24 例男性和 13 例女性，平均年龄（71.6±8.1）岁（50～88 岁）。所有患者均是第一次接受再次手术。初次 CABG 和再次 CABG 手术之间平均间隔为（10.1±7.5）年（0.1～32.7 年）。22 例患者（59%）伴有糖尿病，23 例患者（62%）既往心肌梗死，5 例患者（14%）存在心功能不全（射血分数低于 35%），5 例患者（14%）合并肾功能不全，4 例患者（11%）为急诊手术，15 例患者（41%）既往有 PCI 史。34 例患者的初次手术为 CCAB，2 例患者为经胸骨正中切口 OPCAB，1 例患者为经 LAST 的 OPCAB。初次手术中远端吻合口数量平均为 2.4±0.9（1～4 根），25 例患者初次手术中使用了 LITA，4 例患者使用了 RITA，1 例患者使用了 GEA，3 例患者使用了 RA，41 例患者使用了 SVG（表 21.2）。25 例患者（68%）至少有一根桥血管通畅，16 例患者（48%）有通畅的 ITA-LAD 桥血管。再次手术的原因包括：4 例（11%）冠

表 21.1　再次 CABG 患者的术前特征

特征	数值
男性/女性	24/13
平均年龄（岁）	71.6±8.1
糖尿病	22（59%）
血脂异常	23（62%）
高血压	34（92%）
吸烟	20（54%）
脑血管意外	5（14%）
肾功能不全	5（14%）
低射血分数	5（14%）
既往心肌梗死	23（62%）
既往 PCI	15（41%）
术前使用 IABP	5（14%）
急诊手术	4（11%）
存在通畅的桥血管	25（68%）
存在通畅的 ITA-LAD 桥	16（43%）

CABG：冠状动脉旁路移植术；PCI：经皮冠状动脉介入治疗；IABP：主动脉内球囊反搏；ITA：胸廓内动脉；LAD：左前降支

表 21.2　初次 CABG 与再次 CABG 的桥血管选择

	LITA	RITA	GEA	RA	SV	IEA
既往 CABG	25	4	1	3	41	—
通畅	（16）	（3）	（0）	（1）	（8）	—
狭窄	（2）	（0）	（0）	（0）	（3）	—
堵塞	（7）	（1）	（1）	（2）	（30）	—
再次 CABG	9	8	20	16	12	1

CABG：冠状动脉旁路移植术；LITA：左胸廓内动脉；RITA：右胸廓内动脉；GEA：右胃网膜动脉；RA：桡动脉；SV：大隐静脉；IEA：腹壁下动脉

状动脉新发病变，18 例（49%）桥血管失功，以及 15 例（40%）冠状动脉新发病变合并桥血管失功。

　　显露靶血管的入路如下：①10 例患者（27%）经再次胸骨正中切口；②11 例患者（30%）经左侧开胸；③7 例患者（19%）经膈肌入路；④9 例患者（24%）联合左侧开胸及经膈肌入路（表 21.3）。每种入路与靶血管的关系在图 21.1 中有描述。左侧开胸用于左冠状动脉及 RCA 远端分支的血运重建，经膈肌入路则用于 RCA 的血运重建。左侧开胸及经膈肌入路联合可实现所有区域靶血管的血运重建。27 例患者（73%）在再次 OPCAB 中避免了再次胸骨正中劈开。至少有一根桥血管通畅的 25 例患者中，22 例（88%）避免了再次胸骨切开。再次手术中远端吻合口数量平均为 1.9±1.1（1~5），9 例患者再次

表 21.3　再次手术患者的入路

入路	数值
再次胸骨正中切开	10（27%）
避免再次胸骨正中切开	27（73%）
左侧开胸	11（30%）
经膈肌入路	7（19%）
左侧开胸与经膈肌入路联合	9（24%）

手术中使用了 LITA，8 例患者使用了 RITA，20 例患者使用了 GEA，16 例患者使用了 RA，12 例患者使用了 SVG，1 例患者使用了 IEA（表 21.2）。25 例患者（68%）完成了全动脉化血运重建。每个区域的远端吻合口数量分别是：LAD 区域 28 个，LCx 区域 21 个以及 RCA 区域 21 个。靶血管与供血来源的关系列于表 21.4。在通过替代入路进行的再次 OPCAB 中，GEA、LSCA 和胸降主动脉作为供血来源对 LCx 和 RCA 的血运重建起到重要作用。27 例患者（73%）实现了完全血运重建，结合分期 PCI 时，29 例患者（78%）可达到完全血运重建。在后期（2002 年之后，所有择期初次手术均采用 OPCAB），26 例患者中有 23 例（88%）达到了再次完全血运重建。

　　死于败血症的患者有 1 例（3%，年龄 85 岁）。另有 1 例患者（3%）因右心室损伤需修补，中转为 CPB 辅助的心脏不停跳手术。未发生围术期心肌梗死，只有 1 例患者（3%）术后需要延长机械辅助通气（＞48 h）。20 例患者（54%）术后完成血管造影，所有桥血管均通畅。

　　根据我们的经验，再次 CABG 中的 OPCAB 可实现较低的围术期并发症发生率和死亡率，并提供满意的桥血管通畅率。对于仍有通畅桥血管、再次正中开胸或 CPB 风险较高的特定患者而言，采用替代入路来避免再次正中开胸是一种有前途的选择。

表 21.4　靶血管和供血来源的关系

供血来源	LAD（28）	LCx（21）	RCA（21）
LITA	9	2	1
RITA	7	0	2
GEA	5	5	14
AsAo	4	6	1
LSCA	2	5	2
DsAo	1	3	1

LAD：左前降支；LCx：左回旋支；RCA：右冠状动脉；LITA：左胸廓内动脉；RITA：右胸廓内动脉；GEA：右胃网膜动脉；AsAo：升主动脉；LSCA：左锁骨下动脉；DsAo：胸降主动脉

(a) 再次胸骨正中切开：10例患者

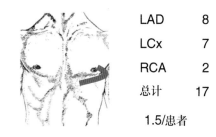

LAD	14
LCx	8
RCA	7
总计	29

2.9/患者

(b) 左侧开胸：11例患者

LAD	8
LCx	7
RCA	2
总计	17

1.5/患者

(c) 经膈肌入路：7例患者

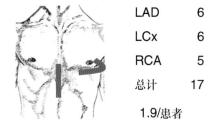

LAD	0
LCx	0
RCA	7
总计	7

1.0/患者

(d) 左侧开胸与经膈肌入路联合：9例患者

LAD	6
LCx	6
RCA	5
总计	17

1.9/患者

图 21.1 描述每种入路与靶血管的关系。左侧开胸（b）用于对 LCA 及 RCA 远端分支进行血运重建。经膈肌入路（c）用于对 RCA 进行血运重建。所有区域的靶血管都可通过联合左侧开胸与经膈肌入路（d）完成血运重建。远端吻合口平均数量在再次胸骨正中切开（a）为 2.9，在左侧开胸（b）为 1.5，在经膈肌入路（c）为 1.0，在联合左侧开胸与经膈肌入路（d）为 1.9。LCA：左冠状动脉；RCA：右冠状动脉；LAD：左前降支；LCx：左回旋支

参考文献

1. Lytle BW, Loop FD, Cosgrove DM, Taylor PC, Goormastic M, Peper W, Gill CC, Golding LA, Stewart RW (1987) Fifteen hundred coronary reoperations: results and determinants of early and late survival. J Thorac Cardiovasc Surg 93:847–859
2. He GW, Acuff TE, Ryan WH, He YH, Mack MJ (1995) Determinants of operative mortality in reoperative coronary artery bypass grafting. J Thorac Cardiovasc Surg 110:971–978
3. Machiraju VR (2004) How to avoid problems in redo coronary artery bypass surgery. J Card Surg 19:284–290
4. Yau TM, Borger MA, Weisel RD, Ivanov J (2000) The changing pattern of reoperative coronary surgery: trends in 1230 consecutive reoperations. J Thorac Cardiovasc Surg 120:156–163
5. Christenson JT, Schmuzinger M, Simonet F (1997) Reoperative coronary artery bypass procedures: risk factors for early mortality and late survival. Eur J Cardiothorac Surg 11:129–133
6. Fazel S, Borger MA, Weisel RD, Cohen G, Pelletier MP, Rao V, Yau TM (2004) Myocardial protection in reoperative coronary artery bypass grafting: toward decreasing morbidity and mortality. J Card Surg 19:291–295
7. Lytle BW, McElroy D, McCarthy P, Loop FD, Taylor PC, Goormastic M, Stewart RW, Cosgrove DM (1994) Influence of arterial coronary bypass grafts on the mortality in coronary reoperations. J Thorac Cardiovasc Surg 107:675–683
8. Coltharp WH, Decker MD, Lea JW 4th, Petracek MR, Glassford DM Jr, Thomas CS Jr, Burrus GR, Alford WC, Stoney WS (1991) Internal mammary artery graft at operation: risks, benefits, and methods of preservation. Ann Thorac Surg 52:225–229
9. Ivert TS, Ekestrom S, Peterffy A, Welti R (1988) Coronary artery reoperations: early and late results in 101 patients. Scand J Thorac Cardiovasc Surg 22:111–118
10. Verkkala K, Jarvinen A, Virtanen K, Keto P, Pellinen T, Salminen US, Ketonen P, Luosto R (1990) Indications for and risks in reoperation for coronary artery disease. Scand J Thorac Cardiovasc Surg 24:1–6
11. Gillinov AM, Casselman FP, Lytle BW, Blackstone EH, Parsons EM, Loop FD, Cosgrove DM III (1999) Injury to a patent left internal thoracic artery graft at coronary reoperation. Ann Thorac Surg 67:382–386
12. Elami A, Laks H, Merin G (1994) Technique for reoperative median sternotomy in the presence of a patent left internal mammary artery graft. J Card Surg 9:123–127
13. Keon WJ, Heggtveit HA, Leduc J (1982) Perioperative myocardial infarction caused by atheroembolism. J Thorac Cardiovasc Surg 84:849–855
14. Grondin CM, Pomar JL, Hebert Y, Bosch X, Santos JM, Enjalbert M, Campeau L (1984) Reoperation in patients with patent atherosclerotic coronary vein grafts. A different approach to a different disease. J Thorac Cardiovasc Surg 87:379–385
15. Navia D, Cosgrove DM 3rd, Lytle BW, Taylor PC, McCarthy PM, Stewart RW, Rosenkranz ER, Loop FD (1994) Is the internal thoracic artery the conduit of choice to replace a stenotic vein graft? Ann Thorac Surg 57:40–43
16. Turner FE, Lytle BW, Navia D, Loop FD, Taylor PC, McCarthy PM, Stewart RW, Rosenkarz ER, Cosgrove DM 3rd (1994) Coronary reoperation: results of adding an internal mammary artery graft to a stenotic vein graft. Ann Thorac Surg 58:1353–1355
17. Yau TM, Ikonomidis JS, Weisel RD, Mickle DA, Hayashida N, Ivanov

J, Carson S, Mohabeer MK, Tumiati LC (1993) Which techniques of cardioplegia prevent ischemia? Ann Thorac Surg 56:1020–1028

18. Borger MA, Rao V, Weisel RD, Floh AA, Cohen G, Feindel CM, Scully HE, Mickleborough LL, Yau TM (2001) Reoperative coronary bypass surgery: effect of patent grafts and retrograde cardioplegia. J Thorac Cardiovasc Surg 121:83–90

19. Rosengart TK, Krieger K, Lang SJ, Gold JP, Altorki N, Roussel M, Debois WJ, Isom OW (1993) Reoperative coronary bypass surgery: improved preservation of myocardial function with retrograde cardioplegia. Circulation 88:II-330–II-335

20. Savage EB, Cohn LH (1994) 'No touch' dissection, antegrade-retrograde blood cardioplegia, and single aortic cross-clamp significantly reduce operative mortality of reoperative CABG. Circulation 90:II-140–II-143

21. Loop FD, Lytle BW, Cosgrove DM, Woods EL, Stewart RW, Golding LA, Goormastic M, Taylor PC (1990) Reoperation for coronary atherosclerosis: changing practice in 2509 consecutive patients. Ann Surg 212:378–385

22. Akins CW, Buckley MJ, Daggett WM, Hilgenberg AD, Vlahakas GJ, Torchiana DF, Austen WG (1994) Reoperative coronary grafting: changing patient profiles, operative indications, techniques, and results. Ann Thorac Surg 58:359–364

23. Sabik JF 3rd, Blackstone EH, Houghtaling PL, Walts PA, Lytle BW (2005) Is reoperation still a risk factor in coronary artery bypass surgery? Ann Thorac Surg 80:1719–1727

24. Loop FD, Lytle BW, Cosgrove DM, Stewart RW, Goormastic M, Williams GW, Golding LA, Gill CC, Taylor PC, Sheldon WC, Proudfit WL (1986) Influence of the internal-mammary-artery graft on 10-year survival and other cardiac events. N Engl J Med 314:1–6

25. Lytle BW, Blackstone EH, Loop FD, Houghtaling PL, Arnold JH, Akhrass R, McCarthy PM, Cosgrove DM (1999) Two internal thoracic artery grafts are better than one. J Thorac Cardiovasc Surg 117:855–872

26. Locker C, Schaff HV, Dearani JA, Joyce LD, Park SJ, Burkhart HM, Suri RM, Greason KL, Stulak JM, Li Z, Daly RC (2012) Multiple arterial grafts improve late survival of patients undergoing coronary artery bypass graft surgery: analysis of 8622 patients with multivessel disease. Circulation 126:1023–1030

27. Barner HB, Sundt TM (1999) Multiple arterial grafts and survival. Curr Opin Cardiol 14:501–505

28. Weintraub WS, Jones EL, Craver JM, Guyton RA (1994) Frequency of repeat coronary bypass or coronary angioplasty after coronary artery bypass surgery using saphenous venous grafts. Am J Cardiol 73:103–112

29. Moses JW, Leon MB, Popma JJ, Fitzgerald PJ, Holmes DR, O'Shaughnessy C, Caputo RP, Kereiakes DJ, Williams DO, Teirstein PS, Jaeger JL, Kuntz RE (2003) SIRIUS investigators. Sirolimus-eluting stents versus standard stents in patients with stenosis in a native coronary artery. N Engl J Med 349:1315–1323

30. Ge L, Iakovou I, Sangiorgi GM, Chieffo A, Melzi G, Cosgrave J, Montorfano M, Michev I, Airoldi F, Carlino M, Corvaja N, Colombo A (2005) Treatment of saphenous vein graft lesions with drug-eluting stents: immediate and midterm outcome. J Am Coll Cardiol 45:989–994

31. Gioia G, Benassi A, Mohendra R, Chowdhury K, Masood I, Matthai W (2008) Lack of clinical long-term benefit with the use of a drug eluting stent compared to use of a bare metal stent in saphenous vein grafts. Catheter Cardiovasc Interv 72:13–20

32. Baim DS, Wahr D, George B, Leon MB, Greenberg J, Cutlip DE, Kaya U, Pompa JJ, Ho KK (2002) Saphenous vein graft angioplasty free of emboli randomized (SAFER) trial investigators. Randomized trial of a distal embolic protection device during percutaneous intervention of saphenous vein aorto-coronary bypass grafts. Circulation 105:1285–1290

33. Chesebro JH, Fuster V, Elveback LR, Clements IP, Smith HC,

Holmes DR Jr, Bardsley WT, Pluth JR, Wallace RB, Puga FJ, Orszulak TA, Piehler JM, Danielason GK, Schaff HV, Frye RL (1984) Effect of dipyridamole and aspirin on late vein-graft patency after coronary bypass operations. N Engl J Med 310:209–214

34. The Post Coronary Artery Bypass Graft Trial Investigators (1997) The effect of aggressive lowering of low-density lipoprotein cholesterol levels and low-dose anticoagulation on obstructive changes in saphenous-vein coronary-artery bypass grafts. N Engl J Med 336:153–162

35. van Eck FM, Noyez L, Verheugt FWA, Brouwer RMHJ (2002) Changing profile of patients undergoing redo-coronary artery surgery. Eur J Cardiothorac Surg 21:205–211

36. Abramov D, Tamariz MG, Fremes SE, Guru V, Borger MA, Christakis GT, Bhatnagar G, Sever JY, Goldman BS (2000) Trends in coronary artery bypass surgery results: a recent, 9-year study. Ann Thorac Surg 70:84–90

37. Noyez L, Janssen DP, van Druten JA, Skotnicki SH, Lacquet LK (1998) Coronary bypass surgery: what is changing? Analysis of 3834 patients undergoing primary isolated myocardial revascularization. Eur J Cardiothorac Surg 13:365–369

38. Angelini GD, Taylor FC, Reeves BC, Ascione R (2002) Early and midterm outcome after off-pump and on-pump surgery in Beating Heart Against Cardioplegic Arrest Studies (BHACAS 1 and 2): a pooled analysis of two randomised controlled trials. Lancet 359:1194–1199

39. Gerola LR, Buffolo E, Jasbik W, Botelho B, Bosco J, Brasil LA, Branco JN (2004) Off-pump versus on-pump myocardial revascularization in low-risk patients with one or two vessel disease: perioperative results in a multicenter randomized controlled trial. Ann Thorac Surg 77:569–573

40. Kerendi F, Morris CD, Puskas JD (2008) Off-pump coronary bypass surgery for high-risk patients: only in expert centers? Curr Opin Cardiol 23:573–578

41. Puskas JD, Thourani VH, Kligo P, Cooper W, Vassiliades T, Vega JD, Morris C, Chen E, Schmotzer BJ, Guyton RA, Lattouf OM (2009) Off-pump coronary artery bypass disproportionately benefits high-risk patients. Ann Thorac Surg 88:1142–1147

42. Puskas J, Cheng D, Knight J, Angelini G, DeCannier D, Diegeler A, Dullum M, Martin J, Ochi M, Patel N, Sim E, Trehan N, Zamvar V (2005) Off-pump versus conventional coronary artery bypass grafting: a meta-analysis and consensus statement from the 2004 ISMICS consensus conference. Innovations 1:3–27

43. Allen KB, Matheny RG, Robinson RJ, Heimansohn DA, Shaar CJ (1997) Minimally invasive versus conventional reoperative coronary artery bypass. Ann Thorac Surg 64:616–622

44. Stamou SC, Pfister AJ, Dangas G, Dullum MK, Boyce SW, Bafi AS, Garcia JM, Corso PJ (2000) Beating heart versus conventional single-vessel reoperative coronary artery bypass. Ann Thorac Surg 69:1383–1387

45. Bergsland J, Hasnain S, Lajos TZ, Salerno TA (1998) Elimination of cardiopulmonary bypass: a prime goal in reoperative coronary artery bypass surgery. Eur J Cardiothorac Surg 14:59–62

46. Morris CD, Puskas JD, Pusca SV, Lattouf OM, Cooper WA, Vassiliades TA, Chen EP, Thourani VH, Kilgo PD, Guyton RA (2007) Outcomes after off-pump reoperative coronary artery bypass grafting. Innovations 2:29–32

47. Mishra YK, Collison SP, Malhotra R, Kohli V, Mehta Y, Trehan N (2008) Ten-year experience with single-vessel and multivessel reoperative off-pump coronary artery bypass grafting. J Thorac Cardiovasc Surg 135:527–532

48. Schutz A, Mair H, Wildhirt SM, Gillrath G, Lamm P, Kilger E, Reichart B (2001) Re-OPCAB vs. Re-CABG for myocardial revascularization. Thorac Cardiovasc Surg 49:144–148

49. Vohra HA, Bahrami T, Farid S, Mafi A, Dreyfus G, Amrani M, Gaer JA (2008) Propensity score analysis of early and late outcome after redo off-pump and on-pump coronary artery bypass grafting. Eur J Cardiothorac Surg 33:209–214

50. Usta E, Elkrinawi R, Ursulescu A, Nagib R, Madge M, Salehi-Gilani S, Franke UF (2013) Clinical outcome and quality of life after reoperative CABG: off-pump versus on-pump – observational pilot study. J Cardiothorac Surg 8:66–75

51. Di Mauro M, Iaco AL, Contini M, Teodori G, Vitolla G, Pano M, Di Giammarco G, Calafiore AM (2005) Reoperative coronary artery bypass grafting: analysis of early and late outcomes. Ann Thorac Surg 79:81–87

52. Czerny M, Zimpfer D, Kilo J, Gottardi R, Dunkler D, Wolner E, Grimm M (2003) Coronary reoperations: recurrence of angina and clinical outcome with and without cardiopulmonary bypass. Ann Thorac Surg 75:847–852

53. Tugtekin SM, Alexiou K, Kappert U, Esche H, Joskowiak D, Knaut M, Matschke K (2006) Coronary reoperation with and without cardiopulmonary bypass. Clin Res Cardiol 95:93–98

54. Caputo M, Reeves BC, Rajkaruna C, Awair H, Angelini GD (2005) Incomplete revascularization during OPCAB surgery is associated with reduced mid-term event-free survival. Ann Thorac Surg 80:2141–2147

55. van Eck FM, Noyez L, Verheugt FW, Brouwer RM (2002) Analysis of mortality within the first six months after coronary reoperation. Ann Thorac Surg 74:2106–2112

56. Reeves BC, Ascione R, Caputo M, Angelini GD (2006) Morbidity and mortality following acute conversion from off-pump to on-pump coronary surgery. Eur J Cardiothorac Surg 29:941–947

57. Calafiore AM, Di Mauro M, Canosa C, Di Giammarco G, Iaco AL, Contini M (2003) Myocardial revascularization with and without cardiopulmonary bypass: advantages, disadvantages and similarities. Eur J Cardiothorac Surg 24:953–960

58. Miyahara K, Matsuura A, Takemura H, Saito S, Sawaki S, Yoshioka T, Ito H (2008) On-pump beating-heart coronary artery bypass grafting after acute myocardial infarction has lower mortality and morbidity. J Thorac Cardiovasc Surg 135:521–526

59. Mack MJ (2004) Off-pump surgery and alternatives to standard operation in redo coronary surgery. J Card Surg 19:313–319

60. Trehan N, Mishra YK, Malhotra R, Sharma KK, Mehta Y, Shrivastava S (2000) Off-pump redo coronary artery bypass grafting. Ann Thorac Surg 70:1026–1029

61. Calafiore AM, Giammarco GD, Teodori G, Bosco G, D'Annunzio E, Barsotti A, Maddestra N, Paloscia L, Vitolla G, Sciarra A, Fino C, Contini M (1996) Left anterior descending coronary artery grafting via left anterior small thoracotomy without cardiopulmonary bypass. Ann Thorac Surg 61:1658–1663

62. Boonstra PW, Grandjean JG, Mariani MA (1997) Reoperative coronary bypass grafting without cardiopulmonary bypass through a small thoracotomy. Ann Thorac Surg 63:405–407

63. Miyaji K, Wolf RK, Flege JB Jr (1999) Minimally invasive direct coronary artery bypass for redo patients. Ann Thorac Surg 67:1677–1681

64. Azoury FM, Gillinov AM, Lytle BW, Smedira NG, Sabik JF (2001) Off-pump reoperative coronary artery bypass grafting by thoracot-omy: patient selection and operative technique. Ann Thorac Surg 71:1959–1963

65. Baumgartner FJ, Gheissari A, Panagiotides GP, Capouya ER, Declusin RJ, Yokoyama T (1999) Off-pump obtuse marginal grafting with local stabilization: thoracotomy approach in reoperations. Ann Thorac Surg 68:946–948

66. Masroor S, Katariya K, Yassin S, Tehrani H, Salerno T (2004) Redo-OPCAB via left thoracotomy using symmetry aortic connector system: a report of two cases. J Card Surg 19:51–53

67. Ricci M, Karamanoukian HL, D'Ancona G, Salerno TA, Bergsland J (2000) Reoperative "off-pump" circumflex revascularization via left thoracotomy: how to prevent graft kinking. Ann Thorac Surg 70:309–310

68. Byrne JG, Aklog L, Adams DH, Cohn LH, Aranki SF (2001) Reoperative CABG using left thoracotomy: a tailored strategy. Ann Thorac Surg 71:196–200

69. Fonger JD, Doty JR, Salazar JD, Walinsky PL, Salomon NW (1999) Initial experience with MIDCAB grafting using the gastroepiploic artery. Ann Thorac Surg 68:431–436

70. Takahashi K, Minakawa M, Kondo N, Oikawa S, Hatakeyama M (2002) Coronary artery bypass surgery by the transdiaphragmatic approach. Ann Thorac Surg 74:700–703

71. Takahashi K, Takeuchi S, Ito K, Chiyoya M, Kondo N, Minakawa M (2012) Reoperative coronary artery bypass surgery: avoiding repeat median sternotomy. Ann Thorac Surg 94:1914–1919

72. Shennib H, Benhameid O (2005) Sequential subxyphoid and thoracotomy incisions with graft pull through for targeted redo multivessel surgical revascularization. Ann Thorac Surg 80:350–352

73. Follis FM, Pett SB Jr, Miller KB, Wong RS, Temes RT, Wernly JA (1999) Catastrophic hemorrhage on sternal reentry: still a dreaded complication? Ann Thorac Surg 68:2215–2219

74. Angelini GD, Wilde P, Salerno TA, Bosco G, Calafiore AM (1996) Integrated left anterior small thoracotomy and angioplasty for multivessel coronary artery revascularization. Lancet 347:757–758

75. Cohn JD, Korver KF (2005) Optimizing saphenous vein site selection using intraoperative venous duplex ultrasound scanning. Ann Thorac Surg 79:2013–2017

76. Maruyama Y, Imura H, Shirakawa M, Ochi M (2013) Preoperative evaluation of the saphenous vein by 3-D contrastless computed tomography. Interact Cardiovasc Thorac Surg 16:550–552

77. Tatoulis J, Buxton BF, Fuller JA (2001) The radial artery in coronary reoperations. Eur J Cardiothorac Surg 19:266–273

78. Suzuki T, Asai T, Nota H, Kuroyanagi S, Kinoshita T, Takashima N, Hayakawa M (2013) Early and long-term patency of in situ skeletonized gastroepiploic artery after off-pump coronary artery bypass graft surgery. Ann Thorac Surg 96:90–95

79. Ochi M, Hatori N, Fujii M, Saji Y, Tanaka S, Honma H (2001) Limited flow capacity of the right gastroepiploic artery graft: postoperative echocardiographic and angiographic evaluation. Ann Thorac Surg 71:1210–1214

联合手术（胸主动脉瘤、腹主动脉瘤或癌症）：同期还是分期？

22

Shinya Takase，Hitoshi Yokoyama

（易江枫　彭昊　译　廖晓波　校）

摘　要

虽然日本目前死亡的首要原因仍是恶性肿瘤，但心血管疾病的死亡风险几乎同样高。自从日本成为全球平均预期寿命最长的国家，许多心内科医师和心血管外科医师都遇到过同时患有以上两种疾病的患者。这种情况下，谋求最终治愈的治疗方案变得非常困难，尤其是当患者需要多次手术方能最终治愈时。

时间被认为是重要因素。理论上，同期手术似乎最为理想。但是，当其中一项手术是心脏或主动脉手术（需要体外循环或停循环）时，这一治疗方案有时创伤太大。

此外，一旦为患者制订了二期手术计划，尽管决策依赖于两种疾病中哪种对患者生命更具威胁，但也很难决定应该先做哪种手术。

这种情况下，微创术式得以发展并应用于各种形式的外科手术中。非体外循环冠状动脉旁路移植术（OPCAB）也是一种治疗冠心病（coronary artery disease，CAD）的微创术式。本章中，我们讨论如何治疗合并恶性肿瘤、胸主动脉疾病或腹主动脉疾病的冠心病患者。

关键词

非体外循环冠状动脉旁路移植术·同期手术·分期手术·非心脏手术

22.1　关于让 OPCAB 更微创的思考

为决定患者是否需要经皮冠状动脉介入治疗或外科手术，或者是药物治疗（口服药），我们可以参考 AHA/ACC[1] 或日本心脏病学会[2] 的几份指南。那些指南概述了针对特定患者（同时患有心脏病与非心脏病）的治疗策略。若患者需要冠状动脉手术与非心脏手术的联合治疗，推荐选用 OPCAB，因为

它具有微创性，具体如下所述。与使用体外循环的传统 CABG 相比较，OPCAB 的 ICU 停留时间、卧床时间和总住院天数均缩短，术后禁食时间也缩短，也减少了输血需求[3]。此外，正如一些实验室炎症标志物数据所示，OPCAB 较体外循环下冠状动脉旁路移植术（CABG）的炎性反应更小[4]。另一种观点则认为，应用体外循环可抑制免疫系统[5-8]。

微创是衔接一期和二期手术的关键所在。否则，我们也许能够选择同期手术。不幸的是，目前没有一

种标准和指南可用于指导我们在同期和分期手术之间做出选择。在心内科医师、心血管外科医师以及相关专家共同讨论过病例之后，我们最终会替患者在两者之间提供选择，以期为该患者个体寻求最佳方案。

22.2　对冠心病（合并非冠心病或胸主动脉疾病）患者的思考

当患者需要开胸行非冠状动脉以及冠状动脉疾病手术时，应该完成 CABG（推荐类别 I～IIb，证据等级 B 或 C）。

在哪种情况下行 OPCAB 更好？

22.3　瓣膜手术和心内操作

没有证据表明，在瓣膜手术以及心内操作手术中，OPCAB 优于心脏停搏下的 CABG；因为当主动脉瓣和二尖瓣功能不全时，OPCAB 需要抬举心脏，可导致反流加重，也可能使狭窄加重，导致心脏跳动时循环功能崩溃。另外，在这种情况下，患者的心室功能低且心脏

容量很大，以至于适当翘起心脏去完成 OPCAB 也会困难。由于这些原因，OPCAB 仅限于 ITA 与 LAD 和对角支的吻合，只需要轻微抬举心脏，以缩短体外循环和心脏停搏的时间。随后，使用体外循环在心脏停搏或不停搏的条件下，CABG 通常能够与其他手术一起完成。

22.4　胸主动脉疾病

目前，同时患有胸主动脉疾病与 CAD 的患者日益增多，尤其是在人口老龄化的日本。一些报道指出，全弓置换联合 CABG 的手术占 15%～30%[9-10]。不过，同期全弓置换与 CABG 的联合手术死亡率为 14%～55%，高于单独行全弓置换术的死亡率（7%～24%）[9,11-13]。这种同期手术被视为无法避免，它延长了心肌缺血和体外循环（CPB）时间，这是主动脉弓部手术不良结果的重要危险因素[10]。另一方面，心肌梗死是早、晚期死亡的主要因素，因此要改善总体结果，CABG 是必需的[14-16]。

缩短 CPB 和停搏时间是改善结局的一项措施。我们将 OPCAB 引入同期 CABG 联合全主动脉弓置换（total arch replacement，TAR）手术。我们的手术如图 22.1 所示[17]。简而言之，在开始 CPB 之前，

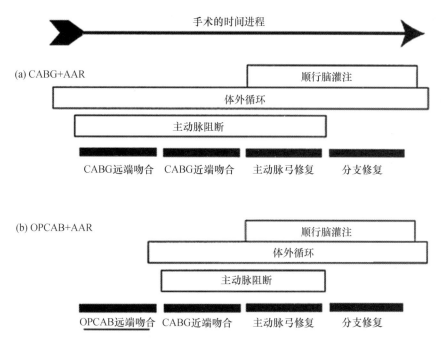

图 22.1　冠状动脉血运重建与主动脉弓动脉瘤修复（arch aneurysm repair，AAR）联合手术的时间进程。（a）在心脏停搏下实施冠状动脉旁路移植术（CABG）和 AAR。（b）非体外循环冠状动脉旁路移植术（OPCAB）和 AAR。注意 b 比 a 的体外循环（CPB）时间和主动脉阻断时间（心肌缺血时间）更短

以 OPCAB 术式完成远端吻合。然后在 CPB、选择性顺行脑灌注和停循环下完成 TAR（远端开放法），也经过此前吻合好的冠状动脉桥血管实施顺行心脏停搏液灌注。在开放升主动脉和复温前，完成人造血管近端与升主动脉（或人工血管）吻合。与单独行 TAR 和传统手术相比较，同期手术中应用该新术式能显著缩短 CPB 和心肌缺血时间。行 OPCAB 联合 TAR 组的早期结果与单独行 TAR 组相似（表 22.1）[18]。如果需要行多支桥血管 CABG，我们的方法会更有效。

作为一项更先进的技术，我们应用 OPCAB 以及全部去分支的主动脉腔内修复术（endovascular aortic repair，EVAR），以避免让高危患者接受 CPB 和心脏停搏。这项手术理论上可行，但其早期和远期结果仍有争议。

22.5　腹主动脉疾病

34% 的腹主动脉疾病患者被发现同时患有严重的但仍可治疗的 CAD[19-20]。CAD 是腹主动脉瘤

（abdominal aortic aneurysm，AAA）修复术后死亡的首要原因[21]。术前有心脏疾病证据的患者，其心肌梗死的 5 年死亡率比没有 CAD 的患者高 4 倍[22]。因此，如果有指征，建议在 AAA 修复术前进行心脏评估及冠状动脉血运重建[23-26]。通常先治疗 CAD，再行 AAA 修复术，且在 AAA 修复术前行 CABG 和经皮冠状动脉介入治疗（PCI）明确降低了早期和晚期死亡率[27-28]。单支血管病变的 CAD 能行 PCI 治疗，一些双支血管病变可依据稳定型缺血性冠状动脉疾病的治疗指南来处理。但是，PCI 术后有一些需要考虑的问题。在早期和长期观察中，PCI 比 CABG 需要更频繁的反复治疗[29-30]。此外，如果将药物洗脱支架或金属裸支架置入冠状动脉，患者需要 3 个月甚至更长时间的大剂量抗凝治疗。在这种情况下，患者不得不长时间等待，可能出现严重的术后出血，可能需要输血和再次探查手术。与此相反，CPB 下传统 CABG 也需要患者等待直到恢复，等待时间因每位患者而不同。通常 CPB 后的等待时间为 3 周甚至更长。一项报告指出，使用 CPB 后完全恢复需要 6 周[31]。由于这些原因，OPCAB 能够缩短二期手术的等待时间。另一个原因是开胸或开腹大手术会加

表 22.1　因粥样硬化性主动脉弓动脉瘤行冠状动脉血运重建联合 TAR 患者的人群统计特征、术中数据和早期结果

	单独 TAR （n=18）		OPCAB （n=18）		CCAB （n=14）
人群统计特征					
年龄（岁）	72 (58～79)		70 (62～80)		71 (64～79)
性别（男/女）	15/3		17/1		11/3
病变的冠状动脉	0	*	1.5 (1～3)		1.5 (1～3)
高血压	17 (94%)		18 (100%)		13 (93%)
左心室肥厚	7 (39%)		11 (62%)		10 (71%)
陈旧性脑梗死	12 (67%)	*	5 (28%)		3 (21%)
术中数据					
CPB 时间（min）	206±33	*	239±35	*	306±61
>300 min	0		1 (6%)	*	7 (50%)
心肌缺血时间（min）	125±30		133±24	*	180±48
>180 min	1 (6%)		0	*	5 (36%)
早期预后					
围术期心肌梗死	1 (6%)		0		2 (14%)
卒中	1 (6%)		0		2 (14%)
插管时间延长（>48 h）	6 (33%)		6 (33%)	*	11 (79%)
院内死亡	1 (6%)		1 (6%)		3 (21%)

单独 TAR 组：患者接受 TAR，未行冠状动脉血运重建；OPCAB 组：体外循环（CPB）之前，以 OPCAB 术式完成远端冠状动脉吻合；CCAB 组：在 CPB 下行远端冠状动脉吻合。数据以平均值±标准差来表示。除非特别说明，括号表示取值范围。
TAR：全主动脉弓置换；OPCAB：非体外循环冠状动脉旁路移植术；CCAB：传统冠状动脉旁路术；CPB：体外循环。
* 两组间 P<0.01，使用 Mann-Whitney U 检验或卡方检验来分析数据

速主动脉瘤的扩张。另外，因为 CPB 本身诱发多种炎性反应，所以 CPB 手术可能对主动脉瘤扩张有直接影响，导致血管壁进一步变薄，并降低了张力强度。

然而，当患者出现腹主动脉瘤的一些症状，或是腹主动脉瘤严重增大时，应该计划行同期手术。AAA 修复术同期行 OPCAB 优于传统的 CABG[32-33]。但是，对于无症状的 AAA 和 CAD，同期手术是否优于分期手术仍有争议。除了医疗的成本-收益比之外，许多外科医师担心伤口感染，包括纵隔炎、出血以及机械通气延长诱发的肺炎。不论是 CABG 和 AAA 修复的同期手术，还是其他类型的同期手术，患者的结果取决于外科医师的技术。

此外，尽管主动脉腔内修复术（EVAR）的适应证在形态学方面要求严格，但当前该术式已被广泛应用。OPCAB 与 EVAR 的联合手术策略将很快被普遍接受。

22.6 冠状动脉疾病合并癌症

22.6.1 CAD 合并癌症的思考

对于患有严重 CAD 以及致命性癌症的患者，理想的治疗方案是一期手术。针对两种疾病开展同期手术有多种优势。它能消除两次手术相关的多种并发症（如均需要全麻），还能防止未处理病灶的疾病进展。此外，可以同时解决患者面对两种致命性疾病的焦虑。

然而，感染性并发症如纵隔炎的发生，仍然是同期手术的主要缺点。

因此，对于同时患有严重 CAD 和癌症的患者，治疗困境仍然存在。

22.7 对癌症患者使用体外循环的思考

22.7.1 CPB 会导致肿瘤播散吗？

当我们直接从癌灶中（例如心血管肿瘤或肺癌）抽吸血液时，我们不得不考虑癌细胞播散的可能。

因为并非吸引器血液中的所有癌细胞都能被 CPB 过滤器移除掉，因此可能发生血源性播散。而且，即使检测到癌细胞播散和转移，也很难区分清楚：到底是吸引器所致的血源性转移，还是另有其他原因（如淋巴结转移或直接浸润）？此外，如前所述，CPB 可能抑制免疫系统，从而诱发转移。到目前为止，没有证据表明 CPB 会加速孤立肿瘤的进展[34]。

22.8 癌症或 CAD，应该优先治疗哪一个，或者是同期手术？

正如前文提及，首先应该考虑同期手术。但是，治疗的优先顺序应该基于对癌症和 CAD 的严重和紧急程度进行精确评估，做出判断，再做出同期或分期手术的选择。

心内科医师、心血管外科医师、普外科医师以及相关专业人员应共同探讨，并根据患者的意愿做出最终决定。

22.9 分期手术

通常，CAD 的任何一种干预措施必须在非心脏手术之前进行，即便同期手术亦如此。

一期手术与二期手术之间的时间间隔取决于手术侵袭性、随后治疗的必要性以及可能发生并发症的严重程度。OPCAB 可以一期进行，或在二期手术前 2 周完成[35]。CPB 下的 CABG 需要更长的时间间隔（2～6 周）。此外，尽管并非最近的报道[31]，Crawford 等发现，CPB 下开放心脏手术后 30 天内行二次手术，要比 30 天后行二次手术的死亡率更高。时间间隔越短，对 CAD 合并癌症的患者越好。但是，如果患者的状况连 2 周都不允许我们等待，则应该实施同期手术。

作为同期手术的另一种情况，Watanabe 报道了一个成功案例：部分非心脏手术在 3 或 4 h 内及时完成，大约出血 500 ml[36]。参照同期行 CABG 和肺叶切除术的报道，该手术组成功实施了这次手术。或者说，只有在成功实施了 CABG 之后，才能同期完成非心脏手术。我们医院也成功实施过 OPCAB 与胃癌同期联合手术。

同期手术可接受的适应证包括：①一般情况足够良好；②心功能良好；③没有严重合并症；④能行 OPCAB；⑤非心脏手术创伤较小，例如时间较短的手术。合并其他状况的患者，分期手术可能较合适。

22.10　PCI 或者 CABG，哪一种适合此类患者？

基本上，干预方案的选择应根据指南[2]。对于 CAD 合并癌症的患者，我们不得不考虑以下因素：

1. 预期寿命短；

2. 一般情况差，包括出血倾向和无法耐受手术创伤；

3. 若选择 PCI，术后能够接受更长时间的大剂量抗凝治疗。

PCI，特别是使用药物洗脱支架（DES），术后需要长期（3 个月或更长时间）使用两种以上抗凝药。然而，PCI 术后不久，一般的非心脏手术就可能诱发出血。使用金属裸支架（BMS）和球囊血管成形术后也需要实施严格的抗凝治疗，以预防支架内亚急性堵塞这一潜在的致命并发症的发生。

另一方面，CABG 若是一期手术，就会迫使患者长时间等待，以耐受二期手术。在缩短间隔时间方面，OPCAB 优于传统的 CPB 下 CABG。OPCAB 和 CABG 均需要抗凝治疗，但 OPCAB 的抗凝药可以停用，以减少二期手术的出血风险。

同样如前所述，应选择正确的术式。PCI 和 CABG 究竟哪个更好，应当由医学专家和相关的医务人员共同讨论。

22.11　CABG 桥血管的选择

应该按常规选择桥血管。不过，胃网膜动脉（GEA）并不适合那些需要行上腹部手术的患者。然而，以我个人经验，即便选择了 GEA 作为桥血管，胃切除术也能安全完成。

当患者必须等待行肺叶切除术时，可选择胸廓内动脉（ITA），但如果必要的话，应当谨慎地放弃该操作。

CABG 应尽可能实现完全血运重建。不过，如果 CABG 本身风险很高，为降低手术风险，也能够接受不完全的血运重建。

对于需行同期手术的这类患者，OPCAB 是更好的方案。即使是分期手术，OPCAB 也能降低传统 CABG 中 CPB 带来的风险。因此，OPCAB 可以减少一期和二期手术之间的时间间隔。总而言之，当患者需要同期或分期手术时，应当选择 OPCAB。

参考文献

1. Fleisher LA, Beckman JA, Brown KA et al (2009) ACCF/AHA focused update on perioperative beta blockade incorporated into the ACC/AHA 2007 guidelines on perioperative cardiovascular evaluation and care for noncardiac surgery. J Am Coll Cardiol 54(22):e13–e118

2. Kyo S, Imanaka K, Kurosawa H et al (2011) Guidelines for perioperative cardiovascular evaluation and management for noncardiac surgery (JCS 2008): digest version. Circ J 75(4):989–1009

3. Lamy A, Devereaux PJ, Prabhakaran D et al (2012) Off-pump or on-pump coronary-artery bypass grafting at 30 days. N Engl J Med 366(16):1489–1497

4. Yamamoto S, Yoshimasu T, Nishimura Y et al (2011) In vitro evaluation of the effect of cardiac surgery on cancer cell proliferation. Ann Thorac Cardiovasc Surg 17(3):260–266

5. Kirklin JK, Westaby S, Blackstone EH, Kirklin JW, Chenoweth DE, Pacifico AD (1983) Complement and the damaging effects of cardiopulmonary bypass. J Thorac Cardiovasc Surg 86(6):845–857

6. Peters RM, Swain JA (1982) Management of the patient with emphysema, coronary artery disease, and lung cancer. Am J Surg 143(6):701–705

7. Eskola J, Salo M, Viljanen MK, Ruuskanen O (1984) Impaired B lymphocyte function during open-heart surgery. Effects of anaesthesia and surgery. Br J Anaesth 56(4):333–338

8. Hisatomi K, Isomura T, Kawara T et al (1989) Changes in lymphocyte subsets, mitogen responsiveness, and interleukin-2 production after cardiac operations. J Thorac Cardiovasc Surg 98(4):580–591

9. Crawford ES, Svensson LG, Coselli JS, Safi HJ, Hess KR (1989) Surgical treatment of aneurysm and/or dissection of the ascending aorta, transverse aortic arch, and ascending aorta and transverse aortic arch. Factors influencing survival in 717 patients. J Thorac Cardiovasc Surg 98(5 pt 1):659–673; discussion 673–674

10. Ehrlich MP, Ergin MA, McCullough JN et al (2000) Predictors of adverse outcome and transient neurological dysfunction after ascending aorta/hemiarch replacement. Ann Thorac Surg 69(6):1755–1763

11. Okita Y, Takamoto S, Ando M, Morota T, Matsukawa R, Kawashima Y (1998) Mortality and cerebral outcome in patients who underwent aortic arch operations using deep hypothermic circulatory arrest with retrograde cerebral perfusion: no relation of early death, stroke, and delirium to the duration of circulatory arrest. J Thorac Cardiovasc Surg 115(1):129–138

12. Hayashi J, Eguchi S, Yasuda K et al (1997) Aortic arch operation using selective cerebral perfusion for nondissecting thoracic aneurysm. Ann Thorac Surg 63(1):88–92

13. Yamashiro S, Sakata R, Nakayama Y, Ura M, Arai Y, Morishima Y (2001) One-stage thoracic aortic aneurysm treatment and coronary artery bypass grafting. Jpn J Thorac Cardiovasc Surg

49(4):236–243

14. Svensson LG, Crawford ES, Hess KR et al (1993) Deep hypothermia with circulatory arrest. Determinants of stroke and early mortality in 656 patients. J Thorac Cardiovasc Surg 106(1):19–28; discussion 28–31

15. Bachet J, Guilmet D, Goudot B et al (1999) Antegrade cerebral perfusion with cold blood: a 13-year experience. Ann Thorac Surg 67(6):1874–1878; discussion 1891–1894

16. Pressler V, McNamara JJ (1980) Thoracic aortic aneurysm: natural history and treatment. J Thorac Cardiovasc Surg 79(4):489–498

17. Yokoyama H, Sato Y, Takase S, Takahashi K, Wakamatsu H, Sato Y (2005) Introduction of off-pump coronary artery bypass into aortic arch aneurysm repair: a new solution for the surgical treatment of multiorgan arteriosclerosis. J Thorac Cardiovasc Surg 129(4):935–936

18. Takagi H, Umemoto T (2005) Does the introduction of off-pump coronary artery bypass into aortic arch aneurysm repair minimize the period of myocardial ischemia and cardiopulmonary bypass? J Thorac Cardiovasc Surg 130(3):950–951; author reply 951–952

19. Mohr FW, Falk V, Autschbach R et al (1995) One-stage surgery of coronary arteries and abdominal aorta in patients with impaired left ventricular function. Circulation 91(2):379–385

20. Hertzer NR, Beven EG, Young JR et al (1984) Coronary artery disease in peripheral vascular patients. A classification of 1000 coronary angiograms and results of surgical management. Ann Surg 199(2):223–233

21. Debakey ME, Crawford ES, Cooley DA, Morris GC Jr, Royster TS, Abbott WP (1964) Aneurysm of abdominal aorta analysis of results of graft replacement therapy one to eleven years after operation. Ann Surg 160:622–639

22. Hollier LH, Plate G, O'Brien PC et al (1984) Late survival after abdominal aortic aneurysm repair: influence of coronary artery disease. J Vasc Surg 1(2):290–299

23. Golden MA, Whittemore AD, Donaldson MC, Mannick JA (1990) Selective evaluation and management of coronary artery disease in patients undergoing repair of abdominal aortic aneurysms. A 16-year experience. Ann Surg 212(4):415–420; discussion 420–423

24. Yeager RA, Weigel RM, Murphy ES, McConnell DB, Sasaki TM, Vetto RM (1986) Application of clinically valid cardiac risk factors to aortic aneurysm surgery. Arch Surg 121(3):278–281

25. Brown OW, Hollier LH, Pairolero PC, Kazmier FJ, McCready RA (1981) Abdominal aortic aneurysm and coronary artery disease. Arch Surg 116(11):1484–1488

26. Acinapura AJ, Rose DM, Kramer MD, Jacobowitz IJ, Cunningham JN Jr (1987) Role of coronary angiography and coronary artery bypass surgery prior to abdominal aortic aneurysmectomy. J Cardiovasc Surg (Torino) 28(5):552–557

27. Reul GJ Jr, Cooley DA, Duncan JM et al (1986) The effect of coronary bypass on the outcome of peripheral vascular operations in 1093 patients. J Vasc Surg 3(5):788–798

28. Foster ED, Davis KB, Carpenter JA, Abele S, Fray D (1986) Risk of noncardiac operation in patients with defined coronary disease: the Coronary Artery Surgery Study (CASS) registry experience. Ann Thorac Surg 41(1):42–50

29. Farooq V, Serruys PW, Bourantas CV et al (2013) Quantification of incomplete revascularization and its association with five-year mortality in the synergy between percutaneous coronary intervention with taxus and cardiac surgery (SYNTAX) trial validation of the residual SYNTAX score. Circulation 128(2):141–151

30. Mohr FW, Morice MC, Kappetein AP et al (2013) Coronary artery bypass graft surgery versus percutaneous coronary intervention in patients with three-vessel disease and left main coronary disease: 5-year follow-up of the randomised, clinical SYNTAX trial. Lancet 381(9867):629–638

31. Crawford ES, Morris GC Jr, Howell JF, Flynn WF, Moorhead DT (1978) Operative risk in patients with previous coronary artery bypass. Ann Thorac Surg 26(3):215–221

32. Morimoto K, Taniguchi I, Miyasaka S et al (2002) Combined coronary artery bypass grafting on the beating heart and abdominal aortic aneurysm repair. Circ J 66(8):755–757

33. Ascione R, Iannelli G, Lim KH, Imura H, Spampinato N (2001) One-stage coronary and abdominal aortic operation with or without cardiopulmonary bypass: early and midterm follow-up. Ann Thorac Surg 72(3):768–774; discussion 775

34. Pinto CA, Marcella S, August DA, Holland B, Kostis JB, Demissie K (2013) Cardiopulmonary bypass has a modest association with cancer progression: a retrospective cohort study. BMC Cancer 13(1):519

35. Yokoyama H (2005) Preoperative evaluation and management of patients with ischemic heart disease undergoing noncardiac surgery (in Japanese). Nihon Geka Gakkai Zasshi 106(5):323–327

36. Watanabe S, Tanaka K, Toyohira H (1998) Simultaneous operation for malignant neoplasms and cardiovascular diseases. J Jpn Surg Assoc 59(1):26–30

困难心脏

Tomoaki Suzuki，Tohru Asai

（匡锋　彭昊　译　周新民　校）

摘　要

大多数比较 OPCAB 与体外循环 CABG 的随机试验，均认为两者的临床疗效相当。然而，多数这些试验纳入的患者均为低风险，所以研究效力往往不足以发现组间的显著差异。因为技术难度和紧急中转为体外循环手术的风险，对于诸如左心室扩大、左心功能差和急性冠状动脉综合征等高危患者，大多数外科医师倾向于尽量避免实施 OPCAB。但 OPCAB 的真正优势恰恰应该体现在这些高风险患者的处理上。本章将呈现这些高危患者实施 OPCAB 术后的临床结果，并根据个人临床经验对如何在这些困难情况下安全实施 OPCAB 的技术诀窍进行阐述。

关键词

中转·血流动力学恶化·左心室功能低下·急性冠状动脉综合征

23.1　心脏扩大，左心室功能低下

OPCAB 最初用于经筛选的患者群，但现在却应用于越来越多的困难局面中。许多心脏团队报道过 OPCAB 用于高危患者所取得的良好疗效，其中包括一些左心室功能很差的患者。然而，许多冠状动脉外科医师仍然并没有将 OPCAB 视为金标准。而且，尤其是对于高风险患者，大多数外科医师并不情愿在心脏跳动下操作。因此，血流动力学不稳定和左心室射血分数低常被视为 OPCAB 的禁忌证。其主要原因在于，不管是心室扩大引起的低射血分数，还是心脏搬动过程中诱发的血流动力学不稳定或严重心律失常，都会使得冠状动脉的最佳显露难以取得。

严重的左心室功能不全被报道为 CABG 手术死亡率的一项独立预测因子[1-4]。然而，与药物治疗相比，左心室功能减退的患者接受 CABG 的长期获益更为显著[5]。缺血心脏或左心室功能严重受损时，任何血流动力学不稳定都可能增加患者的并发症发生率或死亡率。Hausmann 及其同事[6]报道了一系列患者，514 例患者的射血分数（EF）值在 10%～30%之间，手术死亡率为 7.1%。Bouchart 及其同事[7]报道了一组纳入 141 例左心室功能差的患者，他们的住院死亡率为 7%。以往的一些研究中，这类患者的住院死亡率被报道为 4.7%～15.0%[6-9]。可见对于充血性心力衰竭的患者，死亡率与其心室收缩功能障碍的严重程度直接相关。

对于射血分数下降的患者，其最佳手术策略的选择尚存在几方面的争议。因为血流动力学不稳定、室性心律失常或心搏骤停诱发的低血压是这一特定患者群经常遭遇的问题，所以许多外科医师倾向于使用体外循环。由于近年来心肌保护技术的进步，体外循环下开展 CABG 相对安全。大部分该类患者

中，CPB 对心肌的损伤是微小且可逆的，但左心室功能不全患者的心肌储备差，即使轻微的心肌损伤也可能导致严重后果。

随着 OPCAB 血运重建技术的日益普及，该手术的中期报道结果良好，对于左心室功能不全的高风险患者尤其如此。OPCAB 术中最让外科医师关注的是心脏搬动导致的血流动力学恶化。对这部分患者而言，OPCAB 术中优良的血流动力学监测以及更多关注微小细节则极为重要。经食管超声心动（TEE）能提供左心室室壁运动和心室充盈情况的高质信息，并指导心脏的搬动方向，以便于最小化对右心室流出道的压迫以及对血流动力学的影响。左心室功能低下有时是 OPCAB 的排除标准之一，因为希望在保持血流动力学平稳的条件下，安全地搬动心脏在技术上存在困难。左心室功能良好时，搬动跳动的心脏可以很好耐受，但严重左心室功能障碍的患者更常出现血流动力学恶化，这使得对该类患者实施 OPCAB 时，很难做到完全血运重建。不过，一些外科先锋们勇于挑战，仍将 OPCAB 技术应用于这些高危患者。多个单中心研究详细报告了低 EF 患者接受 OPCAB 的结局。Ascione 等[4]报道，在一组 74 例 OPCAB 患者（EF＜30%）中，手术死亡率是 7%。Arom 等[10]则发现，45 例 OPCAB 患者（EF＜30%）中，手术死亡率为 2%。Shennib 等[11]比较了左心室功能低下（EF＜35%）患者接受 OPCAB 和常规 CABG 手术的临床疗效，发现 OPCAB 组手术死亡率相对更低（3.2% *vs.* 10.9%）。但 OPCAB 组的远端吻合口数量比常规 CABG 组要少（平均每例患者 2.8 *vs.* 3.9）。最近 Keeling 等[12]报道了一项倾向评分匹配的大型 OPCAB 临床研究，他们采用倾向评分匹配技术，分析了低射血分数患者接受 OPCAB 与 ONCAB 的效果。他们指出，相比 ONCAB 患者，择期 OPCAB 患者年龄更大，女性更多。OPCAB 与死亡、脑卒中、主要心脏不良事件以及气管插管时间延长的调整后风险显著降低相关，而且 OPCAB 组术后输血率也明显降低。

2001 年起，我们不设任何排除标准，对所有 CABG 患者均实施 OPCAB[13]。我们的安全显露心脏的技术诀窍如下述。正中切开心包后，将左侧心包从心尖部向心包腔背侧切开，直至膈神经前方，以确保膈神经不被损伤。心包切开的另一种方式是在左心耳水平。右侧的心包沿上腔静脉（SVC）周围纵向切开。该操作可防止 SVC 被心包压迫，并防

止上抬心脏时静脉回流受阻。搬动心脏时血流动力学恶化可能是因为静脉回流障碍引起了心室充盈不足。将左侧切开的心包拉起，并牵引到胸骨牵开器上。右侧心包应该保持松弛，使心脏能够轻松翻转到右侧胸骨下方的空隙中去。我们还在下腔静脉与左下肺静脉旁的心包底部缝合两针深部心包牵引线。既不干扰心脏跳动又达到术野显露满意最重要的一点就是：心底部右侧下移而左侧上移，将心脏的重心移向右侧[14]。

对回旋支和右冠状动脉系统分支进行血运重建时，需要将心脏搬动到更为垂直的位置，在处理后外侧血管时尤为明显。头低脚高位（Trendelenburg 位）能最大限度降低血流动力学的不稳定性，并使得双侧充盈压达到足够水平。最重要的是，一位全身心投入的心脏麻醉医师会持续关注血流动力学及手术进展情况，他（她）能提醒外科医师及时将处于垂直位的心脏放回到更符合生理状态的位置，以便于快速完成近端吻合，或在血流动力学恶化致缺血时置入分流栓。有经验的 OPCAB 麻醉医师根据血流动力学表现以及 TEE 对二尖瓣反流的持续评估，善于合理使用正性肌力药和升压药，并且能够预见到手术的下一步骤，根据需要调整血管活性药物的输入速度和手术床位置，以确保术程平稳。

实际上，OPCAB 外科高手并不会觉得心脏扩大或左心室功能不全的病例很难操作。对于大心脏，心脏搬动时心室充盈量的变化仅仅产生轻微影响。向心性肥厚的心脏却对充盈量变化更为敏感。心室腔扩大对充盈量的变化起到了缓冲作用，使得血流动力学稳定性受到很小影响。此外，心脏扩大后，室壁局部运动比正常心脏要小，有助于外科医师更为舒适地完成冠状动脉吻合。心脏搬动时二尖瓣反流有时会成为 OPCAB 术中的一个难题。术中若是观察到肺动脉压（PAP）和中心静脉压（CVP）增高，TEE 检查二尖瓣情况非常有助于确立诊断。心脏抬起受压时，扩大的心脏中二尖瓣受到牵拉，往往会造成二尖瓣反流。不过，对于绝大部分心脏扩大的病例，与体位相关的急性二尖瓣反流可以通过重新恰当调整体位得以解决。

随着 OPCAB 技术变得日益熟稔，越来越多的数据表明，高风险患者亚组中，避免使用 CPB 具有潜在益处。我们认为，避免使用 CPB 的最大益处并非体现在低风险个体中，反倒是那些具有严重合并症的患者，不过这一观点仍有待证实。

23.2 急性冠状动脉综合征

20 世纪 70 年代初，多项关于急性心肌梗死（acute myocardial infarction，AMI）的外科干预的大型研究见诸报道。CABG 开展早期，急性心肌梗死发病头几个月内，外科干预与死亡率增高相关。早期报道提示，AMI 行急诊 CABG 者与很高的手术死亡率相关，从 9% 到高达 60% 不等[15-17]。近年来，随着麻醉与手术技巧、药物支持治疗以及心肌保护水平的改进，在筛选过的 AMI 患者中行急诊 CABG 的围术期死亡率已经明显下降[18]。

进展型急性冠状动脉综合征的患者定义为：病情由不稳定型心绞痛进展为非 ST 段抬高型心肌梗死，再进展为 ST 段抬高型心肌梗死，此类病情提示 CABG 手术风险高。与稳定型心绞痛相比，上述病例围术期死亡率增加数倍，病情允许的话，建议推迟外科干预时间。但当症状顽固、血流动力学恶化，或者是 STEMI 患者时，发病后最初数小时内实施紧急手术是有指征的。当前急性冠状动脉综合征（acute coronary syndrome，ACS）患者急诊 CABG 手术的指征限于下列情况：①进展性心肌缺血，且对优化的药物治疗无效；②左主干狭窄（≥50%）与 3 支血管病变；③PCI 失败或尽管 PCI 成功，但仍持续缺血；④PCI 手术复杂；⑤心源性休克伴复杂的冠状动脉解剖；⑥考虑因心肌缺血引起的致命性室性心律失常[19-20]。满足这些指征的患者相对少见。对于中-高度风险的 ACS 患者，如果条件适当，积极的外科治疗已经显示其更具优势，美国及欧洲的指南均推荐针对这部分患者急诊 CABG。

一般认为，这类患者的结局可能取决于多种因素，例如手术时机、左心室功能、是否有侧支血管，以及血流动力学的不稳定程度。AMI 后的最佳手术时机仍无定论。一些文献[21-22]提倡，比起 AMI 发病后推迟到 6 h 以上，在 AMI 发病后 6 h 内实施外科干预，可以降低住院死亡率（8% vs. 3.8%），并且降低术后 10 年死亡率（21% vs. 8.2%）。Berg 等[21]报道，住院死亡率为 5.5%，一年死亡率为 6.3%。

对于血流动力学不稳定的患者，更可能采用 CCAB，而非 OPCAB。对 ACS 患者实施急诊外科血运重建时，应用 OPCAB 技术仍存在争议。首先，除非外科医师的技术已经达到学习曲线的平台阶段，否则不应当对高风险的复杂病例（如急诊病例）尝试完成 OPCAB。近年来，为识别哪些高风险亚组患者可能从 OPCAB 策略中获益更多，学界付出了更多努力。对于活动性心肌缺血患者，有学者推测，OPCAB 可能降低心肌损伤程度，这可能是通过避免缺血性心脏停搏与再灌注损伤、早期血运重建罪犯血管、减轻无复流现象以及降低心肌水肿程度的机制来实现。这些病例还包括左心室功能差、心脏扩大、近期心肌梗死以及不稳定型心绞痛的患者，但临床结果尚缺乏一致性。虽然对大多数患者来说，体外循环的副作用是轻微且可逆的，但对于高风险患者，这些影响却可能极其重要、不可逆、甚至是致命的。CPB 与心脏停搏可能会进一步损害已经受损的心肌细胞。因此有理由认为：对特定亚组患者而言，避免 CPB 可能有利，尤其是那些接受传统 CABG 要冒风险的患者。这些患者往往在 24 h 内刚刚新发心肌梗死，或是持续心肌缺血导致血流动力学不稳定，经典理论认为他们可以从心脏停搏所提供的心肌保护中有所受益，因为降低了代谢需求并让缺血心肌得以复苏。然而，OPCAB 避免体外循环导致的炎性反应以及心脏停搏引发的整体缺血，对于业已受伤的心肌可能同样有利，甚至获益更大。几项回顾性研究提示，这些高风险患者可能从避免体外循环及其相关炎症反应中获益最大。

这些患者接受传统心脏停跳下的 CABG，手术死亡率高（1.6%～32%），并很大程度上取决于患者术前的血流动力学状况。Creswell 等[22]发现，AMI 发病后 6 h 内行 CABG，手术死亡率为 9.1%。他们建议最佳的手术时机是 AMI 后至少 2 周。在他们的研究中，2 周内手术死亡率为 6.5%，相比之下，AMI 后 2～6 周，手术死亡率仅为 2.9%。Every 等[19]报道，1299 例 AMI 后 CABG 患者中，入院后 24 h 内手术与住院期间再接受手术的患者相比，住院死亡率并无明显差异。一项多中心研究纳入了 2099 例 AMI 后 24 h 内接受传统 CABG 的患者，住院死亡率高达 14%。Tomasco 等[23]报道了 AMI 后 24 h 内手术的患者，死亡率与之相似，是 13.4%。一项回顾性分析描述了 12 988 例非选择性 ACS 患者，结果显示：早期 CABG 是降低死亡率的一项独立预测因子[24]。Serge 等则发现，该亚组患者的死亡率显著降低，只有 1.6%。

另一方面，很少有文献报道过 OPCAB 在 ACS 病例中的临床结果。Locker 等发现，手术时机本身并非 OPCAB 术后早期死亡率的重要预测因子，反而是患者接受 CPB 手术的重要预测因子。Rastan 等[25]证实，在活动性缺血期实施 OPCAB 可以减少住院期间不良结局的多项指标，例如需要输血、大剂量正性肌力药物支持、机械通气时间延长、ICU 停留时间延长以及住院期间卒中率。Fattouch 等[26]报道，相对于传统术式，OPCAB 能降低 ST 段抬高型心肌梗死患者的早期死亡率和并发症发病率；并且对于症状发作 6 h 内接受手术以及合并心源性休克的患者而言，OPCAB 比 CABG 效果更好。在体外循环 CABG 组，伴或不伴术前休克患者的早期死亡率分别为 27% 和 3.7%；但在 OPCAB 组中，伴或不伴术前休克患者的早期死亡率分别为 7.5% 和 0%。作者认为，术前心源性休克增加了 AMI 患者接受 CABG 术后的早期死亡率，尤其是那些接受 ONCAB 的患者。Parikh 等[27]报道，对于非 ST 段抬高型心肌梗死（NSTEMI）患者无论是早期还是晚期接受 CABG，其住院死亡率以及复合终点（死亡、心肌梗死、充血性心力衰竭或心源性休克）都相似。Biancari 等[28]指出，OPCAB 可能减少了心肌缺血性损伤，并提示 OPCAB 技术对活动性缺血和不稳定型心绞痛患者可能带来早期获益。Moscarelli 等[29]发表了一篇关于 ACS 患者 OPCAB 结局的 meta 分析，其中包含一项随机试验和八项回顾性研究。他们的结论是：对于血流动力学稳定接受急诊冠状动脉血运重建的患者，OPCAB 可能对患者的 30 天死亡率有改善作用，但对这一部分患者基本情况的清晰界定尚缺乏高质量数据。

冠状动脉吻合期间，血流动力学恶化让 OPCAB 的麻醉管理颇具挑战性，一般认为 OPCAB 期间出现的血流动力学障碍与搬动以及不可避免地压迫心脏有关，而这些操作既影响心室功能，也影响冠状动脉血流。因此 OPCAB 术中麻醉医师的处理以及他们与外科医师的充分交流和合作，对于优化 OPCAB 的结果贡献良多。

OPCAB 术中，尤其是 ACS 患者，最严重的并发症就是血流动力学恶化，发生在搬动心脏显露靶血管时。搬动心脏至垂直位，导致心排血量和每搏量减少，主要因右心室舒张期扩张功能受损所致。使用机械稳定器可能进一步降低心排血量，这是由于心室直接受压伴随每搏功下降所致。对于 OPCAB，即便是高风险患者，术前安置 IABP 可改善心功能，便于显露靶血管，并同时保持血流动力学稳定[30]。IABP 的支持作用，例如减少心室后负荷、

改善舒张期冠状动脉灌注以及增强心内膜下心肌灌注，对在 OPCAB 术中搬动心脏过程中保持血流动力学稳定非常有益。IABP 的延迟使用与死亡率的增加相关，而术前即开始予以 IABP 支持的患者，其围术期心肌梗死发生率和住院死亡率显著降低。因此，对于有明确适应证的选择性高风险患者，IABP 治疗应当在术前进行。OPCAB 术前放置 IABP 的常见适应证包括：严重左主干病变、不稳定型心绞痛、左心室功能不全、新近发生的急性心肌梗死和充血性心力衰竭。

OPCAB 术中 TEE 能提供许多有价值的信息，例如室壁运动异常、二尖瓣反流以及心腔容积。当观测到 PAP 和 CVP 增高时，使用 TEE 检查二尖瓣对诊断很有帮助。常常观察到心脏位置改变导致二尖瓣反流，这是 OPCAB 术中完成后壁和侧壁血运重建时出现血流动力学不稳定的主要因素。与体位相关的急性二尖瓣反流可以通过重新将心脏恢复到合适位置得以纠正。

ACS 病例中，一个重要因素是要根据患者冠状动脉的病变类型来个体化设计桥血管构建顺序。对于左主干严重狭窄患者，首先应处理 LAD。应当先处理接受侧支供应的靶血管，再处理侧支供血的血管。一般情况下，应先处理其他容易显露的靶血管，再处理罪犯血管。对于 ACS 病例，经验丰富的 OPCAB 外科医师应根据靶血管的显露难度和血管桥吻合的难易程度（如冠状动脉钙化情况、粗细程度或靶血管血流的不稳定性）来迅速决定移植手术顺序。

总之，OPCAB 术式在 ACS 患者中的宝贵应用经验仍待明确。目前，要确定 OPCAB 技术用于治疗 ACS 患者的疗效，相关证据尚不充分。不过，我们认为，将来 OPCAB 会在 ACS 治疗中发挥其独特作用。

参考文献

1. Trachiotis GD, Weintraub WS, Johnston TS, Jones EL, Guyton RA, Craver JM (1998) Coronary artery bypass grafting in patients with advanced left ventricular dysfunction. Ann Thorac Surg 66:1632–1639
2. Alderman EL, Fisher LD, Litwin P, Kaiser GC, Myers WO, Maynard C et al (1983) Results of coronary artery surgery in patients with poor left ventricular function (CASS). Circulation 68:785–795
3. Christakis GT, Weisel RD, Fremes SE, Ivanov J, Davide TE, Goldman BS et al (1992) Coronary artery bypass grafting in patients with poor ventricular function. J Thorac Cardiovasc Surg 103:1083–1092

4. Ascione R, Narayan P, Rogers CA, Lim KHH, Capoun R, Angelini GD (2003) Early and midterm clinical outcome in patients with severe left ventricular dysfunction undergoing coronary artery surgery. Ann Thorac Surg 76:793–800

5. O'Connor GT, Plume SK, Olmstead EM, Coffin LH, Morton JR, Maloney CT, Nowicki ER, Levy DG, Tryzelaar JF, Hernandez F, Adrian L, Casey KJ, Bundy D, Soule DN, Marrin C, Nugent WC, Charlesworth DC, Clough R, Katz S, Leavitt BJ, Wennberg JE (1992) Multivariate prediction of in-hospital mortality associated with coronary artery bypass graft surgery. Northern New England Cardiovascular Disease Study Group. Circulation 85(6):2110–2118

6. Hausmann H, Topp H, Siniawski H, Holz S, Hetzer R et al (1997) Decision making in end-stage coronary artery disease: revascularization or heart transplantation? Ann Thorac Surg 64:1296–1302

7. Bouchart F, Tabley A, Litzler PY, Haas-Hubscher C, Bessou JP, Soyer R (2001) Myocardial revascularization in patients with severe ischemic left ventricular dysfunction. Long-term follow-up in 141 patients. Eur J Cardiothorac Surg 20:1157–1162

8. Louagie Y, Jamart J, Buche M, Eucher P, Haxhe JP, Lhommel R et al (1996) Myocardial revascularization for severe left ventricular dysfunction. Factors influencing early and late survival. Cardiovasc Surg 4:607–617

9. Scott SM, Deupree RH, Sharma GVRK, Luchi RJ (1994) VA study of unstable angina. 10-year results show duration of surgical advantage for patients with impaired ejection fraction. Circulation 90(Suppl 2):120–123

10. Arom KV, Flavin TF, Emery RW, Kshetty VR, Petersen RJ, Janey PA (2000) Is low ejection fraction safe for off-pump coronary bypass operation? Ann Thorac Surg 70:1021–1025

11. Keeling WB, Mattew LW, Slaughter MS, Zhao Y, Puskas JD (2013) Off-pump and pn-pump coronary revascularization in patients with low ejection fraction: a report from The Society of Thoracic Surgeons National Database. Ann Thorac Surg 96:83–89

12. Shennib H, Endo M, Benhamed O, Morin JF (2002) Surgical revascularization in patients with poor left ventricular function: on- or off-pump? Ann Thorac Surg 74:1344–1347

13. Suzuki T, Asai T (2008) Early and midterm results of off-pump coronary artery bypass grafting without patient selection. Heart Surg Forum 11(4):196–200

14. Suzuki T, Okabe M, Yasuda F, Miyake Y, Handa M, Nakamura T (2003) Our experiences for off-pump coronary artery bypass grafting to the circumflex system. Ann Thorac Surg 76:2013–2016

15. Dawson JT, Hall RJ, Hallman GL, Cooley DA (1974) Mortality in patients undergoing coronary artery bypass surgery after myocardial infarction. Am J Cardiol 33:483–486

16. Miller MG, Hedley WJ, Weintraub RM, Restall DS, Alexander M (1974) Surgery for cardiogenic shock. Lancet 2:1342–1345

17. Dunkmen WB, Leinbach RC, Buckley MJ, Mundth ED, Kantrowitz AR, Austen WG et al (1972) Clinical and hemodynamic results of intraaortic balloon pumping and surgery for cardiogenic shock. Circulation 46:465–477

18. Every NR, Maynard C, Cohran RP, Martin J, Weaver WD (1996) Characteristics, management, and outcome of patients with acute myocardial infarction treated with bypass surgery: myocardial infarction triage and intervention investigators. Circulation 94(Suppl):II81–II86

19. Hamm CW, Bassand JP, Agewall S, Bax J, Boersma E, Bueno H, Caso P, Dudek D, Gielen S, Huber K, Ohman M, Petrie MC, Sonntag F, Uva MS, Storey RF, Wijns W, Zahger D (2011) ESC guidelines for the management of acute coronary syndromes in patients presenting without persistent ST-segment elevation. The task force for the management of acute coronary syndromes(ACS) in patients presenting without persistent ST-segment elevation of the European Society of Cardiology (ESC). Eur Heart J 32:2999–3054

20. Hillis LD, Smith PK, Anderson JL, Bittl JA, Bridges CR, Byrne JG, Cigarroa JE, DiSesa VJ, Hiratzka LF, Hutter AM Jr, Jessen ME, Keeley EC, Lahey SJ, Lange RA, London MJ, Mack MJ, Patel MR, Puskas JD, Sabik JF, Selnes O, Shahian DM, Trost JC, Winniford MD (2011) ACCF/AHA guideline for coronary artery bypass graft surgery. A report of the American College of Cardiology Foundation/American Heart Association Task Force on Practice Guidelines. Circulation 124:2610–2642

21. Berg R, Selinger SL, Leonard JJ, Coleman WS, DeWood M (1984) Acute evolving myocardial infarction: a surgical emergency. J Thorac Cardiovasc Surg 88:902–906

22. Creswell LL, Moulton MJ, Cox JL, Rosenbloom M (1995) Revascularization after acute myocardial infarction. Ann Thorac Surg 60:19–26

23. Tomasco B, Cappiello A, Fiorilli R, Leccese A, Lupino R, Romiti A, Tesler UF (1997) Surgical revascularization for acute coronary insufficiency: analysis of risk factors for hospital mortality. Ann Thorac Surg 64:678–683

24. Monteiro P (2006) Impact of early coronary artery bypass graft in an unselected acute coronary syndrome patient population. Circulation 114(Suppl):I467–I472

25. Rastan AJ, Eckenstein JL, Hentschel B, Funkat AK, Gummert JF, Doll N et al (2006) Emergency coronary artery bypass graft surgery for acute coronary syndrome: beating heart versus conventional cardioplegic cardiac arrest strategies. Circulation 114(Suppl):I477–I485

26. Fattouch K, Guccione F, Dioguardi P, Sampognaro R, Corrado E, Caruso M, Ruvolo G (2009) Off-pump versus on-pump myocardial revascularization in patients with ST-segment elevation myocardial infarction: a randomized trial. J Thorac Cardiovasc Surg 137:650–657

27. Ben-Gal Y, Moses JW, Mehran R, Lansky AJ, Weisz G, Nikolsky E, Argenziano M, Williams MR, Colombo A, Aylward PE, Stone GW (2010) Surgical versus percutaneous revascularization for multivessel disease in patients with acute coronary syndrome: analysis from the ACUITY trial. JACC Cardiovasc Interv 3:1059–1067

28. Biancari F, Mahar MA, Mosorin M, Heikkinen J, Pokela M, Taskinen P et al (2008) Immediate and intermediate outcome after off-pump and on-pump coronary artery bypass surgery in patients with unstable angina pectoris. Ann Thorac Surg 86:1147–1152

29. Moscarelli M, Harling L, Ashrafian H, Athanasiou T (2013) Should we consider off-pump coronary artery bypass grafting in patients with acute coronary syndrome? Interact Cardiovasc Thorac Surg 16:350–355

30. Suzuki T, Manabu O, Handa M, Yasuda F, Miyake Y (2004) Usefulness of preoperative intraaortic balloon pump therapy during off-pump coronary artery bypass grafting in high-risk patients. Ann Thorac Surg 77:2056–2060

日本的疑难冠状动脉 OPCAB 　24

Takeshi Kinoshita，Tohru Asai

（伍源　译　彭昊　校）

摘　要

　　CABG 的疑难冠状动脉主要考虑三个方面。首先是血管不可见。冠状动脉有时走行在心肌内或者被大量心外膜脂肪组织覆盖，导致靶血管的辨认和随后的血运重建操作困难，并引起一些并发症，如周围组织出血、右心室穿孔、血肿形成，及最终无法找到冠状动脉。其次是血管本身的问题，包括广泛硬化、钙化或者血管太细小。第三是血管内已经放置多个血管支架。本章的目的是分享一些在跳动心脏上处理这些挑战的经验技巧和失误防范。

关键词

不可见的血管·广泛的硬化·钙化·细小血管·置入支架的冠状动脉

24.1　疑难冠状动脉

　　非体外循环 CABG 存在的问题仍然是技术的难度及外科医生的学习曲线。这一事实得到了 ROOBY 试验（Randomized On/Off Bypass trial）的清晰证实，该试验显示：桥血管数量的减少导致了血运重建的不全及非体外循环组桥血管 1 年通畅率的下降[1]。这个研究的显著特点就是纳入了相对缺乏经验的外科医生，特别是在非体外循环 CABG 技术上经验不足（20 例符合纳入资格）。尽管 CORONARY（CABG Off-or On-Pump Revascularization）试验[2]限于有更多非体外循环 CABG 经验的外科医生，但其非体外循环组的桥血管数仍然更少，需早期再次行血运重建的例数更多。另一方面，非体外循环技术经验丰富的外科医生们在桥血管的通畅率、远期心血管预后和血运重建的彻底性方面表现相当[3]。这些研究传递的重要信息并非证明非体外循环 CABG 逊于体外循环下 CABG，而是告诉我们，非体外循环 CABG 的成功率不仅取决于术者的经验和恰当的技巧，手术策略的选择也非常重要。

24.1.1　什么是疑难冠状动脉

　　当我们讨论 CABG 的疑难冠状动脉时，一般考虑以下三种情况。首先是看不见血管：这样的冠状动脉走行于心肌内或者被大量脂肪纤维组织所覆盖。第二是血管本身的问题：广泛的粥样硬化、钙化或者血管细小。第三是血管内已经有多个支架存在。

24.1.2　非体外循环 CABG 特有的缺陷是什么?

　　与传统体外循环 CABG 相比，非体外循环 CABG 需要独特的手术技能和不同的手术策略。在众多的技术要素中，下列三个因素对于获得良好的结果极为重要：

　　1. 吻合时对冠状动脉切口回血的控制；

2. 吻合部位的充分固定，对于位置较深的血管尤其如此；

3. 术野的充分显露。

24.2 不可见的冠状动脉

冠状动脉一般走行于心脏表面，而且比较好辨别。但有时候它们会走行到心肌内或者被大量的心外脂肪组织覆盖，导致其辨别及接下来的血运重建出现困难。通过目测和手指触摸来估计血管所在位置并进行常规解剖可能是最简便的方式，但是可能导致很多并发症，如周围组织出血、右心室穿孔、形成血肿，及始终无法找到靶血管。

24.2.1 如何克服这些挑战

冠状动脉造影是检查冠状动脉系统解剖结构的标准方法。仔细研究冠状动脉造影，尤其是利用一些斜位片，往往能对靶血管的定位提供有用线索。与表浅血管弯弯曲曲不同，血管的心肌内部分以锐角直插入心肌，通常看起来很直。心肌内的 LAD 被报道常位于心大静脉的右侧[4]。一小部分血管有时会向上走行至心脏表面，这可当作寻找其他部分血管的标志，或作为吻合部位。当血管被心外膜下的脂肪组织覆盖时，它们有时会牵拉心外膜，并形成一个小小的褶皱。因此，对于心脏表面的仔细检查有时已足够定位这些冠状动脉。接下来推荐 5 种寻找隐藏血管的技巧。

24.2.2 经远端的动脉切口逆行送入血管探条[5-6]

该技术是通过远端的冠状动脉切口逆行插入无损伤血管探条。在 LAD 可见部分的最细节段上（通常在最远端，靠近心尖）垂直于血管长轴做一个 1.0～1.5 mm 的切口。然后将一根细小的无损伤血管探条轻柔地从管腔内插入并向近端推送，直至合适的吻合部位。这项技术可以对血管壁质量有一个大致的了解，同时通过触诊及视觉观察的导引提供精确路线。将表面覆盖的组织（脂肪和/或心肌）解剖开后，在探条头端的上方沿长轴将动脉切开。在非体外循环 CABG 时，将探针保持在冠状动脉内直到吻合结束，这样有助于冠状动脉排气及防止冠

状动脉远端切口出血过多。这样也保证了吻合的良好质量。冠状动脉远端的切口常用 8-0 的线垂直于切口处间断缝合 1 或 2 针来关闭。这种技术的缺点包括探条前伸时可能引起动脉穿孔及内膜损伤的风险。此外，探针逆向探查也并不总是可行，因为有时会遇到细小冠状动脉、钙化狭窄病变或冠状动脉迂曲。

24.2.3 逆行解剖覆盖在血管上方的组织[7-8]

定位好靶血管后，用 Potts 剪刀向近端切开肌肉及脂肪组织，以显露血管的近端。剪刀的下侧刀刃应该保持于动脉的前表面，以防止损伤对角支或穿入右心室。应避免过度使用电刀来控制周围组织的出血，因为可能对下方的冠状动脉造成热损伤。每一边都用 6-0 或 5-0 Prolene 线进行连续缝合。这种方法的局限在于需要在肝素化的情况下进行大量的解剖游离，引起大量出血，并延长缺血时间。

24.2.4 高频心外膜超声

高频心外膜超声是一项用途广泛的技术，能够帮助外科医生确定靶冠状动脉的位置、选择最佳吻合部位，并对构建的吻合口质量进行评估（见 EC-US 部分）。

24.2.5 术中荧光造影术[9]

将 10 ml 放射标志物通过顺行冷灌插管注入心腔，待其分布于心脏前壁区域后，通过便携式 C 臂荧光造影系统采集影像以直角来获得荧光图像。该荧光影像可用于定位 LAD。该技术的局限性在于需要杂交手术室，并且只能在体外循环时对使用阻断钳的患者使用。此外，对于肾衰竭或对比剂不耐受的患者需谨慎使用。

24.2.6 用弹力带上提 LAD[10]

将连接弹力带的钝头针从冠状动脉下方深部的心肌中穿过并从对侧穿出。拉紧带子将心肌内血管抬起，使得在 LAD 上方解剖心肌更为容易。这项技术存在损伤 LAD 及其分支的风险，并可能破入右心室腔。

24.3 弥漫性狭窄、钙化或细小血管

由于人口快速老龄化以及高血压病、糖尿病、慢性肾病或高脂血症等疾病的发病率增加，越来越多的严重冠状动脉粥样硬化性心脏病患者需要接受 CABG。

24.3.1 如何应对挑战

弥漫性病变血管对心脏外科医生来说是一个挑战。最关键的是要在手术前及手术操作过程中找到最佳的动脉切开吻合位置，并创造合适的术野使得术者能够从容地进行血管吻合。术中应通过远端来评估靶血管状况。不仅要评估血管内径，血管壁厚度、钙化情况及血管的其他质量也应仔细评估。应选择具有合适血管内径及具有最佳质量血管壁的部位进行血管吻合。

详细阅读冠状动脉造影能够为我们提供大量的信息，包括血管尺寸、不规则的管壁、狭窄以及钙化部位等，但冠状动脉造影也并不总是能够准确描绘出血管壁的状况。完全闭塞或次全闭塞的冠状动脉有时会充盈不佳或无法显示远端血管。

手指触诊可用于评估血管壁的僵硬度，但这比较主观，且不易触及软斑块。动脉切开部位选择不佳常会将外科医生置于非常困难的境地，尤其在处理疑难冠状动脉时。

高频心外膜超声（ECUS）能够提供局部解剖的详细影像学信息，包括血管尺寸、血管壁质量，以及血管、心肌和覆盖其上的脂肪组织之间的解剖关系。应该在冠状动脉切开前进行此项评估。传统的方法无法在切开冠状动脉前探查到穿隔支或侧支，而来自于这些小血管的冠状动脉切口出血将对非体外循环 CABG 的缝合造成极大干扰。ECUS 能清楚地观察到直径小于 1 mm 的血管（见 ECUS 章节）。

冠状动脉内分流栓能够提供一个无血的区域，栓内前向血流能帮助预防缺血，通过维持血管的自然形状及对冠状动脉后壁的保护来确保吻合的精确性，轻柔牵拉分流栓上的线还能更好地显示血管边缘[11-16]。合适尺寸的分流栓会在血管边缘以及分流栓之间留有空隙，以利于缝合。手术医生应该牢记，并不是所有的血管都可以插入腔内分流栓，这取决于血管质量。然而，应该随时有小尺寸（1.2 mm）的腔内分流栓以备不时之需。非体外循环血运重建中一个意想不到的陷阱是术野出血比心脏跳动更容易导致缝合不精确。因此，冠状动脉分流栓无论尺寸多小，它与二氧化碳薄雾喷嘴都是非常重要的。利用这一技术，甚至 1 mm 的靶血管也能够与细小的动脉桥血管进行精确吻合。尽管部分手术医生声称将分流栓经尺寸有限的冠状动脉切口快速插入小冠状动脉内困难且耗时，然而一些有用的技术能够帮助解决这一难题[17-18]。

在目前的 OPCAB 实践中，我们通常在术中通过桥血管对血流进行评估。时差法血流仪以及荧光研究是两个常用的方法。如果术者在这些评估中观察到异常，应该毫不犹豫地重新吻合。极佳的吻合，尤其是动脉桥质量良好的情况下，能够最大限度地保证远期通畅率。时差法血流仪以及荧光研究在前面已有介绍，可观看互联网上的视频来了解[19]。

24.3.2 病例展示

一名 69 岁的糖尿病男性患者因进行性呼吸困难入院，诊断为充血性心力衰竭。该患者血糖控制不佳，并合并视网膜病变以及血脂异常。糖化血红蛋白 A1c 水平在入院时为 11.6%。心导管检查显示严重的三支血管病变、左心室功能减退（射血分数 44%）（图 24.1 至图 24.3）。左前降支（LAD）完全闭塞，其远端部分无顺行或逆行侧支供血。回旋支和右冠状动脉也严重狭窄，远端弥漫性病变。患者因需要行 CABG 手术而被转诊给我们。

全身麻醉下，骨骼化获取左右两侧的胸廓内动脉以及右胃网膜动脉，用罂粟碱浸泡的纱布覆盖，并徐徐灌入 PDE Ⅲ 抑制剂。通过仔细观察前壁识别 LAD，发现其弥漫硬化，血管细小。选择动脉管壁质量最佳处作为吻合点。同时发现回旋支的边缘支以及后降支也弥漫性病变。这些血管仅 1.0~1.5 mm，并非旁路移植的理想血管，但也可一试。

首先切开 LAD，血管内径为 1.5 mm，用 7-0 聚丙烯缝线将骨骼化右侧胸廓内动脉（RITA）与 LAD 进行端-侧连续吻合。以序贯吻合的方式，将骨骼化左侧胸廓内动脉（LITA）与两支钝缘支序贯

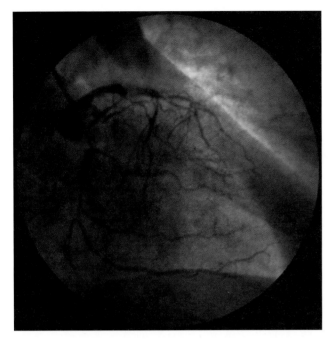

图 24.1　术前左冠状动脉造影清楚地显示严重的冠状动脉病变。LAD 完全闭塞，远端未通过任何侧支充盈。回旋支严重狭窄，远端弥漫性病变

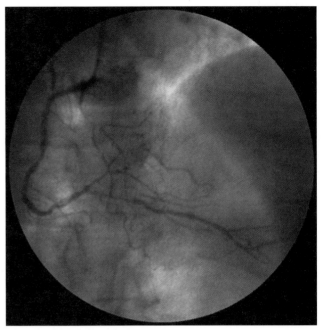

图 24.3　右冠状动脉中段、远段以及 PDA 近段可见多发严重偏心性狭窄

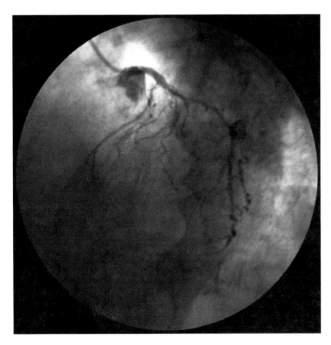

图 24.2　左冠状动脉造影（左前斜位加头位）显示整个左冠状动脉系统严重粥样硬化弥漫性狭窄。LAD 近端完全闭塞，对角支、回旋支近段以及三支钝缘支均严重弥漫性病变

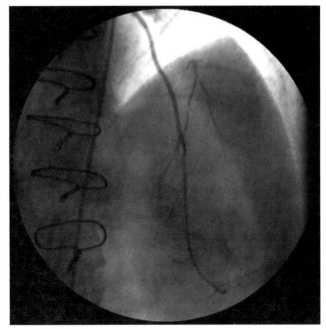

图 24.4　骨骼化的右侧胸廓内动脉移植于完全闭塞的 LAD 远端，间隔支与对角支显影良好

吻合，这两支钝缘支内径均为 1.5 mm 且管壁轻度病变。第一钝缘支是侧-侧菱形吻合。最后，使用胃网膜动脉序贯吻合后降支及回旋支远端，吻合均使用 7-0 聚丙烯缝线进行连续缝合，后降支采用的是侧-侧平行吻合的方式。

　　患者顺利康复并出院。术后 1 周冠状动脉造影显示吻合处通畅，血流及远端灌注均很好（图 24.4 至图 24.6），左心室功能显著改善。

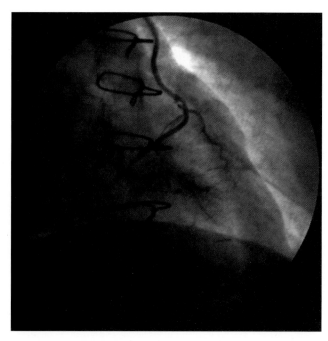

图 24.5　术后造影显示骨骼化的左侧胸廓内动脉序贯吻合至回旋支的第一和第二钝缘支

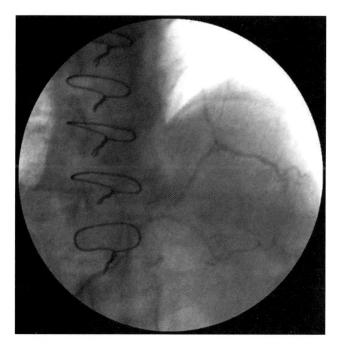

图 24.6　术后造影显示连接 PDA 和回旋支远端的骨骼化右胃网膜动脉桥血管通畅性良好

24.4　已置入支架的冠状动脉

在我们的临床实践中，冠状动脉置入支架的患者目前超过 40％ 的 CABG 候选者。随着药物洗脱支架（DES）的出现，经皮冠状动脉介入治疗（PCI）已广泛应用于冠状动脉血运重建治疗。然而，PCI 本身并不能延缓冠状动脉粥样硬化的进程，部分患者仍需要进行 CABG。这些患者通常年龄更大，病变更为严重复杂，靶血管冠状动脉也更细小。他们通常有心肌梗死病史，大多数正接受双联抗血小板治疗（dual antiplatelet therapy，DAPT）。

我们临床观察到一些与支架置入冠状动脉相关的特殊损伤类型。首先，"急性闭塞"是置入支架的血管主干上出现的一种支架内病变，可能是由于支架内血栓形成或粥样硬化进展所致。其次，支架外邻近支架区域出现的"节段性狭窄"，这是随着心脏跳动承受压力最大的区域。第三，长段弥漫性病变在冠状动脉病变进展的患者中也很常见。第四，在置入支架的冠状动脉近端或分支开口处常能观察到"糖果纸样狭窄"。心脏病专家通常称其为"被监禁的"分支，因为金属支架使得其分支像牢笼一样。这四种损伤类型以及不断进展的新发粥样硬化性损伤非常常见。

在外科进行血运重建时，已置入支架的冠状动脉部分并不是桥血管的最好吻合部位。冠状动脉内支架带来的特殊问题如下。与常规病例相比，我们需要在位置更远、尺寸更小的冠状动脉上切开。如果每一主要分支都存在严重的"糖果纸样"狭窄，我们则需要做更多的远端吻合。支架内轻度狭窄可能会保留部分血流通过该部位，这可能会影响动脉桥血管的远期通畅率。临床上，除非必要，我们通常会避免行内膜剥脱并取出支架，因为这必然会增加早期桥血管堵塞及自体冠状动脉血栓的风险。对于已置入支架的冠状动脉进行外科血运重建治疗并无金标准，这些患者通常个体化治疗，并需要特殊关注。即使对于经验丰富的外科医生，为此类患者行 OP-CAB 也具有很高的技术要求及较为复杂的治疗策略。

24.4.1　病例展示

一名 67 岁的女性糖尿病患者在过去的 2 年内因反复支架内再狭窄出现复发性心绞痛，而反复接受 PCI 治疗（超过 15 次）。最后一次冠状动脉造影提示三支冠状动脉区域的近段至中段（图 24.7 至图 24.9）共有 13 枚支架置入，LAD 中段及 RCA 开口部位支架内完全闭塞，钝缘支也被支架监禁（图 24.10 至图 24.12）。该患者成功接受非体外循

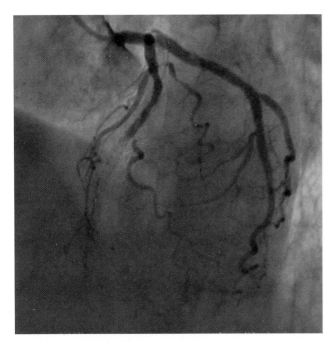

图 24.7　术前左侧冠状动脉造影（左前斜位加头位）清楚地显示了支架相关的问题。LAD 中段突然完全闭塞，第一和第二对角支近端严重狭窄，LAD 远段和 PDA 可见但非常细小

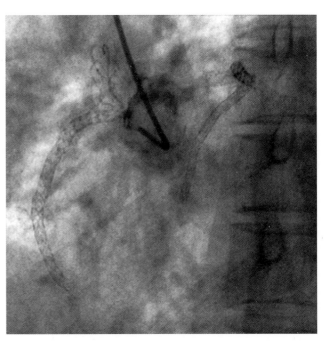

图 24.9　右冠状动脉造影不仅显示右冠状动脉开口完全闭塞，在三支冠状动脉系统内也可见多个支架置入的影像

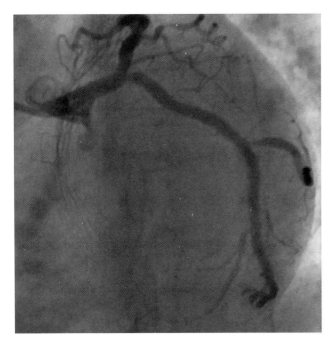

图 24.8　术前左侧冠状动脉造影（左前斜位加足位）显示回旋支在左主干分叉处置入支架部位中度狭窄，钝缘支显示另一严重的"糖果纸样"狭窄

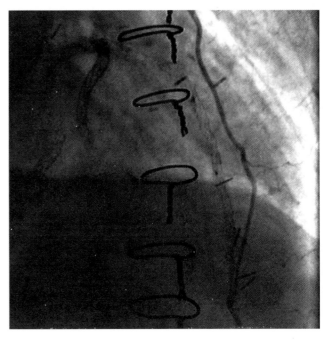

图 24.10　术后造影显示骨骼化左侧胸廓内动脉通畅，吻合至第二对角支和 LAD 远段

环 CABG，使用原位左侧胸廓内动脉吻合至第二对角支和 LAD，使用大隐静脉吻合至第一对角支、钝缘支及回旋支远段，使用原位胃网膜动脉吻合至后降支。该患者康复平稳，2 周后出院回家，并在门诊随访。

24.4.2　评论

　　跳动的心脏使得处理细小的血管或严重动脉粥

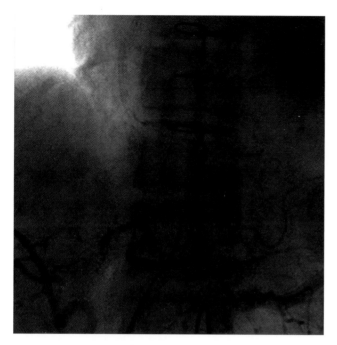

图 24.11 术后造影显示骨骼化右胃网膜动脉通畅，细小但平滑，吻合至完全闭塞的 PDA

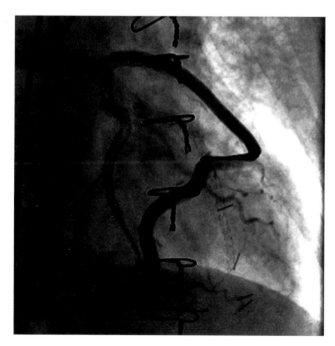

图 24.12 大隐静脉造影显示全部序贯移植部位通畅：第一对角支、钝缘支、后侧支

样硬化的血管更为困难。充分了解应该避免的陷阱、掌握独特的技巧、获得丰富的经验，使得外科医生能够完全驾驭此类困难的手术。手术技术应该是可复制、广泛适用、损伤很小，且适用于各种类型的血管。尽管并非所有的手术中心都配备了高级

的医疗设备，我们仍强烈推荐使用 ECUS 和冠状动脉内分流栓，这会使得术者能通过最安全的径路，用最直接的方式选择最合适的吻合口部位来构建牢靠的吻合。

参考文献

1. Shroyer AL, Grover FL, Hattler B, Collins JF, McDonald GO, Kozora E, Lucke JC, Baltz JH, Novitzky D (2009) Veterans affairs randomized on/off bypass (ROOBY) study group. On-pump versus off-pump coronary-artery bypass surgery. N Engl J Med 361:1827–1837

2. Lamy A, Devereaux PJ, Prabhakaran D et al (2012) Off-pump or on-pump coronary-artery bypass grafting at 30 days. N Engl J Med 366:1489–1497

3. Puskas JD, Williams WH, Mahoney EM, Huber PR, Block PC, Duke PG, Staples JR, Glas KE, Marshall JJ, Leimbach ME, McCall SA, Petersen RJ, Bailey DE, Weintraub WS, Guyton RA (2004) Off-pump vs conventional coronary artery bypass grafting: early and 1-year graft patency, cost, and quality-of-life outcomes: a randomized trial. JAMA 291:1841–1849

4. Oz MC, Cooper MM, Hickey TJ, Rose EA (1994) Exposure of the intramyocardial left anterior descending artery. Ann Thorac Surg 58:1194–1195

5. Robinson G (1973) Location of the proximal left anterior descending coronary artery. Ann Thorac Surg 8:299–300

6. Apostolakis E, Koletsis E, Leivaditis V, Lozos V, Dougenis D (2007) A safe technique of exposing of a "hidden" left anterior descending artery. J Card Surg 8:505–506

7. Gandjbakhch I, Cabrol C (1976) Techniques for discovery of a masked interventricular artery in coronary surgery. Nouv Presse Med 8:2713–2714

8. Parachuri RV, Chattuparambil B, Hasabettu PK, Punnen J, Dhaded S, Sadagopan DR, Shetty DP (2005) Marsupialization of intramyocardial left anterior descending artery: a novel approach for easy access during revascularization. Ann Thorac Surg 8:2390–2392

9. Aydin U, Kocogullari CU (2013) A method for locating embedded left anterior descending coronary arteries. Ann Thorac Surg 95:360–361

10. Zamvar V, Lawson RA (1995) Technique for finding the left anterior descending coronary artery. Ann Thorac Surg 8:1457–1458

11. Dapunt OE, Raji MR, Jeschkeit S et al (1999) Intracoronary shunt insertion prevents myocardial stunning in a juvenile porcine MIDCAB model absent of coronary artery disease. Eur J Cardiothorac Surg 15:173–178

12. Gandra SMA, Rivetti LA (2003) Experimental evidence of regional myocardial ischemia during beating heart coronary bypass: prevention with temporary intraluminal shunts. Heart Surg Forum 6:10–18

13. Sepic J, Wee JO, Soltesz EG, Laurence RG, Aklog L (2003) Intraluminal coronary shunting preserves regional myocardial perfusion and function. Heart Surg Forum 6:120–125

14. Lucchetti V, Capasso F, Caputo M et al (1999) Intracoronary shunt prevents left ventricular function impairment during beating heart coronary revascularization. Eur J Cardiothorac Surg 15:255–259

15. Menon AK, Albes JM, Oberhoff M, Karsch KR, Ziemer G (2002) Occlusion versus shunting during MIDCAB: effects on left ventricular function and quality of anastomosis. Ann Thorac Surg 73:1418–1423

16. Yeatman M, Caputo M, Narayan P et al (2002) Intracoronary shunts

reduce transient intraoperative myocardial dysfunction during off-pump coronary operations. Ann Thorac Surg 73:1411–1417

17. Patel NC, Pullan DM, Fabri BM (2002) Shunt shuffle- a simple technique of introducing intracoronary shunts for off-pump coronary artery bypass. Eur J Cardiothorac Surg 21:1121

18. Yokoyama H, Takase S, Misawa Y, Takahashi K, Sato Y, Satokawa H (2004) A simple technique of introducing intracoronary shunts for off-pump coronary artery bypass surgery. Ann Thorac Surg 78:352–354

19. Asai T, Suzuki T, Nota H, Kuroyanagi S, Kinoshita T, Takashima N, Hayakawa M, Naito S (2013) Off-pump coronary artery bypass grafting using skeletonized in situ arterial grafts. Ann Cardiothorac Surg 2:552–556. http://www.annalscts.com/article/view/2420/3286

终末期肾衰竭患者的 OPCAB **25**

Masami Ochi

（姜志斌　彭昊　译　周新民　校）

摘　要

近年来，糖尿病和高血压成为慢性肾疾病（chronic kidney disease，CKD）的常见原因，且这类患者常合并心血管并发症。开始血液透析（hemodialysis，HD）后的肾衰竭患者若是一年内死亡，其中接近一半死于心血管并发症。

为 HD 患者主动提供心血管并发症的治疗被认为能够改善其生存预后。

然而，HD 患者常常存在钙化病变，累及范围不仅是冠状动脉，还有从主动脉至颈部以远的外周动脉。因为这些病变存在出血倾向，容易感染，并且增加了围术期液体管理的难度。欧美国家这类患者冠状动脉旁路移植术（CABG）的术后死亡率超过 10%[1-2]。

鉴于需要透析的患者数量逐年增长，如何治疗 CKD 患者的冠状动脉疾病已成为一个重要问题。

一些研究发现，经皮冠状动脉介入治疗（PCI）与 CABG 对 HD 患者在冠状动脉血运重建方面效果相当[3]。但一般而言，由于 HD 患者冠状动脉存在严重钙化或弥漫性病变，PCI 治疗的成功率更低一些。

关键词

终末期肾衰竭·慢性肾疾病·血液透析·经皮冠状动脉介入治疗

25.1　血液透析患者的特点

HD 患者具有许多冠心病的危险因素，包括高龄、高血压和糖尿病。HD 患者的冠状动脉血管病理特点不仅是延伸入多个分支的弥漫性冠状动脉病变，还包括缘于脂质代谢异常的进展性动脉粥样硬化，以及深入血管中层的严重钙化。这些病理特征是钙/磷代谢异常所致。

显著的全身性动脉粥样硬化也是 HD 患者的特点。主动脉、下肢外周动脉以及颈动脉的钙化和阻塞性病变属于常见的并发症。

可能由于长期高血压，HD 患者常合并左心室肥厚，这是导致左心室衰竭的原因之一。即使左心室功能早期能够代偿，但他们仍容易进展为左心衰竭。

HD 患者 CABG 术后的长期随访结果差于无并发症的患者。尤其是合并糖尿病的 HD 患者，CABG 术后的 5 年生存率低于 50%[4-5]。在制订治疗方案时，重要的是考虑到这些患者存在大量影响预后的危险因素，不仅仅是缺血性心脏病，还有一些其他疾病，例如全身性动脉粥样硬化引起的脑血管疾病和免疫功能受损导致的易于感染。

25.2 体外循环 CABG（ONCAB）或者非体外循环 CABG（OPCAB）

日本比欧美更广泛实施 OPCAB。这是因为日本 PCI 实施率高，意味着接受 CABG 的患者常是高危个体，并且外科医师主要是将 OPCAB 用于主动避免围术期并发症。日本 65％ 的单纯 CABG 是 OPCAB，该术式被积极应用于治疗高危 HD 患者。

许多研究发现，从围术期死亡率的立场出发，OPCAB 对 HD 患者是有利的[6-8]。不过，也存在 OPCAB 术中冠状动脉分支吻合口较少的问题，血运重建不完全则导致远期结果欠佳。Dewey 等[9]认为，尽管 OPCAB 的手术死亡率较低，但对于非糖尿病患者，使用 ONCAB 的远期结果更佳。远期结果不佳的原因就在于：ONCAB 的平均吻合口数目为 3.3，而 OPCAB 的平均吻合口数目为 2.4。OPCAB 术中，在回旋支分支区域进行血运重建操作困难，使得血运重建不完全。

然而，技术娴熟的外科医师在实施 OPCAB 时，有能力达到与 ONCAB 同等程度的血运重建水平[10]。

Beckermann 等对美国肾病系统（United States Renal Disease System，USRDS）数据库进行的分析[11]清晰表明了 OPCAB 的优势。由于体外循环会导致液体过度失衡、炎性细胞因子释放的风险，而 OPCAB 规避了体外循环，因此该术式对高风险的 HD 患者可能特别有益。

日本医院的研究也证实了 OPCAB 对 HD 患者的实用性[12-14]。

实施 CABG 时，选择 ONCAB 还是 OPCAB 应根据每个医疗机构的政策决定。但在某些情况下，为避免体外循环的风险，选择 OPCAB 是完全必需的。对于那些将传统 ONCAB 作为基本术式开展的医疗机构，仅为高风险患者提供 OPCAB 可能会比较困难，并且还必须熟练掌握 OPCAB。

需要注意的一点是，许多 HD 患者左心功能差，冠状动脉病变呈现严重钙化与非钙化薄弱区域两者共存也并不罕见，这就导致吻合困难。升主动脉钙化将给紧急中转制造难题（OPCAB 术中，因血流动力学崩溃而紧急中转为体外循环）。针对这些患者，应当在必须紧急中转之前，就改成 ONCAB 或体外循环下不停跳 CABG，而非坚持继续实施 OPCAB。

25.3 HD 患者桥血管的选择

● 胸廓内动脉（ITA）

因为采用 ITA 对完成左前降支（LAD）吻合的证据明确，所以对 HD 患者，至少推荐使用左胸廓内动脉（LITA）。

使用双侧胸廓内动脉甚至可能产生更好的结果，但既然许多 HD 患者也合并糖尿病，对于这些患者是否使用双侧 ITA 应谨慎决定，要考虑到因患者免疫功能低下而继发胸骨感染和纵隔炎的风险。Kai 等[12]报道，在 101 例接受 CABG 的 HD 患者中，76 例采用双侧 ITA；研究发现，使用双侧 ITA 的患者术后 5 年心脏事件免除率更佳。Nakayama 等[15]报道，在 77 例接受 CABG 的透析患者中，有 25 例采用双侧 ITA，无一例发生纵隔炎。然而，一旦因胸骨裂开而导致纵隔炎，则几乎无法进一步治疗。所以必须对每例患者进行风险分析之后再确定治疗方案。

● 大隐静脉（SV）

因为对 HD 患者 CABG 的长期预后不能期望太高，所以使用多根 SVG 当然符合逻辑。但由于 HD 患者的 SVG 质量未必良好，因此要将桥血管堵塞导致术后心脏事件的风险牢记在心。许多患者升主动脉也存在严重钙化，在 SVG 的近端吻合中，使用吻合辅助装置（*PAS-Port®*，*HEARTSTRING* Ⅲ，*Enclose®-Ⅱ*）并且仔细选择吻合部位很重要。

● 胃网膜右动脉（GEA）

日本比欧美更广泛地使用胃网膜右动脉。它主要用于右冠状动脉区域。类似于胸廓内动脉，GEA 也无需近端吻合，当吻合于严重狭窄的冠状动脉之后，远期通畅率良好。

HD 患者的胃网膜右动脉可能存在钙化和狭窄病变，此时可能无法将质量不佳的 GEA 作为桥血管。腹膜透析患者不能用胃网膜右动脉作为桥血管。

- **桡动脉（RA）**

使用桡动脉对于 HD 患者当然是禁忌。对于未来可能需要透析的患者，即使目前尚未实施 HD，桡动脉的使用也是禁忌。

25.4 桥血管和冠状动脉的吻合

由于 HD 患者往往有严重的升主动脉钙化，必须预先考虑到（体外循环插管的）血流通畅性以及 SVG 近端吻合口的位置。OPCAB 术中，也必须保留插管路径以备万一中转体外循环所需。

HD 患者的冠状动脉特点是：常有从侧壁到底部的严重钙化以及弥漫性病变。很少有正常部位可供吻合。吻合部位必须慎重确定，寻找到可切开节段的动脉壁。即便动脉壁未钙化，也常常薄弱，这意味着缝针时必须非常谨慎。

25.5 术后管理

OPCAB 术中，为维持血流动力学稳定，需要输注相对较多的液体量。HD 患者 OPCAB 术后可以使用持续血液透析滤过（continuous hemodiafiltration，CHDF）来改善术后液体平衡。如果不注意液体平衡，肺充血可能妨碍患者机械通气的撤离。维持透析从术后第 2 天开始，但第一周内不宜脱水过多，以便患者能从手术和麻醉创伤中恢复。特别是对于老年患者，过多脱水会增加阵发性心房颤动引发脑卒中和肠缺血的风险。

25.6 结论

实施 OPCAB 可以降低 HD 患者 CABG 围术期并发症的发生率。治疗 HD 患者时，评估每位患者的术前并发症并为其选择最合适的术式非常重要。认识到 HD 患者的全身疾病状况后，通过 OPCAB 实现完全血运重建可能会改善远期结果。

参考文献

1. Franga DL, Kratz JM, Crumbley AJ et al (2000) Early and long-term results of coronary artery bypass grafting in dialysis patients. Ann Thorac Surg 70:813–819
2. Witczak B, Hartmann A, Svennevig JL (2005) Multiple risk assessment of cardiovascular surgery in chronic renal failure patients. Ann Thorac Surg 79:1297–1302
3. Fujimoto Y, Ishiwata S, Dohi T et al (2007) [Long-term prognosis after coronary revascularization in patients with end-stage renal disease on dialysis: comparison of percutaneous coronary intervention and coronary artery bypass grafting.]. J Cardiol 50:11–20. [Article in Japanese]
4. Szczech LA, Best PJ, Crowley E, Bypass Angioplasty Revascularization Investigation (BARI) Investigators et al (2002) Outcomes of patients with chronic renal insufficiency in the bypass angioplasty revascularization investigation. Circulation 105:2253–2258
5. Leavitt BJ, Sheppard L, Maloney C, Northern New England Cardiovascular Disease Study Group et al (2004) Effect of diabetes and associated conditions on long-term survival after coronary artery bypass graft surgery. Circulation 110(11 suppl 1):II41–II44
6. Al-Ruzzeh S, Ambler G, Asimakopoulos G, United Kingdom Multi-Center Comparative Analysis of Early Clinical Outcome et al (2003) Off-pump coronary artery bypass (OPCAB) surgery reduces risk-stratified morbidity and mortality: a United Kingdom Multi-Center Comparative Analysis of Early Clinical Outcome. Circulation 108(suppl 1):II1–II8
7. Reston JT, Tregear SJ, Turkelson CM (2003) Meta-analysis of short-term and mid-term outcomes following off-pump coronary artery bypass grafting. Ann Thorac Surg 76:1510–1515
8. Ascione R, Nason G, Al-Ruzzeh S et al (2001) Coronary revascularization with or without cardiopulmonary bypass in patients with preoperative nondialysis-dependent renal insufficiency. Ann Thorac Surg 72:2020–2025
9. Dewey TM, Herbert MA, Prince SL et al (2006) Does coronary artery bypass graft surgery improve survival among patients with end-stage renal disease? Ann Thorac Surg 81:591–598
10. Puskas JD, Williams WH, Duke PG et al (2003) Off-pump coronary artery bypass grafting provides complete revascularization with reduced myocardial injury, transfusion requirements and length of stay: a prospective randomized comparison of two hundred unselected patients undergoing off-pump versus conventional coronary artery bypass grafting. J Thorac Cardiovasc Surg 125:797–808
11. Beckermann J, Van Camp J, Li S et al (2006) On-pump versus off-pump coronary surgery outcomes in patients requiring dialysis: perspective from a single center and the United States experience. J Thorac Cardiovasc Surg 131:1261–1266
12. Kai M, Okabayashi H, Hanyu M et al (2007) Long-term results of bilateral internal thoracic artery grafting in dialysis patients. Ann Thorac Surg 83:1666–1671
13. Tashiro T, Nakamura K, Morishige N et al (2002) Off-pump coronary artery bypass grafting in patients with end-stage renal disease on hemodialysis. J Card Surg 17:377–382
14. Hirose H, Amano A, Takahashi A (2001) Efficacy of off-pump coronary artery bypass grafting for the patients on chronic hemodialysis. Jpn J Thorac Cardiovasc Surg 49:693–699
15. Nakayama Y, Sakata R, Ura M et al (2003) Long-term results of coronary artery bypass grafting in patients with renal insufficiency. Ann Thorac Surg 75:496–500

第四部分
教学和训练

我们如何向下一代传授 OPCAB?

Kiyoshi Doi，Hitoshi Yaku

（彭昊　廖晓波　译　周新民　校）

摘　要

　　由于外科技术的复杂性在不断增加，当前要务是对年轻外科医师进行综合训练。本研究的目的在于调查目前的训练状况，并评估他们实施 OPCAB 的手术技能。既然 OPCAB 较传统的 CABG 技术难度更高，一些学者坚持认为，只有经验丰富的外科医师才能开展。但是大部分受训人员认为，在训练期间习得 OPCAB 技术极为必要。经验丰富的外科医师已经证明，OPCAB 技术能够安全地传授给没有 CABG 经验的受训者。这些训练是逐步推进的，第一步常常是在心脏前壁的冠状动脉上练习远端吻合。后续步骤中再拓展至心脏下壁或侧壁。为达到熟练，施行 80～100 例 OPCAB，并且接受 2 年左右的训练似乎必不可少。质量评估图（control charts）已被广泛用于评价结果，不仅应用于回顾性研究，也用于对训练进行前瞻性监测。我们也发现，当前所有的高可靠度机构都以模拟器为基础的训练作为前提，因此，心脏外科教员们应计划将模拟训练整合到正式课程中去。

关键词

非体外循环 CABG 训练·质量评估图·模拟器

26.1　引言

　　尽管很多研究显示，OPCAB 是大部分患者血运重建的最佳策略，但即便是经验丰富的外科医师对 OPCAB 的采用率也各不相同。最主要的原因在于该术式的技术难度，外科医师必须在血泊中切开处于移动状态的血管。另一方面，在传统的 ONCAB 术中，外科医师是在稳定的无血术野中工作。

　　根据美国的调查，98% 的心胸外科住院医师对 OPCAB 有兴趣，其中 94% 的人认为，在受训期间掌握 OPCAB 技术非常必要[1]。不过，OPCAB 的技术难度使得大家更关注的是：年轻外科医师在其学习曲线中实施该术式可能会让患者的结果变差。所以，大部分受训者在训练期间仅能经历很少的 OPCAB 病例。

　　因为 OPCAB 过去 10 年内得到显著改进，一些有经验的外科先驱开始向他们的年轻同事传授如何开展这门技术。另外，虽然目前还缺乏结构化和循证医学基础上的教学项目，但多项研究探讨过给尚处于训练阶段的外科医师传授 OPCAB 的安全性和有效性[2-4]。

一项新技术只有可向下一代传授才能保证其可复制性。好的外科手术应该既容易学也容易教，从而使大部分外科医师都能接受[5]。如果无法训练下一代外科医师并不断改进，新术式就永远无法证明其有效，或在临床上得到广泛接受[6]。因此，向受训者展示 OPCAB 技巧无疑极为重要，这是现代冠状动脉外科的整体组成部分之一。

本章的目标是回顾有关如何训练与评估 OPCAB 外科技巧的文献。我们也对未来 OPCAB 训练课程（包括手术模拟器之类的新技术）进行了讨论。

26.2　OPCAB 训练的先决条件

26.2.1　受训者先决条件

迄今为止，在开始 OPCAB 训练之前，并无对受训者有任何特定资质要求。对 OPCAB 学习曲线的研究，大部分集中于外科医师是否精通传统 CABG 手术，以及从 ONCAB 向 OPCAB 转变的安全性[5]。若是年轻医师在开始 OPCAB 训练之前，就能有 100 例以上的 ONCAB 手术经验，这似乎更合适，可能收益也更大[6-7]。但是，Caputo 等指出，OPCAB 和 ONCAB 技术可以同时安全地向心胸外科住院医师传授[8]。而且，在那些使用 OPCAB 技术完成大部分冠状动脉血运重建的医院，许多住院医师在停跳心脏上做远端吻合之前，就已经进行了 OPCAB 的远端吻合[9]。正如以前研究所显示的，有较强外科背景的心胸外科受训者能够迅速掌握上级医师的指示，并对自己 OPCAB 的熟练度充满信心[1,5]。不过，任何参加 OPCAB 训练项目的外科医师必须具备足够的经验，能熟练掌握建立和管理体外循环的技术[5]。

26.2.2　医院的先决条件

如果教学医院只是偶尔开展 OPCAB，那么此类技术的教学项目就不会有什么改变，主要还是传授 ONCAB 技术。但是，如果冠状动脉外科手术常规在非体外循环下进行，那么就有必要对训练项目进行修改，包括外科、麻醉和护理的流程与技术。负责教学的上级医师专业程度对于训练项目的成败无疑至关重要，因此，OPCAB 训练项目应该限制在每年开展大量该类手术的医院举办[10]。但是，当 OPCAB 技术完全成熟后，也可以在普通的非教学医院向年轻外科医师安全传授[4]。

26.3　OPCAB 训练的标准化

任何复杂的外科手术都可被系统地拆分为多个环节。临床训练阶段制订的训练计划，其训练步骤的复杂性是逐步提高的：首先观察高年资外科医师如何做手术，然后由受训者完成一些简单的手术步骤，接下来进行一些技术难度较高的操作，最终由受训者完成整个手术[11]。

如前所述，如果 OPCAB 是医院常规开展的手术，其传授和学习会较为容易。因此，我们将描述 OPCAB 技术的手术步骤，并从渐进式训练的角度讨论各步骤的顺序。

26.3.1　OPCAB 所需要的知识习得

在作为主刀医师开展 OPCAB 手术前，受训者应该做一段时间的一助，以增加其 OPCAB 的知识。他们不仅需要学习手术步骤，还要学会如何判断患者对心脏操作的耐受力。他们与整个手术团队的良好沟通也至关重要。

26.3.2　OPCAB 的手术步骤

OPCAB 可简单分为显露、固定和缝合这几个部分（图 26.1）。与人们通常认为的相反，在跳动心脏

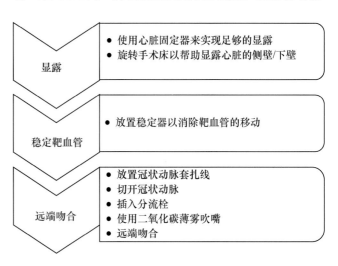

显露	• 使用心脏固定器来实现足够的显露 • 旋转手术床以帮助显露心脏的侧壁/下壁
稳定靶血管	• 放置稳定器以消除靶血管的移动
远端吻合	• 放置冠状动脉套扎线 • 切开冠状动脉 • 插入分流栓 • 使用二氧化碳薄雾吹嘴 • 远端吻合

图 26.1　OPCAB 的手术步骤

上进行远端吻合并不总是手术最难的部分。一旦实现了理想的显露和固定,即便低年资外科医师也能够轻松实施 OPCAB。

26.3.2.1　显露(患者和心脏的位置摆放)

受训者应该首先熟悉如何显露冠状动脉靶血管,同时又维持血流动力学稳定。可以旋转手术床,以协助心脏侧壁和下壁的显露。

26.3.2.2　稳定靶血管

下一个重要的步骤是学习如何放置稳定器,以消除靶血管移动。

26.3.2.3　在跳动心脏上完成远端吻合

这一步可以细分为五个子步骤,受训者需要掌握这五个步骤的正确顺序。

1. 放置冠状动脉套扎线:缝合一根弹力线,以临时阻断靶冠状动脉。

2. 切开冠状动脉。

3. 插入分流栓:这一步用来提供无血术野,增加远端灌注,降低技术失误的可能性。

4. 使用二氧化碳薄雾吹嘴:这能帮助维持无血术野,常由助手操作。

5. 缝合远端吻合口。

26.3.3　以渐进方式训练

根据此前的报道,OPCAB 训练常常从心脏前壁的冠状动脉远端吻合开始,然后逐步向下壁/侧壁的远端吻合推进。这与 ONCAB 训练恰恰相反,后者在心脏所有区域的吻合一开始就同步进行[5,9]。

最初,所有手术都是在上级医师的直接指导下进行。受训者随后逐步独立实施 OPCAB,最终成为无需上级医师协助的 OPCAB 外科医师。

在训练过程的初期,体外循环机应该待命以确保安全。

完成该训练计划的受训者,其学习方式不仅包括外科技术的渐进习得,还包括病例选择。当他们刚开始独立开展手术时,常常分配的是相对简单的病例。一旦获得经验,就会被分配到高风险(如左心室功能受损或血流动力学不稳定)患者。为达到训练目的,由经验丰富的 OPCAB 外科医师仔细选择患者,对于确保患者安全与良好结果非常重要[9]。

受训者还需要学习如何处理危急情况。这包括血流动力学状况的评价、与麻醉医师讨论以纠正血流动力学不稳定状态,以及必要时中转为 ONCAB。

26.3.4　足够(必需)的训练周期及程度

尽管完成训练所需的病例数仍不清楚,并且不同训练体系之间也存在差异,但熟练程度常常与手术经验相关。就 ONCAB 而言,美国的心胸外科住院医师至少需要 35 例患者才能达标,而英国的一般标准是 100 例[3]。但是,目前并没有正式的训练课程指出,为掌握实施 OPCAB 所需的外科技术,到底确切需要多少例手术和多长的训练时间。

整个训练过程可以被分为 3 个阶段。第一阶段,受训者作为一助掌握 OPCAB 的相关知识。第二阶段,他们在密切监督下作为主刀医师实施 OPCAB。第三阶段,受训者在无监督状态下开展 OPCAB(图 26.2)。

如前所述,受训者常常先在心脏前壁完成远端缝合,再移至下壁/侧壁,最后在心脏所有区域实施多根血管吻合。Ricci 等报道,住院医师通常需要完成 15～20 例 OPCAB 之后,才能在被监督状态下完成多根血管的心肌血运重建[1]。

Chen 等训练了两位毫无冠状动脉外科经验的年轻心外科医师成长为独立的 OPCAB 术者[5]。他们的训练周期为 24～28 个月。两位受训者先是作为一助参加了 300～400 例 OPCAB。在上级医师监督下实施 OPCAB 后,受训者开始独立手术。业绩分析显示,受训者独立完成 30 例 OPCAB 之后可以达到熟练标准。

英国 Bristol 心脏中心的训练期长达 6 年。第一阶段,受训者协助高年资外科医师完成 40～50 例 OPCAB。然后他们进入第二阶段。第 3 年末,在密切监督下,受训者作为主刀完成 30～40 例 OPCAB,

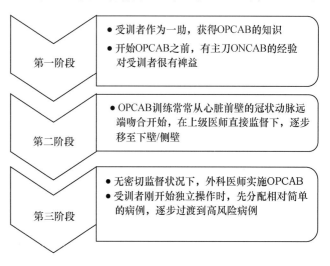

图 26.2　渐进式训练流程

80～100 例之后达到熟练程度。训练的最后 2 年是第 3 阶段，受训者被允许在无监督状况下实施手术[10]。

26.3.5　熟练度确认

如前所述，OPCAB 技术难度高，受训者面临的学习曲线陡。尽管高年资外科医师明白训练年轻医师的重要性，但他们对患者安全以及良好临床结果的责任高于其他一切。

最近，越来越多的学者提倡将统计技术作为质量控制和结果可重复性的确保手段。质量评估图就是这样一种统计工具，已被用作外科学习曲线的业绩监督工具。质量评估图提供随时间变化而发生的业绩变化图形，从而对次优业绩提出警示[8]。

"累积总和失败分析（cumulative sum failure analysis）"是最基础的质量评估图，该工具的修订版已被用于多个 OPCAB 方面的学习曲线研究[3,5,12]。要绘制该图，需在 Y 轴上标记某一特定结果或失败的累积总和，而 X 轴上是病例的先后顺序。斜率增加提示失败增多。此外，还可以计算出可接受和不可接受的失败率，并在图上绘制出这两条线[13]。如果累积失败的图形超过了上限（不可接受的失败率线），我们就认为该失败率无法接受。若是累积失败的图形超过了下限（可接受的失败率线），我们则认为失败率少于或等于可接受的概率。如果图表保持在两个界限之间，证据则仍不足，需要继续观测（图 26.3）。因此，

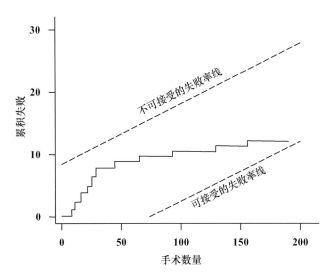

图 26.3　累积失败的质量评估图。X 轴表示连续的于术病例。Y 轴表示特定结果或失败的累积总和。如果累积失败的图形超过上限，业绩被判定为"不可接受"。如果超过下限，业绩则视为"可接受"

质量评估图不仅可用于回顾性研究，也可以用于对训练进行前瞻性监控。如果一位受训者的累积曲线超过了警戒线，受训者及其导师需要调查业绩相关的问题。

此前一项研究使用质量评估图方法发现：在完成 100 例 OPCAB 手术之后，住院医师的（学习）曲线超过了"可接受线"[3]。Chen 等也发现，30 例 OP-CAB 之后，受训者曲线达到平台期；80 例 OPCAB 之后，则超过"可接受线"[5]。

26.4　使用模拟器训练 OPCAB

传统的外科训练模式依赖于实施手术时接受较长时间的监督，因为受训者需要从简单手术向复杂、完整手术过渡，以达到熟练程度。但随着对伦理的关注以及需要复杂手术的高风险患者数目不断增加，这种模式变得不太理想。尤其在冠状动脉血运重建方面，已接受心导管介入治疗的患者比例不断增加，外科医师接诊的患者动脉细小且严重钙化，左心室功能也差。因此，为年轻外科医师提供合适的 OP-CAB 训练机会也变得日益困难。

目前，所有"高可靠性组织"，如航空公司、军队和核工业，均将以模拟器为基础的训练作为先决条件。在心脏外科教育方面，使用模拟器开展外科训练还处于初期阶段。外科医师希望这些外科模拟器不仅能提高受训者的手术技术，也能够提供情景训练（situational training）的机会，例如紧急情况的处理。此外，还期望以模拟器为基础的训练课程能够对外科技巧的能力进行评估。

26.4.1　目前报道的 OPCAB 模拟器模型

Izzac 等研制了一个"跳动心脏"冠状动脉吻合模拟器。在他们的模型中，一根猪乳内动脉被固定在一个浮动平台上，以模拟心包表面。浮动平台下方的马达驱动一个凸起的轮子，随着马达转动间断抬升平台。受训者可以在跳动的平台上练习乳内动脉的吻合。作者发现，这一装置对其受训者准备 OPCAB 手术是有用的[14]（图 26.4a）。

Fann 等研制了一个硅胶做成的跳动心脏模型，它由与之相连的控制机及外置压缩机组成。在吻合练习中，2 mm 的人造冠状动脉被固定于硅胶心脏

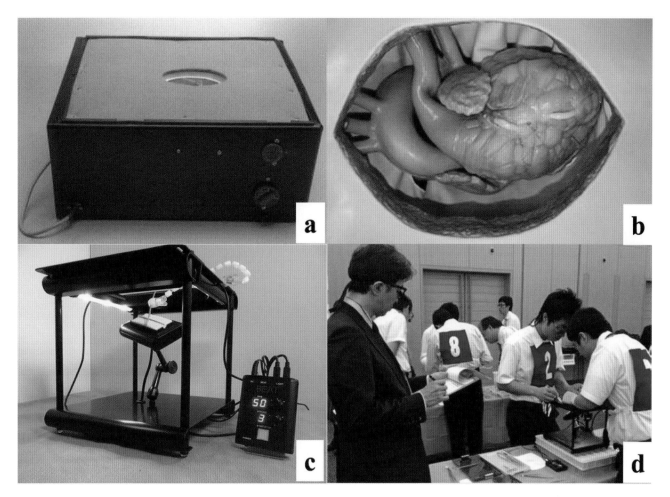

图 26.4　（a）Izzac 等研制的"跳动心脏"冠状动脉吻合模拟器。一根猪乳内动脉被固定于浮动平台上，平台随着马达的转动间断摆动，以模拟跳动心脏。（b）Fann 等报道的不停跳心脏模型。它由硅胶构成，与控制器和外置压缩机相连。合成的 2 mm 靶冠状动脉埋入心肌。（c）"BEAT，YOUCAN"系统由粉红色的硅胶乳内动脉模型以及埋入黄色硅胶跳动平板的冠状动脉模型组成。（d）日本一位心脏外科教员组织了年轻外科医师参加 OPCAB 吻合技术竞赛，所采用的就是"BEAT，YOUCAN"系统

上。心脏放置于塑料躯干内，以模拟心包腔。作者将该模型用于一项教育项目。受训者练习冠状动脉吻合，基于完成吻合的时间来评价其技巧。他们的表现也通过客观的结构化技能评价（objective structured assessment of technical skill，OSATS）工具进行评估。该分析显示，以模拟器为基础的训练改善了大部分住院医师的表现[15]（图 26.4b）。

Ito 等评估了新型 OPCAB 模拟系统"BEAT，YOUCAN"（EBM，东京，日本）的功效。在这一系统中，人造冠状动脉被固定于一个硅胶平板上，平板与一个摆动的金属臂相连。受训者的表现得以分析，随着练习，受训者完成吻合的时间以及业绩评分得以改善，尽管完成大约第 30 例吻合后，他们到达了一个平台期[16]（图 26.4c）。在一次由日本心脏外科教员组织的年轻外科医师 OPCAB 吻合技巧

竞赛中，该系统也得到使用（图 26.4d）。

26.4.2　发展全国范围的 OPCAB 训练计划

在一个压力较小的环境内，以模拟器为基础的训练提供了刻意的和分布式训练，还可以帮助逐步训练以发展手术技巧。因此，心脏外科各协会正在计划：将以模拟器为基础的学习和评估体系整合到全国范围的正式训练计划中去。例如在美国，胸外科住院医师评审委员会已经规定，所有住院医师计划需包含某种形式的模拟器训练；而美国胸外科委员会也规定，住院医师在其训练期间，必须完成最少 20 h 的模拟器训练[17]。

鉴于当今有大量心脏手术（如二尖瓣修复术和主动脉根部置换术）需要完成，我们如何决定哪种手术需要或适于基于模拟器的训练呢？Baker 等调查发现，

在 54 种常见心外科手术中，跳动心脏上的冠状动脉吻合是最重要的手术操作[18]。

为设计一项基于模拟器的渐进式学习课程，我们需要了解组成整个手术的各个步骤，以及我们评价学习者进步程度的能力。为实现这一目的，Cristancho 等建议在基于模拟器的 OPCAB 训练计划中使用业绩评估表[19]。但是，手术室内的表现不仅仅依赖于外科技巧，还仰仗于团队成员间的认知整合、判断和复杂的相互配合。因此，使用评估表打分获得的一个良好业绩评分，也可能无法代表受训者在手术室独立开展手术的能力。要证实模拟器模型上的表现与手术室业绩之间的关联，还需要做更多工作。未来基于模拟器的训练可以提供一个衡量标准，使教师们能够确保受训者明确达到一定的熟练水平，再允许他们在临床环境中安全实施手术[20]。一旦研制出可靠的工具并被广泛采纳，就可以使用模拟器模型在受训者的外科生涯中对其进行基于熟练度的进展评价[21]。

26.5　结论

尽管技术上较难，低年资和高年资心外科医师都认为 OPCAB 是一种必须掌握的手术。大家确信在训练期间内，不仅应该掌握其知识，还应该掌握其实践技能。多项研究显示，在经验丰富的外科医师监督下，OPCAB 可以被安全地传授给每一个低年资受训者。心脏外科教职员工们也认识到 OPCAB 训练的重要性，并计划构建一项正式的训练课程。尽管使用模拟器模型能让受训者在无压力的环境中学习 OPCAB，但还需要更多研究来确认这一新型教学方式的有效性和可行性。

参考文献

1. Ricci M, Karamanoukian HL, D'Ancona G et al (2000) Survey of resident training in beating heart operations. Ann Thorac Surg 70:479–482
2. Karamanoukian HL, Panos AL, Bergsland J et al (2000) Perspectives of a cardiac surgery resident in-training of off-pump coronary bypass operation. Ann Thorac Surg 69:42–46
3. Murphy GJ, Rogers CA, Caputo M et al (2005) Acquiring proficiency in off-pump surgery: traversing the learning curve, reproducibility, and quality control. Ann Thorac Surg 80:1965–1970
4. Messina A, Villa E, Mhagna Z et al (2010) Medium-term results of systematic off-pump coronary surgery performed by trainee surgeons. Eur J Cardiothorac Surg 38:380–386
5. Chen Y, Wan F (2009) Off-pump coronary artery bypass graft surgery: a training course for novices and its learning curve. Thorac Cardiovasc Surg 57:141–147
6. Jenkins D, Al-Ruzzeh S, Khan S et al (2003) Multivessel off-pump coronary artery bypass grafting can be taught to trainee surgeons. J Card Surg 18:419–424
7. Asimakopoulos G, Karagounis AP, Valencia O et al (2006) How safe is it to train residents to perform off-pump coronary artery bypass surgery? Ann Thorac Surg 81:568–572
8. Caputo M, Reeves BC, Rogers CA et al (2004) Monitoring the performance of residents during training in off-pump coronary surgery. J Thorac Cardiovasc Surg 128:907–915
9. Halkos ME, Puskas JD (2009) Teaching off-pump coronary artery bypass surgery. Semin Thorac Cardiovasc Surg 21:224–228
10. Murzi M, Caputo M, Aresu G et al (2012) Training residents in off-pump coronary artery bypass surgery: a 14-year experience. J Thorac Cardiovasc Surg 143:1247–1253
11. Lodge D, Grantcharov T (2011) Training and assessment of technical skills and competency in cardiac surgery. Eur J Cardiothorac Surg 39:287–294
12. Novick RJ, Fox SA, Stitt LW et al (2002) Assessing the learning curve in off-pump coronary artery surgery via CUSUM failure analysis. Ann Thorac Surg 73:S358–S362
13. Rogers CA, Reeves BC, Caputo M et al (2004) Control chart methods for monitoring cardiac surgical performance and their interpretation. J Thorac Cardiovasc Surg 128:811–819
14. Izzat MB, El-Zufari MH, Yim APC (1998) Training model for "beating-heart" coronary artery anastomoses. Ann Thorac Surg 66:580–581
15. Fann JI, Caffarelli AD, Georgette G et al (2008) Improvement in coronary anastomosis with cardiac surgery simulation. J Thorac Cardiovasc Surg 136:1486–1491
16. Ito J, Shimamoto T, Sakaguchi G et al (2013) Impact of novel off-pump coronary artery bypass simulator on the surgical training. Gen Thorac Cardiovasc Surg 61:270–273
17. Vaporciyan AA, Yang SC, Baker CJ et al (2013) Cardiothoracic surgery residency training: past, present, and future. J Thorac Cardiovasc Surg 146:759–767
18. Baker CJ, Sinha R, Sullivan ME (2012) Development of a cardiac surgery simulation curriculum: from needs assessment results to practical implementation. J Thorac Cardiovasc Surg 144:7–16
19. Cristancho S, Moussa F, Dubrowski A (2012) Simulation-augmented training program for off-pump coronary artery bypass surgery: developing and validating performance assessments. Surgery 151:785–795
20. Lee R, Enter D, Lou X et al (2013) The joint council on thoracic surgery education coronary artery assessment tool has high inter-rater reliability. Ann Thorac Surg 95:2064–2070
21. Fann JI, Feins RH, Hicks GL et al (2012) Evaluation of simulation training in cardiothoracic surgery: the senior tour perspective. J Thorac Cardiovasc Surg 143:264–272

第五部分
未来展望：何以可继？

复合手术（OPCAB＋PCI/经导管主动脉瓣置入/去分支胸主动脉腔内修复） 27

Shigeyuki Tomita，Go Watanabe

（井然 彭昊 译 廖晓波 校）

摘 要

对于冠状动脉多支病变患者，复合式冠状动脉血运重建（hybrid coronary artery revascularization，HCR）是一种可供选择的治疗方法，它结合了CABG和经皮冠状动脉介入治疗（PCI）两者的优势。HCR的潜在优势在于：它无需将胸骨全部劈开，也不用体外循环；既有左乳内动脉（left internal mammary artery，LIMA）旁路移植至左前降支（LAD）的已被证明的远期生存优势，也具备对非LAD病变使用药物洗脱支架（DES）行PCI的收益。过去10年中，许多HCR相关报道证实了该术式的可行性和有效性，且有输血率较低、并发症较少、术后恢复较快的优点。然而，理想的患者人群、两种手术的时机、包括成本效益比（cost-effectiveness）在内的远期结果目前仍不清楚。本章中，我们阐述了当前HCR手术的相关内容，包括适应证、术式（一期手术或二期手术）、结果以及未来前景。其中未来前景包括了经导管主动脉瓣置入（transcatheter aortic valve implantation，TAVI）、胸主动脉腔内修复（thoracic endovascular aortic repair，TEVAR）等其他复合术式的展望。此外，我们强调建立一支紧密协作的心脏团队在HCR治疗中的重要性。

关键词

复合冠状动脉血运重建·冠心病·微创直视冠状动脉旁路移植术（MIDCAB）·HCR·TAVI·TEVAR

27.1 引言

一体化复合式冠状动脉血运重建（HCR）的概念首次出现于20世纪90年代中期[1]，其定义是对于特定的多支冠状动脉病变患者，联合使用以下两种术式：通过外科手段将左乳内动脉（LIMA）吻合到左前降支（LAD）；通过经皮冠状动脉介入治疗（PCI）处理非LAD的冠状动脉病变。HCR的潜在优势在于：该方法既拥有LIMA桥接LAD远期通畅率更高的公认优势，也具备PCI的便利性[2-4]。当然，由于LIMA移植至LAD的手术是通过左胸小切口完成，所以也被称为微创直视冠状动脉旁路移植术（MIDCAB）[5]。MIDCAB既不需要将胸骨完全劈开，也无需体外循环，可以减少输血量、插管时间、ICU 停留以及住院时间。另一方面，PCI 通过不断的改进和发展，已经成为一项成熟的冠状动脉血运重建技术，特别是随着药物洗脱支架（DES）的引入，PCI 部位的术后再狭窄发生率进一步减低，结果令人满意[6-7]。最近，已有一些文献报道了 HCR 大规模系列研究的中期结果。尽管在手术策略上有些区别，但包括桥血管通畅率、再干预率以及主要心脑血管不良事件（major adverse cardiac and cerebral events，MACCE）免除率的结果都可接受[2,8-12]。HCR 为某些临床高危的冠状动脉多支病变患者提供了另一种选择。

27.2　复合手术适应证以及心脏团队的作用

根据 2011 年美国心脏病学会基金会（ACCF）/美国心脏协会（AHA）关于 PCI 的指南，建议 HCR 适用于满足下列一项或多项条件的患者（证据等级：B）：①传统 CABG 受限，如近端主动脉严重钙化，或靶血管条件差不适于行 CABG（但可能 PCI 可行）；②缺乏合适的桥血管；③LAD 不适合 PCI[13]。

HCR 经典适应证包括如下冠状动脉多支病变：LAD 病变适合行 LIMA-LAD 吻合，但不适合行 PCI；而其他非 LAD 血管适合行 PCI。术前罹患恶性肿瘤、严重糖尿病、颈动脉狭窄或脑梗死的高风险患者，可能从 OPCAB 和避免胸骨完全劈开中获得更大收益。在复合手术中，LIMA-LAD 旁路吻合以 MIDCAB 方式或左侧胸腔的机器人内镜术式进行，需要延长单肺通气时间。因此，严重肺部疾患、胸腔不大或肥胖患者属于禁忌。HCR 适应证从解剖因素来看，患者不能存在左锁骨下动脉或 LIMA 狭窄。目前，血流动力学不稳定、急性冠状动脉综合征以及再次手术仍是 HCR 的禁忌证。

心脏团队对于实施 HCR 并获得可行结果与低并发症发生率至关重要[13-14]。由心脏介入医师和心脏外科医师组成的心脏团队应当：①回顾患者的医疗条件与冠状动脉解剖；②确定 PCI 和 LIMA-LAD 旁路移植技术合理可行；③术前与患者讨论血运重建的策略选择；④术后随访患者，包括抗血小板治

疗[12]。这支跨学科团队最终根据每位患者的解剖条件和危险因素进行讨论，为其提供最佳治疗策略。

27.3　一期复合手术

27.3.1　微创 CABG

所有手术均在全麻与双腔气管插管下进行。患者仰卧位，左胸垫高 20°～30°。术前将体外除颤电极片贴在患者胸壁上。术前行增强三维 CT（3-dimensional computed tomography，3DCT）极为有益，便于了解 LIMA 与 LAD 的精确解剖关系（图 27.1）。通过左侧胸壁小切口直视下或达芬奇机器人手术系统（Intuitive Surgical，Sunnyvale，CA，USA）获取 LIMA 桥血管。最近许多文献报道了通过达芬奇机器人在内镜下获取 LIMA。肝素注射后（1 mg/kg）切开心包，显露 LAD。应用 OPCAB 将原位 LIMA 远端吻合至 LAD。有两种吻合技术：一种是经由左侧胸壁小切口手工吻合，另一种是通过胸壁上的操作孔，使用达芬奇手术系统吻合。下一章中将详述应用机器人

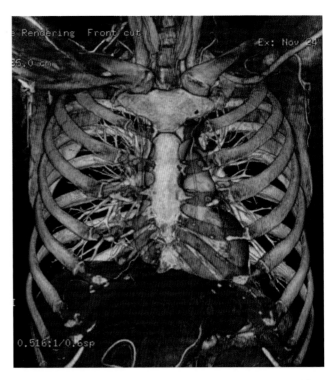

图 27.1　术前增强三维 CT（3DCT）显示乳内动脉和左前降支的精确走行

系统实施 LIMA-LAD 吻合的细节内容。完成吻合后，应当采用实时多普勒超声评估所有桥血管的流量。最后缝合皮肤切口，结束手术。

27.3.2　经皮冠状动脉介入治疗（PCI）

一期复合手术中，旁路移植手术完成后立即由心脏介入团队实施 PCI。血管造影评估吻合 LIMA-LAD 的桥血管通畅性以及质量，随后对非 LAD 的冠状动脉病变采用金属裸支架（BMS）或药物洗脱支架（DES）完成 PCI。PCI 术前，经鼻胃管给予 300 mg 负荷剂量的氯吡格雷。

术后，推荐置入 DES 的患者接受至少一年的阿司匹林和氯吡格雷双联抗血小板治疗。

27.4　一期手术还是二期手术？

一期或二期手术的适应证仍存在争议。ACC/AHA 的 PCI 指南中提到，复合冠状动脉血运重建可以在复合手术间内一期手术完成，或者分期进行。该指南同时也推荐，若分期手术，CABG 应在 PCI 之前进行，因为该术式可以让心脏介入医师：①在尝试 PCI 处理其他冠状动脉靶血管之前，评估 LIMA-LAD 的动脉桥通畅情况；②最大程度降低围术期出血风险，假如 PCI 之后再行 CABG，则可能增大出血风险。二期手术策略曾见于复合手术的早期报道，该术式的优势在于：减少了一期手术时间较长和术

中使用抗血小板药物导致术后潜在的出血风险。然而，一期手术的报道广泛见于许多最近的文献中，这是由于越来越多的中心已经配备了一体化复合手术室。复合手术室可以将患者转运和麻醉时间减至最低。最近一期手术相关报道显示，尽管持续联合使用阿司匹林和氯吡格雷，但出血量和输血需求都在下降。如果配备了复合手术室，则推荐一期手术，以达到效果最佳且风险最小。

27.5　复合手术的结果

27.5.1　中期结果

目前尚未见报道 HCR 相关的随机对照试验结果。多组回顾性系列研究发现，HCR 中期随访结果中，3～5 年的生存率为 84%～93%，且随访 3～5 年 MACCE 免除的生存率达到 75%～91%，详见表 27.1[8-12,15]。

27.5.2　复合手术 vs. OPCAB

只有 3 项比较 HCR 和 OPCAB 的研究发表（表 27.2）[8-9,16]。在这些研究中，与 OPCAB 组相比，HCR 组的输血量减少，气管插管和 ICU 停留时间缩短。此外，HCR 组住院期间的 MACCE 发生率也更低。HCR 手术可能减少术后并发症，从而缩短住院时间。

表 27.1　评估复合冠状动脉血运重建相关研究的系统综述

作者（文献）	出版年份	N	年龄	随访时间（月）	手术策略	手术方式	MACCE 免除的生存率（%）	死亡率（%）	PCI
Halkos 等[9]	2011	147	64.3±12.8	38.4（中位数）	主要为分期手术	Endo-ACAB	86	0.7	DES
Bonatti 等[10]	2012	226	61（31～90）		主要为分期手术	心脏停跳下的 TECAB	75.2	0	DES/BMS/PTCA
Repossini 等[15]	2013	166	65.8±10.3	54±27.6	分期手术	MIDCAB	83	1.2	DES/BMS
Adams 等[12]	2013	96	64±12	65.5±8.4	一期手术	机器人 MIDCAB	NR	0	DES/BMS
Shen 等[11]	2013	141	62.0±9.9	36（平均数）	一期手术	MIDCAB	93.6		DES

除非另外说明，数据均以均数±标准差的方式表示。
N：病例数；MACCE：主要心脑血管不良事件；Endo-ACAB：内镜下无创冠状动脉旁路移植术；TECAB：完全内镜下冠状动脉旁路移植术；MIDCAB：微创直视冠状动脉旁路移植术；DES：药物洗脱支架；BMS：金属裸支架；PTCA：经皮腔内冠状动脉血管成形术；NR：未报道

表 27.2 复合手术与 OPCAB 相比较的术后结果

手术结果	Halkos 等[9]		Hu 等[8]		Bachinsky 等[16]	
	复合手术 (n=147)	OPCAB (n=588)	复合手术 (n=104)	OPCAB (n=104)	复合手术 (n=25)	OPCAB (n=27)
年龄（岁）	64.3±12.5	64.3±12.8	61.8±10.2	62.4±8.0	63.2±10.5	66.8±10.7
住院时间（天）	6.6±6.7	6.1±4.7	8.2±2.6*	9.5±4.5*	5.1±2.8*	8.19±5.4*
ICU 留观时间（h）	57.4±145.0	52.7±87.8	34.5±35.6**	55.3±46.4**	28.5±13.9	57.89±84.7
气管插管时间（h）	17.0±30.8	22.7±89.5	11.6±6.3*	13.8±6.8*	NR	NR
输血	52 (34.4)**	329 (56.0)**	30 (28.8)**	54 (51.9)**	3 (12)**	18 (67)**
住院期间 MACCE 发生率	3 (2.0)	12 (2.0)	0 (0)	0 (0)	0 (0)	1 (4)
死亡	1 (0.7)	5 (0.9)	0 (0)	0 (0)	0 (0)	1 (4)
脑卒中	1 (0.7)	4 (0.7)	0 (0)	0 (0)	0 (0)	0 (0)
心肌梗死	1 (0.7)	3 (0.5)	0 (0)	0 (0)	0 (0)	0 (0)
心房颤动	109 (18.5)	29 (20.1)	12 (11.5)	7 (4.8)	4 (16)	8 (30)

所有值均以均值±标准差或数字（%）形式表示。

CABG：冠状动脉旁路移植手术；OPCAB：非体外循环冠状动脉旁路移植术；ICU：重症监护室；MACCE：主要心脑血管不良事件；MI：心肌梗死；NR：未报道。

* P 值 <0.05；** P 值 <0.005

27.5.3 费用问题

目前，一些文献对 HCR 与 OPCAB 的费用进行了比较。这些文献报道，由于增加 PCI 以及更长的手术时间，HCR 的术中费用显著高于 OPCAB；但另一方面，因为 ICU 停留和住院时间缩短，HCR 的术后费用较 OPCAB 为低[16-17]。尤其是，机器人完全内镜下冠状动脉旁路移植术（total endoscopic coronary artery bypass，TECAB）的手术时间比标准的 MIDCAB 手术时间更长。缩短 TECAB 的手术时间是减少 HCR 总费用的必要举措。

27.5.4 局限性

许多 HCR 相关报道都是小样本回顾性分析，且 HCR 术式也有所不同。需要进一步的研究（包括比较 PCI 或 OPCAB 的前瞻性随机对照试验），以明确何种患者群体将从 HCR 中获益最大。

27.6 复合手术的未来展望

27.6.1 OPCAB＋TAVI

一些冠心病（CAD）患者同时罹患严重的主动

脉瓣狭窄（aortic stenosis，AS），这两类疾病的病理生理发展机制类似。2011 年 AACF/AHA 的 CABG 指南中推荐，对于需要行 CABG 的患者，若同时伴有中/重度主动脉瓣狭窄，应同期行主动脉瓣置换术（Ⅰ类推荐）；若同时罹患轻度主动脉瓣狭窄，然而有证据表明主动脉瓣狭窄病程进展可能较快（如中/重度瓣叶钙化），且同期手术风险在可接受范围内时，也可以考虑同期行主动脉瓣置换术（Ⅱb类推荐）。过去 10 年中，同期行 CABG 和主动脉瓣置换术（aortic valve replacement，AVR）的患者数量增加了 1 倍。然而对于许多高危患者（例如心功能差、严重主动脉瓣钙化、颈动脉狭窄以及既往卒中史），心脏外科医师会犹豫同期施行 AVR 与 CABG。另一方面，既往做过 CABG 的患者若出现严重主动脉瓣狭窄，也让外科医师在把握手术适应证方面颇感棘手，因为再次手术有可能损伤桥血管，且与单纯 AVR 患者相比，此类患者的死亡率和合并症发生率更高。经导管主动脉瓣置入术（TAVI）已经被引入，并逐步演化为这类高危患者的备选术式。随着经验的积累以及器械改进，TAVI 能提供安全有效的治疗结果。

即便取得了如此大的进步，对于合并 CAD 的患者而言，TAVI 的手术风险仍高于未合并 CAD 的患者。

一些医疗中心报道了为同时罹患 CAD 与 AS 的

患者施行 PCI 和 TAVI，这种联合治疗也成为这类患者可选的手术方案之一[18]。但多支血管病变的 CAD 患者或冠状动脉病变不适合行 PCI 的患者，并非此术式的适应患者群。因此，OPCAB 可成为这类患者的另一种联合治疗方案。

OPCAB 的潜在优势在于它可以避免使用体外循环及其引起的各种围术期并发症。合并 CAD 和严重 AS 的患者，若不适合在体外循环下行常规 AVR，可以接受 OPCAB 和 TAVI 的联合治疗。先采用 OPCAB 完成多支冠状动脉血运重建，再一期或二期经导管实施 TAVI，这是一种理想的治疗策略。此外，这类高危合并症患者的升主动脉状况通常极差，术中使用"主动脉不接触"技术更合适。若冠状动脉开口在主动脉瓣膜释放时不幸被堵塞，这种情况下 OPCAB 技术也有用。OPCAB 术中在固定回旋支或后降支时要非常谨慎，因为严重 AS 患者的血流动力学容易崩溃。尚无在临床实践中联合使用 OPCAB 和 TAVI 技术的报道，但该术式将来会成为一项有潜力的治疗策略。

27.6.2　OPCAB＋去分支 TEVAR

老年 CAD 患者常合并主动脉瘤，因为动脉硬化是该类疾病进展的重要因素。当有胸主动脉瘤（thoracic aortic aneurysm，TAA）手术适应证的患者同时还合并冠心病时，若术前并发症较少，可以选择行人工血管置换同期 CABG。不过，外科医师应根据动脉瘤体部位、冠状动脉病变情况以及患者的术前并发症等因素，采取不同的手术策略。

另一方面，对降主动脉疾病行胸主动脉腔内修复术（TEVAR）已成为一项成熟的微创技术，其结果良好。此外，对于累及 0 区或 1 区（译者注：主动脉锚定区由东京医科大学的 Ishimaru 等提出，其中 0 区是指从窦管交界起至无名动脉开口后方为止的主动脉区域，1 区指从无名动脉开口后方起至左颈总动脉开口后方止的主动脉区域）的复杂主动脉弓动脉瘤患者，可采用多种去分支手术进行治疗。因此，对于同时具有 CAD 及 TAA 手术适应证的高危患者，OPCAB 和 TEVAR 联合治疗被认为具有创伤最小的潜在优势。

特别是对于同时罹患 CAD 和复杂主动脉弓动脉瘤的患者，OPCAB 联合无需体外循环的去分支 TE-VAR 技术，是一项很有吸引力的治疗策略。

27.6.2.1　OPCAB 同期主动脉上去分支技术

血管腔内支架置入时需要有满意的锚定区，以保证支架近端良好的固定和密封。因此，位于 0 区和 1 区的复杂主动脉弓动脉瘤，实施去分支手术时，需要覆盖无名动脉或左颈总动脉。主动脉上去分支技术（supra-aortic debranching technique）是去分支 TEVAR 的选择方案之一[20]。在这项技术中，胸骨完全劈开，侧壁钳钳夹后，将去分支的人工血管近端缝合在自体升主动脉上，依次将人工血管的远端缝合在无名动脉、左颈总动脉和左锁骨下动脉。然后通过人工血管的其他分支（other debranched limb）顺行或经股动脉逆行放置主动脉腔内支架。该技术能够同期行 OPCAB 和去分支 TEVAR，可应用于合并 CAD 和 TAA 的患者。该技术的优势在于：①这两种手术过程中均避免了体外循环；②使用双侧 IMA 作为桥血管，保证了良好的远期通畅率；③通过单一切口完成所有手术。然而，此类患者的升主动脉质地有时太糟糕而又无法避免使用侧壁钳，也无法完成游离桥血管的近端吻合。此外，顺行释放支架有可能引起内膜损伤或造成升主动脉夹层。选择该技术时，必须术前使用增强 CT 对主要血管的细节特点进行评估，并且术中应用主动脉表面超声。

27.6.2.2　使用非解剖性转流术的去分支 TEVAR 和 OPCAB

使用非解剖性转流（extra-anatomical bypass）——如颈-颈动脉转流或锁骨下-锁骨下动脉转流的去分支 TEVAR，是同时合并 CAD 和 TAA 患者的另一选择。位于 1 区的主动脉弓动脉瘤需要覆盖左颈总动脉和左锁骨下动脉，非解剖性转流能够以较小的创伤维持这些动脉的血流灌注。一些研究者报道，这种去分支技术的结果较好[19-20]。通过使用去分支技术，联合 OPCAB 和 TEVAR 的复合手术得以完成。通过胸骨正中切口，以 OPCAB 方式完成冠状动脉完全血运重建之后，然后一期或二期实施去分支的 TEVAR 手术。本章作者及同事具有以二期手术方式完成这种复合手术的一定经验，并取得良好的临床效果。这一复合手术并不复杂，可以安全施行，也未发生围术期脑卒中。然而，这项技术的劣势在于：由于左锁骨下动脉开口被血管内支架覆盖，且被封堵以避免残端漏，这造成 LIMA 难以作为桥血管使用。若我们为复杂病变患者使用原位 LIMA 作为桥血管，实施 LAD 旁路吻合，就需要行右颈总动脉-左颈总动脉-左锁骨下动脉的转流或是右锁骨下动脉-左锁骨下动脉转流，以确保随后 TEVAR 手术中的血流（图 27.2）。本文作者等在 LIMA-LAD 旁路移植与这种非解剖性转流的联合术式方面有一些经验，但是，这一术式无法保证 LIMA 的长期血流，因此应当慎重考虑 LIMA 桥的应用。

随着 CAD 患者年龄增大，合并疾病（如 AS 或 TAA）的情况不断增多。心脏和大血管疾病同期发病的概率日渐频繁，这需要术前对该类患者进行仔细评估。心血管外科医师不得不基于上述评估来选择最佳手术策略。OPCAB 已是一种并发症较少且远期通畅率较高的成熟技术，并且 TEVAR 也随着器械技术和外科医师技术的进步而发展。因此，OP-CAB 和 TEVAR 的联合治疗可能会成为复杂患者的一种可供选择的复合术式。

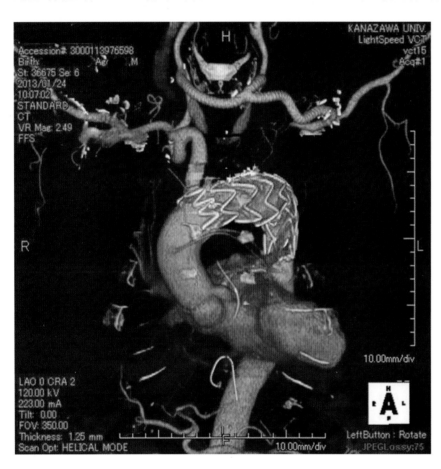

图 27.2 三维 CT 显示从右颈总动脉-左颈总动脉-左锁骨下动脉的转流以及胸主动脉腔内支架。该患者在 TEVAR 术前 1 个月已接受包括 LIMA-LAD 旁路移植的三支血管 OPCAB

参考文献

1. Angelini GD, Wilde P, Salerno TA, Bosco G, Calafiore AM (1996) Integrated left small thoracotomy and angioplasty for multivessel coronary artery revascularisation. Lancet 347:757
2. Murphy GJ, Bryan AJ, Angelini GD (2004) Hybrid coronary revascularization in the era of drug-eluting stents. Ann Thorac Surg 78:1861–1867
3. Verhaegh AJ, Accord RE, van Garsse L, Maessen JG (2013) Hybrid coronary revascularization as a safe, feasible, and viable alternative to conventional coronary artery bypass grafting: what is the current evidence? Minim Invasive Surg 2013:10 p
4. Green KD, Lynch DR Jr, Chen TP, Zhao D (2013) Combining PCI and CABG: the role of hybrid revascularization. Curr Cardiol Rep

15(4):351
5. Acuff TE, Landreneau RJ, Griffith BP, Mack MJ (1996) Minimally invasive coronary artery bypass grafting. Ann Thorac Surg 61(1):135–137
6. Vassiliades TA Jr, Douglas JS, Morris DC, Block PC, Ghazzal Z, Rab ST, Cates CU (2006) Integrated coronary revascularization with drug-eluting stents: immediate and seven-month outcome. J Thorac Cardiovasc Surg 131:956–962
7. Serruys PW, Onuma Y, Garg S, Vranckx P, De Bruyne B, Morice MC, Colombo A, Macaya C, Richardt G, Fajadet J, Hamm C, Schuijer M, Rademaker T, Wittebols K, Stoll HP, II ARTS Investigators (2010) 5-year clinical outcomes of the ARTS II (Arterial Revascularization Therapies Study II) of the sirolimus-eluting stent in the treatment of patients with multivessel de novo coronary artery lesions. J Am Coll Cardiol 55:1093–1101
8. Hu S, Li Q, Gao P, Xiong H, Zheng Z, Li L, Xu B, Gao R (2011) Simultaneous hybrid revascularization versus off-pump coronary

artery bypass for multivessel coronary artery disease. Ann Thorac Surg 91:432–438

9. Halkos ME, Vassiliades TA, Douglas JS, Morris DC, Rab ST, Liberman HA, Samady H, Kilgo PD, Guyton RA, Puskas JD (2011) Hybrid coronary revascularization versus off-pump coronary artery bypass grafting for the treatment of multivessel coronary artery disease. Ann Thorac Surg 92:1695–1701

10. Bonatti JO, Zimrin D, Lehr EJ, Vesely M, Kon ZN, Wehman B, de Biasi AR, Hofauer B, Weidinger F, Schachner T, Bonaros N, Friedrich G (2012) Hybrid coronary revascularization using robotic totally endoscopic surgery: perioperative outcomes and 5-year results. Ann Thorac Surg 94(6):1920–1926. discussion 1926. doi:10.1016/j.athoracsur.2012.05.041

11. Shen L, Hu S, Wang H, Xiong H, Zheng Z, Li L, Xu B, Yan H, Gao R (2013) One-stop hybrid coronary revascularization versus coronary artery bypass grafting and percutaneous coronary intervention for the treatment of multivessel coronary artery disease: 3-year follow-up results from a single institution. J Am Coll Cardiol 61:2525–2533

12. Adams C, Burns DJ, Chu MW, Jones PM, Shridar K, Teefy P, Kostuk WJ, Dobkowski WB, Romsa J, Kiaii B (2014) Single-stage hybrid coronary revascularization with long-term follow-up. Eur J Cardiothorac Surg 45(3):438–442

13. Levine GN, Bates ER, Blankenship JC, Bailey SR, Bittl JA, Cercek B, Chambers CE, Ellis SG, Guyton RA, Hollenberg SM, Khot UN, Lange RA, Mauri L, Mehran R, Moussa ID, Mukherjee D, Nallamothu BK, Ting HH, American College of Cardiology Foundation, American Heart Association Task Force on Practice Guidelines, Society for Cardiovascular Angiography and Interventions (2011) ACCF/AHA/SCAI guideline for percutaneous coronary intervention. A report of the American College of Cardiology Foundation/American Heart Association Task Force on practice guidelines and the society for cardiovascular angiography and interventions. J Am Coll Cardiol 58:e44–e122

14. Conradi L, Treede H, Reichenspurner H (2013) Hybrid coronary revascularization: a task for the true heart team! Eur J Cardiothorac Surg 2013:30

15. Repossini A, Tespili M, Saino A, Kotelnikov I, Moggi A, Di Bacco L, Muneretto C (2013) Hybrid revascularization in multivessel coronary artery disease. Eur J Cardiothorac Surg 44:288–293

16. Bachinsky WB, Abdelsalam M, Boga G, Kiljanek L, Mumtaz M, McCarty C (2012) Comparative study of same sitting hybrid coronary artery revascularization versus off-pump coronary artery bypass in multivessel coronary artery disease. J Interv Cardiol 25:460–468

17. de Cannière D, Jansens JL, Goldschmidt-Clermont P, Barvais L, Decroly P, Stoupel E (2001) Combination of minimally invasive coronary bypass and percutaneous transluminal coronary angioplasty in the treatment of double-vessel coronary disease: two-year follow-up of a new hybrid procedure compared with "on-pump" double bypass grafting. Am Heart J 142:563–570

18. Gasparetto V, Fraccaro C, Tarantini G, Buja P, D'Onofrio A, Yzeiraj E, Pittarello D, Isabella G, Gerosa G, Iliceto S, Napodano M (2013) Safety and effectiveness of a selective strategy for coronary artery revascularization before transcatheter aortic valve implantation. Catheter Cardiovasc Interv 81(2):376–383. doi:10.1002/ccd.24434. Epub 2012 May 2

19. De Rango P, Cao P, Ferrer C, Simonte G, Coscarella C, Cieri E, Pogany G, Verzini F (2013) Aortic arch debranching and thoracic endovascular repair. J Vasc Surg. doi:10.1016/j.jvs.2013.07.010 pii: S0741-5214(13)01320-7. [Epub ahead of print]

20. Bavaria J, Vallabhajosyula P, Moeller P, Szeto W, Desai N, Pochettino A (2013) Hybrid approaches in the treatment of aortic arch aneurysms: postoperative and midterm outcomes. J Thorac Cardiovasc Surg 145(3 Suppl):S85–S90. Epub 2012 Dec 20

机器人手术

Shigeyuki Tomita，Go Watanabe

（袁昭顺　符显明　译　廖晓波　校）

摘要

　　过去二十多年来，随着机器人手术系统的进步以及外科医师追求先进技术的热情高涨，机器人冠状动脉手术已有长足进展。机器人辅助外科技术已经突破了传统内镜手术的限制。目前世界上可用于心脏手术的机器人只有达芬奇（da Vinci）手术系统（Intuitive Surgical，Inc.，Sunnyvale，CA，USA）。

　　标准的全内镜下冠状动脉旁路移植术（totally endoscopic coronary artery bypass graft，TECAB）包括左乳内动脉（LIMA）吻合到左前降支（LAD），该手术流程如下：①全麻，双腔气管插管，单侧肺通气；②仰卧位，左侧胸部稍垫高；③三孔分别位于左腋前线第三、五、七肋间内侧 1 cm 处。手术臂塔（surgical cart）连接好内镜以及器械孔之后，按照以下顺序实施手术：获取 LIMA，打开心包识别 LAD，固定靶血管，行 LIMA-LAD 吻合。

　　心脏不停跳或停跳下 TECAB 的近期结果可接受，但中远期结果仅有少数研究报道。病例选择对于减少 TECAB 的手术风险和并发症极为重要。

关键词

全内镜下冠状动脉旁路移植术・达芬奇手术系统・TECAB

28.1　引言

　　随着外科器械的创新，过去二十年来微创手术蓬勃发展。在 CABG 领域内，OPCAB 和无需正中胸骨全部切开的微创直视冠状动脉旁路移植术（MIDCAB）让住院时间更短、康复更快，且取得更好的美容效果，因而受到推荐[1-3]。早期，内镜技术在 CABG 中专门用来取左乳内动脉（LIMA）[2-3]。1999 年，Watanabe 及其团队首次报道了全内镜下不停跳 CABG，应用全内镜获取 LIMA，并在闭合胸腔内吻合到左前降支（LAD）（图 28.1）。这种没有

机器人操作系统的传统内镜手术，需要高超的外科技巧和一些特殊设备。机器人辅助内镜手术业已发展，并突破了传统内镜手术的限制。在心脏手术领域中，机器人技术首先应用于二尖瓣手术。Loulmet 及其团队首次成功应用机器人辅助系统，在停跳心脏上实施了全内镜下冠状动脉旁路移植术（TECAB）[5]。2000 年，Falk 及其团队首次报道了在机器人辅助下实施不停跳 TECAB。迄今，多项研究使用了达芬奇手术系统（Intuitive Surgical，Inc.，Sunnyvale，CA，USA）开展停跳或不停跳的 TECAB[5-13]。本章中，我们讨论 TECAB 的患者选择、手术过程及治疗效果。

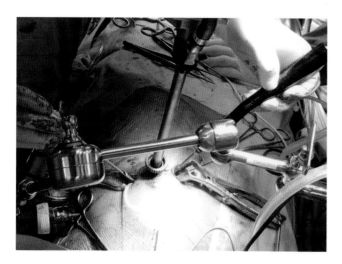

图 28.1 采用内镜稳定器而无外科机器人完成全内镜下冠状动脉旁路移植术

28.2 患者选择

从冠状动脉病变的角度来看,左前降支严重狭窄或完全闭塞的患者是行单根血管 TECAB 最理想的手术病例。两支或三支血管病变(LAD 完全或次全闭塞,非 LAD 病变适合于 PCI)的患者可以选择两支血管 TECAB,或联合 TECAB 与 PCI 的复合手术。机器人 TECAB 术中的乳内动脉(internal mammary artery,IMA)获取及冠状动脉吻合是由经器械孔伸入胸腔内的机械钳和持针器来完成操作。因此,患者若是胸腔小或者心脏与胸骨之间的间隙窄,就会造成机械钳之间的干扰,并不适合这类手术。此外,患有严重肺部疾病会延长单肺通气时间,IMA 狭窄或同侧锁骨下动脉狭窄均是 TECAB 的禁忌证。血流动力学不稳定、急性冠状动脉综合征、心肌梗死后伴有室壁瘤形成的巨大左心室或再次手术也都是 TECAB 的禁忌证。

由于 TECAB 是一项需要创新技术和特殊外科技巧的术式,外科医师必须十分仔细地挑选合适患者。

28.3 手术流程

所有手术均需行全麻下双腔气管插管、单肺通气。术前胸部贴体外除颤电极板。

28.3.1 患者体位

使用 LIMA 或双侧 IMA 时,采取左胸稍抬高、左上臂稍低的仰卧位。若经左侧胸腔游离右侧乳内动脉(right IMA,RIMA)困难时,在从左侧获取 LIMA 完毕之后,恢复患者于仰卧位,并向对侧旋转手术床,然后经右侧胸腔获取 RIMA。

对于一些女性患者,用胶带将乳房推向内侧会易于经器械孔插入机械钳。

28.3.2 插孔布局

优化的插孔设置可以避免机械臂的相互碰撞,对于 IMA 的全长获取以及随后 LIMA-LAD 吻合极为重要。术前增强三维 CT(3DCT)检查对于精确了解肋间隙、LIMA 与 LAD 的解剖关系非常有帮助。

在腋前线内侧 1 cm 或 2 cm 的第 3、5、7 肋间做 3 个长约 1 cm 的切口。某些情况下,右侧和左侧的器械孔可以位于腔镜孔内侧。左肺塌陷后,选择中间切口作为腔镜孔,开始充入二氧化碳,以显露心脏与胸骨之间的间隙。首先将 30° 角朝上的镜头插入,检查胸腔,然后在腔镜的监测下,将左侧和右侧的器械孔分别插入第 3 及第 7 肋间。然后将达芬奇手术臂塔移至手术床边,装配好腔镜和器械臂(图 28.2)。

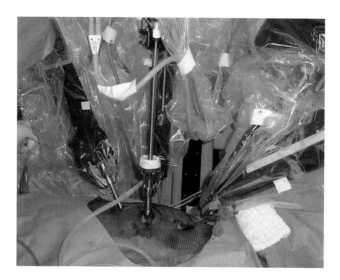

图 28.2 将腔镜和器械臂连接至达芬奇手术系统。腔镜孔和两侧的器械孔分别于第 3、第 5 和第 7 肋间插入

28.3.3 获取 IMA

应用机器人设备获取 IMA，需要采用低能量电凝切断小分支，止血夹切断大分支，实现乳内动脉完全骨骼化。日本使用超声刀获取骨骼化的 IMA，但还无法在达芬奇手术系统中应用。推荐不直接钳夹 IMA，因为机器人钳夹的力度之大出乎意料。如果无法获得足够的操作空间，只要患者血流动力学不受影响，可以提高胸腔内压力，也可以通过电力胸骨提升系统（electrical sternum lifting system）抬高胸骨[14]。幸亏上述各种技术以及钳尖自由度的提高，可以在较短的学习周期内，相对容易地自锁骨下动脉分叉处向下获取全长 IMA[5]。当需要从左侧胸腔获取双侧 IMA 时，在获取 LIMA 之前，首先通过胸骨和心包之间的脂肪组织获取 RIMA 会更好，因为游离好的 LIMA 在术野附近，会干扰获取 RIMA 时的机械钳操作。

28.3.4 LIMA-LAD 的吻合

28.3.4.1 心脏不停跳的 TECAB

全身肝素化使活化凝血时间（ACT）值超过300 s，打开心包，显露出 LAD。术野准备完成后，在内镜引导下沿肋下缘置入稳定器的穿刺套管（stabilizer port）。EndoWrist 稳定器（Intuitive Surgical，Sunnyvale，CA，USA）连接在达芬奇手术系统的第四个机械臂上，用于固定吻合区域。这种吸吮型稳定器赋予主刀外科医师完全的控制力，可提供更好的显露和更稳定的操作，使得高度复杂的内镜手术（如心脏停跳和不停跳的三支和四支 CABG）得以开展。腔内稳定器（endostabilizer）放置到LAD 吻合区域的上游邻近处，解剖出冠状动脉靶血管，并用 2 根硅胶马鞍型套带进行阻断。

LIMA-LAD 吻合技术有两种：①使用 S18 U 型夹（Medtronic，Minneapolis，MN，USA）间断缝合；②使用 7-0 聚丙烯线连续缝合。

Srivastava 及其团队详细报道了采用 U 型夹间断缝合技术[10]。该技术如下所述：将 IMA 远端横向剪断一部分，保留"足尖"相连，远侧将 5 个 S18 U 型夹缝针自外向内穿过 IMA（图 28.3）。再完全剪断 LIMA 远端，并使之靠近吻合部位。LIMA 内之前缝入的 5 个 U 型夹自内向外依次穿过 LAD 远

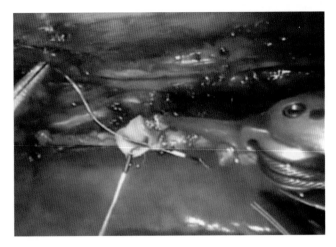

图 28.3　IMA 远端部分横向剪断，保留"足尖"相连，于 LIMA 远侧由外向内置入 5 枚 S18 U 型夹

侧，然后将 LIMA 推下。最后将另外 3 个 U 型夹放在近侧完成吻合（图 28.4）。依靠机器人完成间断冠状动脉吻合，既降低了发生连续缝合"荷包效应"的可能性，也较连续缝合容易操作，还有助于克服达芬奇手术系统触觉反馈缺失这一固有缺陷。不过，U 型夹无法轻易采购得到。

另一种机器人技术则是使用 7-0 聚丙烯线连续缝合，遵循标准的 OPCAB 技术。然而，TECAB 的操作空间受限；Bonatti 及其团队报道的一种专门缝针和缝线可能适用于 TECAB[15]。吻合结束、鱼精蛋白中和肝素后，必须使用时差法多普勒超声确认所有桥血管血流。当每台 TECAB 所有操作结束后，外科医师都必须用内镜检查所有腔镜孔和器械孔的

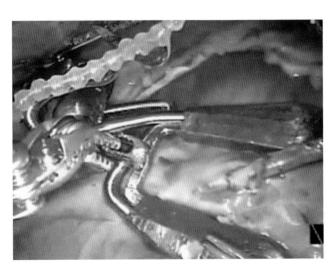

图 28.4　应用 EndoWrist 稳定器（Intuitive Surgical，Sunnyvale，CA，USA）总共植入 8 枚 U 型夹完成吻合

止血情况。穿刺孔出血是术后出血再次开胸的原因之一，因为机械臂的力量有可能损伤肋间动脉或静脉。

为了保证不停跳 TECAB 的安全以及精细吻合，获得无血的稳定术野极其重要。此外，对于突发心律失常或血流动力学不稳定，事先准备好体外循环辅助也非常重要。

28.3.4.2　心脏停跳的 TECAB

Bonatti 及其团队倾向于心脏停跳下 TECAB 这一术式。采用股动静脉插管，应用一种尖端带球囊的设备（Cardiovations，Edwards Lifesciences Inc.，Irvine，CA，USA；或者 Estech，San Ramon，CA，USA）行主动脉腔内阻断（aortic endo-occlusion），并用 7-0 聚丙烯线连续缝合来吻合冠状动脉[15]。患者的体位、腔镜孔及器械孔布局与不停跳 TECAB 基本相同。连续缝合时，固定足跟和足尖的"两针法（two-point fixation）"技术可以防止绕线。另外，外科医生必须将吻合口区域彻底止血，因为吻合结束后在内镜下很难控制"足跟"部出血。

28.3.4.3　替代吻合的装置

Balkhy 等在不停跳 TECAB 中曾使用冠状动脉吻合连接器（coronary anastomotic connectors）[16]。一项欧洲多中心临床试验研究显示，C-Port Flex-A 远端吻合装置（Cardica，Redwood City，CA，USA）术后 6 个月的静脉桥通畅率超过 95%。随后在 2005 年，美国批准使用该设备[17]。C-Port 装置使用多个间断缝合的不锈钢夹，完成端-侧吻合。C-Port 装置的柔性杆（flexible shaft）使其可以通过穿刺套管，并有利于外科医师真正在内镜下实施冠状动脉旁路移植。他们总结道，C-Port 装置可以在心脏不停跳下安全、可重复地实施机器人 TECAB（单支或多支血管），并获得优良的近中期结果。尽管该装置的装载需要一些技术，但未来可能发展成为一种新的替代吻合方法。

28.3.5　多支血管的机器人 TECAB

随着机器人技术的应用，许多医院都实施了 LIMA-LAD 的单支冠状动脉旁路移植，结果可行。机器人外科技术的进一步发展使得多支血管 CABG 成为可能。一些率先开展 TECAB 的外科团队报道了超过 100 例的机器人多支血管 TECAB[15,18]。多支血管 TECAB 的基本手术要求与单支血管的 TECAB 一样，包括了麻醉、患者体位、穿刺孔位置以及体外循环的准备。无论是停跳还是不停跳，多支血管 TECAB 中最重要的是冠状动脉靶血管的显露和稳定。安装在达芬奇手术系统（同样适用于达芬奇 S 或 Si 系统）第 4 机械臂上的 EndoWrist 稳定器在该术式中非常有用。Bonatti 及其团队报道了使用这一腔内稳定器显露靶血管的技术[19]。

实施多支血管 TECAB，双侧 IMA 的使用必不可少。当然，还需要应用 LIMA 与 RIMA 构建 Y 型复合桥技术或序贯旁路移植技术。

在不停跳多支血管 TECAB 中，可以使用上述 C-Port Flex-A 远端吻合装置；但需要增加第 5 个穿刺孔，用于插入与释放该装置[17]。任何情况下，希望开展多支血管 TECAB 的话，外科医师均需要根据围术期风险和冠状动脉病变慎重选择患者，并通过训练提高自身手术技能。

28.4　机器人手术的治疗结果

28.4.1　术中结果

与标准 OPCAB 相比，TECAB 伴随多种并发症。TECAB 术中的排除标准包括：①胸膜粘连；②LAD 心肌桥；③操作空间不足；④LAD 钙化严重。无法行不停跳和停跳 TECAB 的最常见原因是 LAD 心肌桥和操作空间不足。在 LAD 心肌桥病例中，肋间隙切开一小切口以寻找 LAD，也可使用心外膜超声。某些病例中，术者会将对角支误认为 LAD。为避免这一错误，重要的是从肺动脉向心尖纵向打开心包、在靶血管周围心外膜组织上放置夹子予以标记。操作空间不足限制了机械钳的活动范围，因此，TECAB 不得不中转为 MIDCAB。

不停跳 TECAB 术中，中转为小切口开胸（MIDCAB）最常见的病因包括：①LAD 损伤；②血流动力学不稳定；③患者不耐受单肺通气；④心外膜或吻合口出血；⑤靶血管稳定不佳。当血流动力学不稳定时，股动静脉插管的体外循环辅助下不停跳血管吻合非常安全可行。笔者曾有过一次因心脏稳定器吸力过强，导致心外膜出血而中转开胸的经历。已有的文献报道中，中转的比例为 4%～24%[7-13]。

另一方面，停跳 TECAB 术中中转的主要原因常常是体外循环难以建立，包括主动脉内球囊破裂或者严重髂动脉病变导致放置导丝困难。

28.4.2　近期手术结果

一些文献报道了过去十年的短期结果（表28.1）。停跳和不停跳TECAB相比较，中转为胸腔大切口、脑卒中、死亡率以及术后心肌梗死的发生率接近[7-13]。

与2013年日本冠状动脉外科协会报道的数值相比，这一结果并不差。再手术止血的发生率在停跳TECAB组更高，这些结果可能受体外循环手术时间延长的影响。

多支血管TECAB的手术时间显著长于单支血管TECAB。

Bonatti及其团队报道：两支血管TECAB的手术时间（平均375 min）明显长于单支血管TECAB时间（平均240 min）[19]。Srivastava及其团队的报道结果类似，多支血管TECAB需要更长的手术时间[18]。而从美容效果来看，TECAB这一术式令患者非常满意（图28.5）。

28.4.3　中远期结果

一些研究报道了中远期结果，1年以上（3～8年）生存率为94.5%。Bonatti及其团队报道了最大规模、最可靠的机器人TECAB中远期结果[15]。术中结果显示，两支血管TECAB比单支血管TECAB需要更长的手术时间（平均375 min vs. 240 min；$P < 0.001$）、更高的中转胸部大切口的概率（20.7% vs. 9.3%；$P < 0.001$）。术后结果相比较，住院时间均为6天，单支血管与两支血管TECAB组的患者死亡率相当。两支或单支血管TECAB的术后5年累积生存率（95.8% vs. 93.9%）、主要心脑血管不良事件免除率（83.1% vs. 73.5%）、心绞痛免除率（91.1% vs. 85.1%）无明显差异。这些远期效果与标准CABG相当[20]。TECAB远期结果相关报道极少，所以有必要累积病例，以证实这些极少数报道中的数据是否具有可重复性。

表 28.1　不停跳或停跳 TECAB 的结果

文章和年份（参考文献）	数量	中转开胸	再手术止血（%）	死亡率（%）	脑卒中（%）	心肌梗死（%）	新发 AF（%）	再次血运重建率（%）	住院时间（天）
不停跳 TECAB									
Srivastava 2012[18]	164	0（0%）	2.4	0.6	0.6	0.6	7.9	2.4	—
Dhawan 2012[13]	106	4（3.8%）	3.8	3.8	1.9	—	16.0	2.8	5.2±3.1
Gao 2011[12]	60	2（3.3%）	1.7	—	—	—	—	0.0	5.0±1.5
Jegaden 2011[11]	78	19（24%）	8.5	1.7	0.0	3.4	—	10.2	5.5±1.6
Balkhy 2011[16]	120	3（2.5%）	1.6	0.8	0.8	0.8	—	0.0	3.3±2.2
Srivastava 2010[10]	241	27（11%）	0.9	0.0	0.5	0.0	10.3	1.4	—
de Canniere 2007[9]	111	37（33%）	—	2.2	—	1.2	—	4.1	—
加权平均数	880[a]	92[a]（10%）	2.6	1.2	0.7	0.8	10.7	2.6	
停跳 TECAB									
Bonatti 2012[19] 单支血管	334	31（9.3%）	6.3	0.3	1.8	0.0	15.0	—	6.0
Bonatti 2012[19] 双支血管	150	31（21.7%）	4.7	2.0	0.7	2.0	13.8	—	6.0
de Canniere 2007[9]	117	27（23%）	—	1.1	—	1.1	—	2.2	—
Argenziano 2006[8]	98	5（5.1%）	3.5	0.0	0.0	1.2	1.2	4.7	5.1±3.4
Dogan 2002[7]	45	10（22.2%）	5.7	—	2.2	2.2	—	—	8.6±2.7[b]
加权平均数	744[a]	104[a]（14.0%）	5.8	0.9	1.2	1.8	5.1	3.5	

TECAB：全内镜下冠状动脉旁路移植术；AF：心房颤动
[a] 全部
[b] 单支血管患者

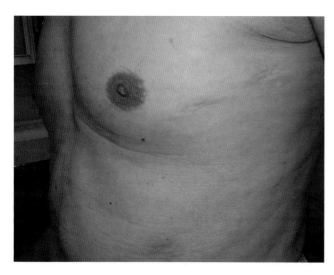

图 28.5　单支血管 TECAB 患者术后 3 个月图片

28.5　机器人手术展望

　　过去二十多年中，随着机器人手术系统的不断革新、优秀外科医师高涨的进取热情，机器人冠状动脉手术已经有了长足进展。因为他们的努力及理念，第三代达芬奇手术系统已经可以用于多支血管CABG。但是，这一机器人手术术式天然就存在一些问题。第一，日本 OPCAB 占了所有 CABG 中的60%，且随机对照试验证实其疗效极佳。因此，优秀的外科医师必须积累 TECAB 病例，且手术并发症更低，手术结果满意。第二，开展 TECAB 存在学习曲线，有经验的外科医师还必须经过专门的严格训练，才能掌握机器人手术技巧。在一些医院的训练课程中实施机器人手术，对于在全世界范围内推广它是极为重要的[21]。因此，有必要将 TECAB 的许多备选病例集中在特定医院中接诊。TECAB 并不是一种完全成熟的术式，因此，主要应该由全体成员都接受过训练的外科团队实施。第三，尚无严格的患者选择标准。大部分医院在单支血管 TECAB 的选择标准方面趋同。但是，仍没有多支血管 TECAB 的标准。在这种情况下，LIMA-LAD 的 TECAB 联合PCI 的复合手术是一种理想的冠状动脉血运重建替代方式。未来，随着那些病例的累积，多支血管TECAB 的标准将会确立。

　　为了创造手术时间更短和治疗效果更好的优异术式，需要发展新技术，包括手术器械的微型化或研发新的小型吻合设备。

参考文献

1. Benetti FJ, Ballester C (1995) Use of thoracoscopy and a minimal thoracotomy, in mammary-coronary bypass to left anterior descending artery, without extracorporeal circulation: experience in 2 cases. J Cardiovasc Surg (Torino) 36(2):159–161
2. Calafiore AM, Giammarco GD, Teodori G, Bosco G, D'Annunzio E, Barsotti A, Maddestra N, Paloscia L, Vitolla G, Sciarra A, Fino C, Contini M (1996) Left anterior descending coronary artery grafting via left anterior small thoracotomy without cardiopulmonary bypass. Ann Thorac Surg 61(6):1658–1663; discussion 1664–5
3. Acuff TE, Landreneau RJ, Griffith BP, Mack MJ (1996) Minimally invasive coronary artery bypass grafting. Ann Thorac Surg 61(1):135–137
4. Watanabe G, Takahashi M, Misaki T, Kotoh K, Doi Y (1999) Beating-heart endoscopic coronary artery surgery. Lancet 354(9196):2131–2132
5. Loulmet D, Carpentier A, d'Attellis N, Berrebi A, Cardon C, Ponzio O, Aupècle B, Relland JY (1999) Endoscopic coronary artery bypass grafting with the aid of robotic assisted instruments. J Thorac Cardiovasc Surg 118(1):4–10
6. Falk V, Diegeler A, Walther T, Banusch J, Brucerius J, Raumans J, Autschbach R, Mohr FW (2000) Total endoscopic computer enhanced coronary artery bypass grafting. Eur J Cardiothorac Surg 17(1):38–45
7. Dogan S, Aybek T, Andressen E, Byhahn C, Mierdl S, Westphal K, Matheis G, Moritz A, Wimmer-Greinecker G (2002) Totally endoscopic coronary artery bypass grafting on cardiopulmonary bypass with robotically enhanced telemanipulation: report of forty-five cases. J Thorac Cardiovasc Surg 123(6):1125–1131
8. Argenziano M, Katz M, Bonatti J, Srivastava S, Murphy D, Poirier R, Loulmet D, Siwek L, Kreaden U, Ligon D, TECAB Trial Investigators (2006) Results of the prospective multicenter trial of robotically assisted totally endoscopic coronary artery bypass grafting. Ann Thorac Surg 81(5):1666–1674; discussion 1674–5
9. de Cannière D, Wimmer-Greinecker G, Cichon R, Gulielmos V, Van Praet F, Seshadri-Kreaden U, Falk V (2007) Feasibility, safety, and efficacy of totally endoscopic coronary artery bypass grafting: multicenter European experience. J Thorac Cardiovasc Surg 134(3):710–716
10. Srivastava S, Gadasalli S, Agusala M, Kolluru R, Barrera R, Quismundo S, Kreaden U, Jeevanandam V (2010) Beating heart totally endoscopic coronary artery bypass. Ann Thorac Surg 89(6):1873–1879. doi:10.1016/j.athoracsur.2010.03.014; discussion 1879–80
11. Jegaden O, Wautot F, Sassard T, Szymanik I, Shafy A, Lapeze J, Farhat F (2011) Is there an optimal minimally invasive technique for left anterior descending coronary artery bypass?. J Cardiothorac Surg 6:37. doi:10.1186/1749-8090-6-37
12. Gao C, Yang M, Wu Y, Wang G, Xiao C, Zhao Y, Wang J (2011) Early and midterm results of totally endoscopic coronary artery bypass grafting on the beating heart. J Thorac Cardiovasc Surg 142(4):843–849. doi:10.1016/j.jtcvs.2011.01.051. Epub 2011 Mar 8
13. Dhawan R, Roberts JD, Wroblewski K, Katz JA, Raman J, Chaney MA (2011) Multivessel beating heart robotic myocardial revascularization increases morbidity and mortality. J Thorac Cardiovasc Surg 143(5):1056–1061. doi:10.1016/j.jtcvs.2011.06.023. Epub 2011 Dec 14
14. Watanabe G, Matsumoto I, Kiuchi R (2013) Novel sternum lifting technique for robotic internal thoracic artery graft harvesting.

Innovations (Phila) 8(1):76–79. doi:10.1097/IMI.0b013e31828d90ee

15. Bonatti J, Lehr EJ, Schachner T, Wiedemann D, Weidinger F, Wehman B, de Biasi AR, Bonaros N, Griffith B (2012) Robotic total endoscopic double-vessel coronary artery bypass grafting–state of procedure development. J Thorac Cardiovasc Surg 144(5):1061–1066. doi:10.1016/j.jtcvs.2012.08.023

16. Balkhy HH, Wann LS, Krienbring D, Arnsdorf SE (2011) Integrating coronary anastomotic connectors and robotics toward a totally endoscopic beating heart approach: review of 120 cases. Ann Thorac Surg 92(3):821–827. doi:10.1016/j.athoracsur.2011.04.103

17. Matschke KE, Gummert JF, Demertzis S, Kappert U, Anssar MB, Siclari F, Falk V, Alderman EL, Detter C, Reichenspurner H, Harringer W (2005) The Cardica C-Port System: clinical and angiographic evaluation of a new device for automated, compliant distal anastomoses in coronary artery bypass grafting surgery–a multicenter prospective clinical trial. J Thorac Cardiovasc Surg 130(6):1645–1652

18. Srivastava S, Barrera R, Quismundo S (2012) One hundred sixty-four consecutive beating heart totally endoscopic coronary artery bypass cases without intraoperative conversion. Ann Thorac Surg 94(5):1463–1468. doi:10.1016/j.athoracsur.2012.05.028. Epub 2012 Jul 7

19. Bonatti J, Wehman B, de Biasi AR, Jeudy J, Griffith B, Lehr EJ (2012) Totally endoscopic quadruple coronary artery bypass grafting is feasible using robotic technology. Ann Thorac Surg 93(5):e111–e112. doi:10.1016/j.athoracsur.2011.11.049

20. ElBardissi AW, Aranki SF, Sheng S, O'Brien SM, Greenberg CC, Gammie JS (2012) Trends in isolated coronary artery bypass grafting: an analysis of the Society of Thoracic Surgeons adult cardiac surgery database. J Thorac Cardiovasc Surg 143(2):273–281. doi:10.1016/j.jtcvs.2011.10.029

21. Schachner T, Bonaros N, Wiedemann D, Weidinger F, Feuchtner G, Friedrich G, Laufer G, Bonatti J (2009) Training surgeons to perform robotically assisted totally endoscopic coronary surgery. Ann Thorac Surg 88:523–527

OPCAB 联合再生医学外科 **29**

Shigeyuki Tomita，Go Watanabe

（吴垠　蒋龙潭　王敏　译　符显明　校）

摘　要

慢性缺血性心脏病（包括心肌不可逆性损伤）的患者无法通过传统的冠状动脉旁路移植术（CABG）或经皮冠状动脉介入治疗（PCI）得到完全修复。

对于这些患者，细胞移植治疗拥有潜在益处，以期通过防止心室重构与心室收缩力减弱来改善左心室功能。许多动物实验已证实，缺血性心肌病动物模型接受心肌内细胞移植治疗与心室功能改善有关，随后几项临床试验也对这些治疗方案进行了临床评估。

已有多种细胞类型和方法应用于心肌细胞内移植治疗；然而，目前应用于临床的移植细胞是骨髓干细胞和骨骼肌母细胞。

尤其是在慢性缺血性心脏病患者中，有证据显示，心肌内骨髓干细胞移植联合 CABG 可提高左心室功能，它是一种安全有效的术式。此外，针对陈旧性心肌梗死致心功能低下的患者，OPCAB 可减少术中以及术后并发症。尽管需要慎重选择病例，细胞移植联合 OPCAB 可能是缺血性心脏病的一种有益选择。

关键词

OPCAB·骨髓干细胞·成肌细胞·CD34$^+$

29.1　引言

心肌梗死伴随不可逆的心肌细胞死亡，这将造成心室重构增大以及收缩力降低。冠状动脉血运重建方法包括冠状动脉旁路移植术（CABG）和经皮冠状动脉介入治疗（PCI），这两种方法可以给仍有活力的心肌细胞恢复血流灌注，以治疗心绞痛和心肌梗死。但是，却无法让已经失活的心肌细胞重生。

早已有学者建议，心肌细胞再生与血管生成（myocardial regeneration and angiogenesis）对此类缺血性心肌病有治疗潜力。已有不同细胞类型用于这些再生治疗研究中，例如胚胎干细胞、培养的骨骼肌成肌细胞、骨髓干细胞等。胚胎干细胞有分化为多种细胞（包括心肌细胞）的潜力；然而，由于移植物抗宿主反应以及伦理问题，临床应用胚胎干细胞尚有困难。另一方面，骨骼肌成肌细胞与骨髓干细胞业已被应用于动物模型研究，并在动物研究中获得极佳的结果而引入临床[1-2]。

特别是骨髓中蕴含具有高分化能力的成熟多能干细胞。骨髓干细胞在人类心脏中的作用机制呈多方面，包括细胞分化、心肌干细胞激活以及细胞因子介导效果。自从 Stamm 及其同事（2003 年）首次在 CABG 术中完成心肌内骨髓干细胞移植以来，许多早期临床试验均证实，采用直接注射骨髓干细胞至冠状动脉或心肌内可提高心肌梗死后左心室功能[1,3-10]。在慢性缺血性心脏病的患者中，为评估实施骨髓干细胞移植联合 CABG 术与仅施行 CABG 的安全性及有效性，开展了几项前瞻性随机对照试验（randomized controlled trial，RCT）。这些 RCT 的 meta 分析结果也为左心室功能改善提供了临床依据。

对于慢性缺血性心脏病的患者，自体骨骼肌成肌细胞移植则是另一种心肌再生细胞治疗方法。2001 年，Menasche 及其同事开展了第一例 CABG 同期成肌细胞移植的临床试验[2]。随后实施了数项骨骼肌成肌细胞移植的临床随机试验，以期评估这一疗法的有效性[3,11-13]。目前对该疗法的认识是，左心室功能低下的患者接受成肌细胞直接注射联合 CABG 术后，超声心动图所示的心功能并无明显改善，原因在于注射在心肌梗死区的成肌细胞的存活率极低[14]。因此，现已开发出许多将成肌细胞运载入心肌内的方案，以期替代直接注射法。目前认为，骨髓干细胞与成肌细胞移植治疗联合 CABG 具有合理的临床应用前景以及有效的中期预后。

29.2　骨髓干细胞治疗联合 OPCAB

29.2.1　患者群体

为缺血性心肌病患者施行骨髓干细胞移植联合 CABG 治疗，极为重要的一点就是做好患者选择。基于过去几项临床研究，现将该疗法的常规适应证与禁忌证归纳如下。患者入选标准：①最近 2 个月内无心肌梗死；②计划施行多根桥血管 CABG 的多支病变患者；③两项影像学检查（超声心动图与心导管）均证实，存在透壁陈旧性心肌梗死伴或不伴室壁运动障碍者；④单光子发射计算机断层显像（single photon emission computed tomography，SPECT）证实存在固定灌注缺陷区域；⑤左心室射血分数低于 30% 者；⑥不合并需要外科手术治疗的左心室室壁瘤者；⑦纽约心脏协会（New York Heart Association，NYHA）心功能分级 Ⅲ 或 Ⅳ级者。

患者排除标准：①现有或曾患恶性肿瘤者；②原发性血液性疾病；③肾衰竭接受透析治疗者；④需同期瓣膜手术者；⑤既往心脏手术者；⑥室性心律失常者。术前基本检查包括：①超声心动图；②动态

心电图；③甲基锝-99 或氯化铊-201 显影的 SPECT；④标准血液学实验室检查。此外，该术式必须得到每所医院伦理审查委员会批准。所有患者均需完全告知，并签署知情同意书。

29.2.2　手术方法

数份临床报告中，骨髓干细胞移植联合 CABG 术的方法均类似[3-8]。先从髂骨获取骨髓干细胞，随后实施停跳 CABG 或非体外循环 CABG（OPCAB）术。CABG 术中将获取的骨髓干细胞稀释并准备移植；CABG 术后，在预先选取的心肌运动障碍区域，采用小号针头将骨髓干细胞注射入心肌。

我们中心自己的骨髓干细胞移植联合 OPCAB 术式如下所述[15]：患者全身麻醉后，俯卧位，1 h 内，由一位经验丰富的血液科医师与一位心脏外科医师以无菌穿刺术从髂嵴处获取骨髓细胞（图 29.1）。

获取的骨髓细胞用含有肝素的无血清细胞培养基 RPMI-1640（Gibco，Invitrogen，Carlsbad，CA，USA）稀释，采用骨髓采集盒（Baxter，Chicago，IL，USA）收集 750 ml 保存在无菌包内。使用 COBE 光谱分析单采系统（Gambro，Stockholm，Sweden）分离及浓缩单核细胞至 100 ml。此时单核细胞计数为（$3.5 \sim 6.5$）$\times 10^9$。然后，使用 Isolex 300i 磁性细胞分选系统（Nexell Therapeutics，Irvine，CA，USA）筛选出单核骨髓细胞中的 CD34$^+$ 细胞（图 29.2）。最终分离出 CD34$^+$ 细胞计数为（$2.0 \sim 3.0$）$\times 10^7$。

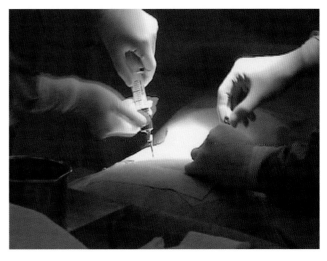

图 29.1　患者全身麻醉，取俯卧位，1 h 内于髂嵴收取骨髓细胞

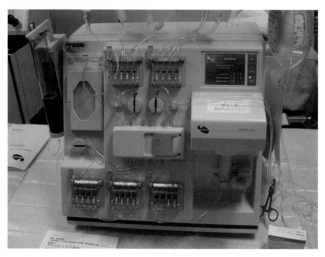

图 29.2　历经 3 h 左右的时间，Isolex300i 磁性细胞分选系统将 CD34+ 细胞从骨髓细胞的单核细胞中分选出来

CABG 采用标准的 OPCAB 术式。OPCAB 完毕，待心跳稳定后，使用心脏网格（Vital，Tokyo，Japan）覆盖心脏表面，移植 CD34+ 细胞至梗死灶（图 29.3）。这一心脏网格可帮助术者在跳动心脏上精准、平均地注射 CD34+ 细胞。注射位点根据术前超声心动图以及 SPECT 图像定位。

5 ml 细胞悬液含有（2.0～3.0）×10⁷CD34+ 细胞，可注射进 25～30 个位点（每个位点约 0.2 ml）；使用 1 cm×1 cm 网格及 26 G 针头注射，注射深度 6 mm。使用小号针头可有效避免注射点出血。移

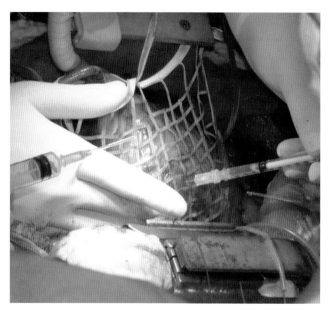

图 29.3　每 5 ml 的细胞悬浊液中含有（2.0～3.0）×10⁷ CD34+细胞，使用 1 cm×1 cm 网格及 26 G 针头注射，注射深度 6 mm，注射 25～30 个位点（每个位点约 0.2 ml）

植完毕后，放置心室起搏导线与引流管，常规方式关胸。

在我们的临床研究中，使用自分离单核系统将 CD34+ 细胞从骨髓细胞中分离。其他采用这种疗法的临床研究曾使用过原始骨髓干细胞、骨髓单核细胞以及 CD133+ 细胞。所有临床研究采集骨髓技术都基本相同。尽管在骨髓干细胞移植联合 CABG 治疗方面，每一研究中细胞移植的方法各异，但心肌内直接注射骨髓细胞仍是目前使用最多的技术。一些研究报道过经一根桥血管注射骨髓细胞，但从将细胞递送至供血不足血管区的观点来看，术中心肌内干细胞直接注射的方式似乎更好。此外，无论我们采用何种方法来移植细胞，这一治疗均可以在一个手术间、一天内、跳动的心脏上完成所有步骤。

29.2.3　随访

术后患者转运至重症监护病房接受看护。特别重要的是密切关注因细胞移植导致的新发多形性室性期前收缩或室性心动过速。出院前，需复查胸部 X 线片以及包括心肌酶学在内的血常规检查。为评估该疗法的短期安全性与有效性，术后 1 个月常规行心电图、经胸超声心动图、SPECT 和包括冠状动脉评估在内的心导管检查。我们经验是，术后 6、12、24 以及 36 个月需要行超声心动图与 SPECT，将其结果与基线值相比较，以评估该疗法的中期与远期有效性。M 型超声心动图所测量的值（梗死区室壁厚度、左心室收缩末期内径、左心室舒张末期内径）在评估左心室功能改善方面最为可行。

许多文献也提出使用超声心动图与 SPECT 以评估该疗法的中期效果[3-8]。在 SPECT 方面，我中心随访期间，采用 ATP 负荷 SPECT 甲氧异腈灌注扫描，来评价心肌灌注情况与对照组的差异。一些研究则使用氯化亚铊 Tl-201 SPECT 评估治疗后心肌灌注水平的改善。即便使用其他放射性核素，SPECT 检查也可用于评估心肌血液灌注、分布和存活性。

在该疗法的现有研究中，已有使用心脏磁共振成像（MRI）及 18 氟脱氧葡萄糖（¹⁸F-FDG）标记的正电子发射断层显像（positron emission tomography，PET）的报道。未来，这些方法将可用于排除 CABG 的影响，准确评估细胞移植术后的有

效性[8-9]。

29.2.4 结果

过去 10 年里，大量临床研究证实了骨髓细胞移植治疗的有效性。几项随机对照试验对细胞移植治疗联合 CABG 与仅行 CABG 的患者做了比较，也证实了联合治疗的安全性与有效性，疗效良好[3-9]。

29.2.4.1 术中与术后早期结果

虽然不同中心的操作方式、采集细胞的方法不同，但获取骨髓干细胞的数目大体一致。一些研究中，因为研究对象病情重，心功能低下，所以部分病例术后需安装主动脉内球囊反搏或左心室辅助装置。极其罕见的并发症包括细胞移植时注射导致的致命性心律失常，但未见诸报道。

29.2.4.2 超声心动图

大部分该疗法的研究通过超声心动图都表明，与基线数据相比，治疗可有效改善左心室功能[3-9]。在随机对照试验中，超声心动图显示，接受细胞移植联合 CABG 的患者，其左心室射血分数会提高大约 10%（表 29.1）。一些研究中心报道了细胞移植联合 OPCAB 获得类似的疗效，这也指出，在细胞移植的安全性与有效性方面，术中心脏停搏并非必需的[3]。此外，与对照组相比，治疗组还展现出左心室舒张末期容积缩小的趋势。Yerebakan 与其同事报道，平均随访 65 个月中，左心室射血分数（LVEF）不超过 40% 的患者比 LVEF 高于 40% 的患者更有可能改善左心室功能[9]。我们中心小样本研究同样表明，接受细胞移植 1 个月内，患者的 LVEF 提高了大约 10%。有趣的是，绝大多数研究中心都指出，与基线数据相比，大部分接受细胞移植治疗的患者，其心功能均在 1 个月内呈显著提高[3-8]。

29.2.4.3 SPECT

在 SPECT 研究方面，许多研究均报道，与基线数据相比，治疗后的梗死区有所减小，而对照组则无明显差异。此外，SPECT 研究的特征性表现是，治疗 6 个月后才出现梗死区血液灌注改善。而且，SPECT 的另一个特点则是容易通过量化的

SPECT 指标来评估改善状况。

29.2.4.4 纽约心脏协会心功能分级

一些研究报道，与对照组相比较，细胞移植治疗组的纽约心脏协会（NYHA）心功能分级和体力活动能力有所改善。不过，对照组 NYHA 心功能分级也有所提高，且无明显差异。

29.2.4.5 其他

在随访中，包括笔者团队在内的一些研究使用 CT 观测心外膜组织的不良改变[9,15]。细胞移植区尚无心肌钙化或恶性肿瘤形成。

29.2.5 骨髓细胞移植治疗联合 OPCAB 的前景

细胞移植治疗联合 CABG 的安全性与有效性已被许多研究证实。由于移植细胞跨越心内膜障碍被直接送达心肌内目标区域，并且难以被血流冲刷带走，因此，与冠状动脉内应用移植细胞相比，经外科途径心肌内局部注射骨髓细胞将更有效。然而，过去的临床研究仍然具有局限性。研究样本数目很少，并且各个研究的纳入病例差异度大。为解决这些问题，一项名为 "CABG 联合心肌内骨髓干细胞移植对心肌梗死后心肌再生的影响（intramyocardial transPlantation of bonE maRrow stem cells For improvEment of post-inFarct myoCardial regeneraTion in addition to CABG surgery，PERFECT）" 的试验最近启动，这是首次进行的安慰剂对照、双盲、多中心的三期临床试验，探究心肌内骨髓干细胞注射联合 CABG 的疗效[16]。第二个局限性是，由于桥血管吻合在未梗死区的冠状动脉，通过侧支循环增加了梗死区的血流，这种可能性让我们很难准确评估自体骨髓细胞移植至梗死区的效果。因此，为了进行严格评估，有必要在没有任何冠状动脉血运重建的条件下，单独实施细胞移植。但实际治疗严重缺血性心肌病患者时，只是单独实施细胞移植治疗的情况十分罕见。所以未来，细胞移植治疗联合 CABG 无疑是发展方向。此外，OPCAB 联合细胞移植治疗能提供更好的治疗结果以及更低的并发症发生率和死亡率。

表 29.1　骨髓干细胞移植联合 CABG 治疗的随机对照研究结果

研究者（年份）	样本大小	研究方法	治疗组	对照组	随访（月）	LVEF/LVEDV 评估	LVEF 变化（%）		LVEDV 变化（ml）	
							治疗组	对照组	治疗组	对照组
Patel 等[3]（2005）	20	RCT	CD34+ BMSC 22×10^6	仅 CABG[a]	6	超声心动图	16.7±3.2	6.5±1.8	−22±27.6	−5±12.4
Hendrikx 等[4]（2006）	20	RCT	BMC-MN (60.25±31.35)×10^6	仅 CABG	4	心脏 MRI	6.1±8.6	3.6±9.1	—	—
Stamm 等[5]（2007）	40	RCT	CD133+ BMSC 5.8×10^6	仅 CABG	6	超声心动图	9.7±8.8	3.4±5.5	−11.1±38.6	−4.4±19.2
Ang 等[6]（2008）(IC)	63	RCT	BMSC (84±56)×10^6	仅 CABG	6	心脏 MRI	−0.5±1.8	0.7±1.9	9.9±14.64	17.9±15.2
Ang 等[6]（2008）(IM)	63	RCT	BMSC (115±73)×10^6	仅 CABG	6	心脏 MRI	4.3±1.58	0.7±1.9	−19.3±14.82	17.9±15.2
Zhao 等[7]（2008）	36	RCT	BMC-MN 22.0×10^8	仅 CABG	6	超声心动图	13.3±9.2	3.9±4.9	—	—
Hu 等[8]（2011）	60	RCT	BMC-MN (13.17±10.66)×10^7	仅 CABG	6	心脏 MRI	10.62±11.98	5.69±6.87	—	—

数值为平均值±标准差

IC：冠状动脉内注射；IM：心肌内注射；RCT：随机对照试验；BMSC：骨髓干细胞；BMC-MN：骨髓单核细胞；CABG：冠状动脉旁路移植术；MRI：磁共振成像；LVEF：左心室射血分数；LVEDV：左心室舒张末期容积

[a] 非体外循环冠状动脉旁路移植值（OPCAB）

29.3 骨骼肌成肌细胞移植联合 OPCAB

骨骼肌成肌细胞是另一类具有潜在治疗能力的细胞，其优点体现在自体来源与祖细胞便于体外扩增。2001 年，Menasche 等报道了首例成肌细胞移植联合 CABG 的临床试验，随后为评估该疗法的效果，开展了数项临床研究[2,11-13]。

29.3.1 患者群体

患者选择与术前基线情况筛查遵循骨髓细胞移植联合 CABG 患者的入选基础标准。经胸超声心动图与 SPECT 也用来评估左心室整体功能、缺血情况和生存力。

29.3.2 手术方法

手术方法（包括心肌内细胞注射以及 CABG）均与骨髓细胞移植相类似。这一疗法的唯一不同点在于必须有培养成肌细胞的时间。拟行 CABG 术前 3～5 周，患者行局部麻醉，无菌条件下于股外侧行肌肉活检，获取标本后立即处理，得到肌肉祖细胞。成肌细胞的培养与提纯方法在 Menasche 等报道的首次成肌细胞移植随机安慰剂对照研究（First Randomized Placebo-Controlled Study of Myoblast Transplantation，MAGIC 试验）中有详细表述[14]。由于最初的成肌细胞移植联合 CABG 的临床试验中出现了术后心律失常（包括室性心动过速与心室颤动），因此，我们强烈推荐术者根据实践经验，在肌肉活检时或 CABG 术前、术后植入埋藏式心脏复律除颤器（implantable cardioverter defibrillator，ICD），并且肌肉活检时就给予患者胺碘酮治疗，持续至术后 3 个月。

29.3.3 随访和结果

术后随访与骨髓细胞移植治疗相同。术后 30 天及 6 个月行超声心动图及 SPECT 检查，评估该治疗的安全性及有效性。

在短中期预后方面，Dib 等发现，SPECT 随访显示 CABG 患者原梗死瘢痕内出现葡萄糖摄取上调的新区域；而超声心动图也显示，患者治疗前平均 LVEF 为 28%，1 年后提高至 35%，2 年后提高至 36%。此外，他们认为梗死心肌内存在骨骼肌成肌细胞植入并存活[11]。

然而，Menasche 及其同事近期在其大规模前瞻性随机对照研究中发现，对左心室功能低下的患者，施行成肌细胞注射联合 CABG，超声心动图并未证实心功能得到改善，成肌细胞植入术后早期心律失常事件也有所增加。而高剂量注射（成肌细胞）是否能够改善左心室重构能力仍需进一步研究[14]。此外，Menasche 等也提出，成肌细胞诱发心律失常的可能性仍然是一个亟待解决的问题。这样，因各项研究的结果不尽相同，因此，为确认该疗法的效果，仍需开展更多的临床研究。

29.3.4 成肌细胞移植治疗联合 CABG 的前景

尽管该治疗技术与直接注射骨髓细胞相同，但成肌细胞在梗死区并不稳定，原因之一可能是注射细胞的留存率与生存率低下。然而，这两种治疗方式存在差异的真正原因尚未可知。Shudo 等报道了在动物模型中使用细胞片（cell-sheet）来递送移植细胞的技术，以补充直接注射细胞的薄弱点[17]。尽管仍需未来开展临床研究，但它依然是一个前景良好的细胞移植治疗技术。

29.4 其他再生治疗联合 OPCAB

在细胞移植治疗中，梗死区域的血供保证着氧气与营养物质的供应，唯此才能保障移植细胞的存活。在治疗区域内，自然血流减少，要是移植细胞注射区域的血供不足，则很难保证移植细胞正常存活。

历史上，已证实大网膜心脏固定术（cardio-omentopexy）作为一项外科技术，可应用于非自体组织诱导缺血性心肌病的血运重建治疗。大网膜包裹（Omentum frap）可视为一种为梗死区额外提供新血供的潜在器官。

笔者所在团队探索了一种新的杂交式，将自体骨髓来源的单核细胞联合大网膜固定术以诱导血管再生，并建立了大动物模型，以评估细胞移植伴或不伴网膜固定术的有效性[18]。在动物模型上获得肯定结果后，我们进行了数例临床应用（图 29.4）。

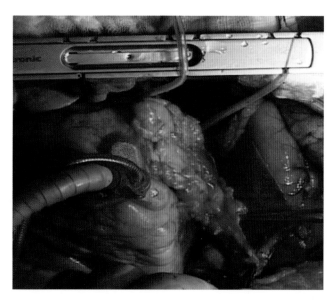

图 29.4　骨髓来源单核细胞被注射入心肌细胞（包括梗死区），切除心外膜，并将通过膈肌的大网膜瓣直接包绕在注射区域上

这一杂交术式的小样本量临床研究结果提示，该术式可以改善患者左心室功能。此外，"Reentry" 这种新兴再生疗法采用含细胞层的网膜，研究报道有提高再血管化的证据[19]。不过，仍需要更多的临床研究，细胞移植（同期大网膜心脏固定法）联合 CABG 在未来将是另一种具有广阔前景的治疗方法。

参考文献

1. Stamm C, Westphal B, Kleine HD, Petzsch M, Kittner C, Klinge H, Schümichen C, Nienaber CA, Freund M, Steinhoff G (2003) Autologous bone-marrow stem-cell transplantation for myocardial regeneration. Lancet 361(9351):45–46
2. Menasché P, Hagège AA, Scorsin M, Pouzet B, Desnos M, Duboc D, Schwartz K, Vilquin JT, Marolleau JP (2001) Myoblast transplantation for heart failure. Lancet 357(9252):279–280
3. Patel AN, Geffner L, Vina RF, Saslavsky J, Urschel HC Jr, Kormos R, Benetti F (2005) Surgical treatment for congestive heart failure with autologous adult stem cell transplantation: a prospective randomized study. J Thorac Cardiovasc Surg 130(6):1631–1638. Epub 2005 Oct 26
4. Hendrikx M, Hensen K, Clijsters C, Jongen H, Koninckx R, Bijnens E, Ingels M, Jacobs A, Geukens R, Dendale P, Vijgen J, Dilling D, Steels P, Mees U, Rummens JL (2006) Recovery of regional but not global contractile function by the direct intramyocardial autologousbone marrow transplantation: results from a randomized controlled clinical trial. Circulation 114(1 Suppl):I101–I107
5. Stamm C, Kleine HD, Choi YH, Dunkelmann S, Lauffs JA, Lorenzen B, David A, Liebold A, Nienaber C, Zurakowski D, Freund M, Steinhoff G (2007) Intramyocardial delivery of CD133＋bone marrow cells and coronary artery bypass grafting for chronic ischemic heart disease: safety and efficacy studies. J Thorac Cardiovasc Surg 133(3):717–725. Epub 2007 Feb 1
6. Ang KL, Chin D, Leyva F, Foley P, Kubal C, Chalil S, Srinivasan L, Bernhardt L, Stevens S, Shenje LT, Galiñanes M (2008) Randomized, controlled trial of intramuscular or intracoronary injection of autologous bone marrow cells into scarred myocardium during CABG versus CABG alone. Nat Clin Pract Cardiovasc Med 5(10):663–670. doi:10.1038/ncpcardio1321. Epub 2008 Aug 19
7. Zhao Q, Sun Y, Xia L, Chen A, Wang Z (2008) Randomized study of mononuclear bone marrow cell transplantation in patients with coronary surgery. Ann Thorac Surg 86(6):1833–1840. doi:10.1016/j.athoracsur.2008.08.068
8. Hu S, Liu S, Zheng Z, Yuan X, Li L, Lu M, Shen R, Duan F, Zhang X, Li J, Liu X, Song Y, Wang W, Zhao S, He Z, Zhang H, Yang K, Feng W, Wang X (2011) Isolated coronary artery bypass graft combined with bone marrow mononuclear cells delivered through a graft vessel for patients with previous myocardial infarction and chronic heart failure: a single-center, randomized, double-blind, placebo-controlled clinical trial. J Am Coll Cardiol 57(24):2409–2415. doi:10.1016/j.jacc.2011.01.037
9. Yerebakan C, Kaminski A, Westphal B, Donndorf P, Glass A, Liebold A, Stamm C, Steinhoff G (2011) Impact of preoperative left ventricular function and time from infarction on the long-term benefits after intramyocardial CD133(+)bone marrow stem cell transplant. J Thorac Cardiovasc Surg 142(6):1530–1539.e3. doi:10.1016/j.jtcvs.2011.05.002. Epub 2011 Jun 12
10. Strauer BE, Steinhoff G (2011) 10 years of intracoronary and intra-myocardial bone marrow stem cell therapy of the heart: from the methodological origin to clinical practice. J Am Coll Cardiol 58(11):1095–1104. doi:10.1016/j.jacc.2011.06.016. Review
11. Dib N, Michler RE, Pagani FD, Wright S, Kereiakes DJ, Lengerich R, Binkley P, Buchele D, Anand I, Swingen C, Di Carli MF, Thomas JD, Jaber WA, Opie SR, Campbell A, McCarthy P, Yeager M, Dilsizian V, Griffith BP, Korn R, Kreuger SK, Ghazoul M, MacLellan WR, Fonarow G, Eisen HJ, Dinsmore J, Diethrich E (2005) Safety and feasibility of autologous myoblast transplantation in patients with ischemic cardiomyopathy: four-year follow-up. Circulation 112(12):1748–1755
12. Gavira JJ, Herreros J, Perez A, Garcia-Velloso MJ, Barba J, Martin-Herrero F, Cañizo C, Martin-Arnau A, Martí-Climent JM, Hernández M, López-Holgado N, González-Santos JM, Martín-Luengo C, Alegria E, Prósper F (2006) Autologous skeletal myoblast transplantation in patients with nonacute myocardial infarction: 1-year follow-up. J Thorac Cardiovasc Surg 131(4):799–804
13. Zhang D, Wang L, Zhang F, Li C, Zhu T, Cao K, Ma W, Yang Z (2013) Nine-year follow-up of local implantation of autologous skeletal myoblasts in a patient with coronary heart disease. Am J Case Rep 14:139–142. doi:10.12659/AJCR.883903. Print 2013
14. Menasché P, Alfieri O, Janssens S, McKenna W, Reichenspurner H, Trinquart L, Vilquin JT, Marolleau JP, Seymour B, Larghero J, Lake S, Chatellier G, Solomon S, Desnos M, Hagège AA (2008) The Myoblast Autologous Grafting in Ischemic Cardiomyopathy (MAGIC) trial: first randomized placebo-controlled study of myoblast transplantation. Circulation 117(9):1189–1200. doi:10.1161/CIRCULATIONAHA.107.734103. Epub 2008 Feb 19
15. Nagamine H, Watanabe G, Shiobara S, Takemura H, Arai S, Tomita S (2004) Intramyocardial CD34＋cell transplantation combined with off-pump coronary artery bypass grafting. Heart Surg Forum 7(4):E285–E287
16. Donndorf P, Kundt G, Kaminski A, Yerebakan C, Liebold A, Steinhoff G, Glass A (2011) Intramyocardial bone marrow stem cell transplantation during coronary artery bypass surgery: ameta-analysis. J Thorac Cardiovasc Surg 142(4):911–920. doi:10.1016/j.jtcvs.2010.12.013. Epub 2011 Mar 3. Review
17. Shudo Y, Miyagawa S, Fukushima S, Saito A, Shimizu T, Okano T,

Sawa Y (2011) Novel regenerative therapy using cell-sheet covered with omentum flap delivers a huge number of cells in a porcine myocardial infarction model. J Thorac Cardiovasc Surg 142(5):1188–1196. doi:10.1016/j.jtcvs.2011.07.002. Epub 2011 Sep 14

18. Kanamori T, Watanabe G, Yasuda T, Nagamine H, Kamiya H, Koshida Y (2006) Hybrid surgical angiogenesis: omentopexy can enhance myocardial angiogenesis induced by cell therapy. Ann Thorac Surg 81(1):160–167

19. Kawamura M, Miyagawa S, Fukushima S, Saito A, Miki K, Ito E, Sougawa N, Kawamura T, Daimon T, Shimizu T, Okano T, Toda K, Sawa Y (2013) Enhanced survival of transplanted human induced pluripotent stem cell-derived cardiomyocytes by the combination of cell sheets with the pedicled omental flap technique in a porcine heart. Circulation 128(11 Suppl 1):S87–S94. doi: 10.1161/CIRCULATIONAHA.112.000366

索 引